KYSTOSKOPISCHE TECHNIK

EIN LEHRBUCH DER KYSTOSKOPIE, DES URETEREN-KATHETERISMUS, DER FUNKTIONELLEN NIEREN-DIAGNOSTIK, PYELOGRAPHIE, INTRAVESIKALEN OPERATIONEN

VON

DR. EUGEN JOSEPH

A. O. PROFESSOR AN DER UNIVERSITÄT BERLIN, LEITER DER UROLOGISCHEN ABTEILUNG DER CHIRURGISCHEN UNIVERSITÄTSKLINIK

MIT 262 GRÖSSTENTEILS FARBIGEN ABBILDUNGEN

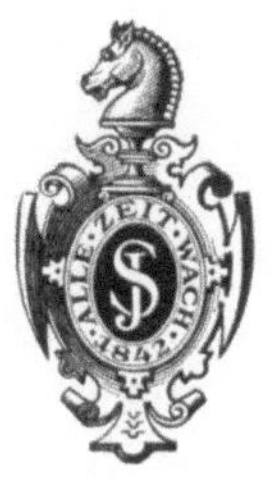

BERLIN
VERLAG VON JULIUS SPRINGER
1923

ISBN 978-3-642-51906-2 ISBN 978-3-642-51968-0 (eBook)
DOI 10.1007/978-3-642-51968-0
Reprint of the original edition 1923

Vorwort.

Die deutschen Lehrbücher der Kystoskopie sind von Nitze, dem Erfinder des Kystoskops, seinen Mitarbeitern und Schülern, sowie von anderen hervorragenden Vertretern der reinen Urologie verfaßt worden. In fremder Sprache ist bereits vor dem Kriege ein ausgezeichnetes, von chirurgischer Hand geschriebenes Lehrbuch der Kystoskopie erschienen (Marion). Die Urologie ist mehr als irgendeine der Fachwissenschaften, welche sich ausgerüstet mit einem eigenen Untersuchungsinstrument von dem Mutterhaus der Chirurgie losgelöst haben, eine echte chirurgische Wissenschaft, da ihre Therapie vielfach eine rein chirurgische Tätigkeit darstellt. So sollte niemand die Entfernung einer Niere betreiben, welcher nicht auf alle operativen Wechselfälle, z. B. eine Darmresektion, eine Gefäßnaht, gefaßt ist. Andererseits hat der Urologe das Recht, zu verlangen, daß die Technik seines Faches im weitesten Umfange geübt wird. Die Zeit, wo der Chirurg sich im Vertrauen auf seine Geschicklichkeit und Asepsis erlauben durfte, die Harnorgane zu diagnostischen Zwecken freizulegen, jeden Blasenstein durch Schnitt zu entfernen, jede Blasengeschwulst operativ zu beseitigen, ist vorüber. Es ist keinem Patienten zu verübeln, wenn er der operativen Diagnostik seine Zustimmung versagt oder bei dem oft rückfälligen Stein- und Geschwulstleiden sich von dem Chirurgen abwendet, welcher ihm die Operation vorschlägt, und den engeren Fachmann aufsucht, um sich von ihm den Stein zertrümmern oder die Geschwulst intravesikal verschorfen zu lassen.

Wenn ich in dem Gefühl des engen Zusammenhanges zwischen Chirurgie und Urologie als ein Abkömmling der ersteren es hier unternommen habe, eine Technik der Kystoskopie zu schreiben, so geschah dies in dem Glauben, daß ich meiner wissenschaftlichen und praktischen Tätigkeit nach in der Lage war, den gesamten Bedürfnissen der Urologie gerecht zu werden und einen Wegweiser aufzustellen sowohl für diejenigen, deren Interesse hauptsächlich auf dem Gebiete der rein operativen urologischen Chirurgie liegt, wie für diejenigen, welche ohne eigenes chirurgisch-therapeutisches Ziel einen Helfer in der Deutung kystoskopischer Bilder und Stellung genauer Diagnosen sich wünschen. Ich hoffe, daß es mir gelungen ist, die Anforderungen beider Parteien zu befriedigen.

Die Optik des Kystoskops, welche bisher in den deutschen Lehrbüchern der Kystoskopie mit allen ihren physikalischen Gesetzen und Problemen ausführlich behandelt wurde und einen beträchtlichen Umfang der Werke einnahm, habe ich absichtlich in diesem für den Praktiker bestimmten Buche nur soweit erörtert, als es für das kystoskopische Sehen und die Führung des Kystoskops notwendig war. Wie man ein U-Boot führen kann, ohne alle Einzelheiten der Optik des Periskops zu kennen, so ist auch das moderne Kystoskop für den Praktiker ein gegebenes fertiges Instrument, an dessen optische Eigentümlichkeit er sich gewöhnt hat oder gewöhnen muß. Wer auf diesem Gebiete Forschung treiben will, wird die Spezialbücher und Veröffentlichungen zu Rate ziehen, welche über diesen Gegenstand erschienen sind. Ihre Berücksichtigung war an dieser Stelle nicht unbedingt notwendig und hätte den Umfang eines praktischen Lehrbuches durch langwierige theoretische Auseinandersetzungen beträchtlich vermehrt.

Es wäre mir kaum möglich gewesen, meine Arbeit ohne die Unterstützung der Malerin, Fräulein Elisabeth Krause, durchzuführen. Fräulein Krause vereinigte rasche Auffassungsgabe mit kystoskopischem Scharfblick und hoher künstlerischer Technik. Ich bin deshalb Fräulein Krause zu aufrichtigem Dank verpflichtet.

Fräulein L'Orange und Fräulein Zimmermann, die frühere und die jetzige Leiterin unseres Röntgenlaboratoriums, haben mich durch Anfertigung zahlreicher Röntgenbilder unterstützt. Ihrer ausgezeichneten Technik verdanke ich die große Mehrzahl der in diesem Buche zusammengestellten Photographien.

Trotz aller Schwierigkeiten der Jetztzeit und ohne Rücksicht auf die ständig sich steigernden Kosten hat der Verlag Julius Springer in großzügiger Weise mir volle Freiheit gewährt, um sämtliche zum Verständnis notwendigen farbigen Abbildungen und Röntgenbilder bringen zu können. Auch in jeder anderen Beziehung hat der Verlag Julius Springer, insbesondere Herr Dr. Ferdinand Springer, die Entstehung des Buches gefördert und mich mit Rat und Erfahrung unterstützt. Ich bin deshalb dem Herrn Verleger zu besonderem Danke verpflichtet.

Berlin, März 1923.

Eugen Joseph.

Inhaltsverzeichnis.

Inhaltsverzeichnis

1. Kapitel.

Voruntersuchung und Veranlassung zur Kystoskopie.

Voruntersuchung.

Im Kreise der allgemeinen Praktiker herrscht auch heute noch zweifellos eine übertriebene Vorstellung über die Schwierigkeit und Umständlichkeit der kystoskopischen Untersuchung. Vielfach hat allerdings die Anwesenheit bei der Arbeit eines mit den modernen Instrumenten ausgerüsteten Facharztes diese Anschauung gewandelt. Immerhin sucht der praktische Arzt seinen Patienten von der Kystoskopie, die bei ihm noch in dem ungerechtfertigten Rufe eines unangenehmen und schmerzhaften Verfahrens steht, möglichst lange fernzuhalten. Gewiß hat der Praktiker recht, wenn er zunächst sämtliche klinischen Untersuchungsmethoden erschöpft. Denn die Kystoskopie ist nur eine Ergänzung derselben. Aber andererseits darf in unklaren Fällen, sobald die klinische Untersuchung zu dem Ergebnis non liquet gekommen ist, die kystoskopische Untersuchung nicht länger aufgeschoben werden. Auf Grund zahlreicher Erfahrungen habe ich den Eindruck, daß in vielen Fällen von seiten des behandelnden Arztes oder auch des zugezogenen internen Konsiliarius viel zu lange mit der kystoskopischen Untersuchung gewartet und bisweilen in unklaren Fällen eine unklare Therapie bevorzugt wurde, ehe man sich zur Beleuchtung der Blase entschloß. Auf diese Weise wird der beste Zeitpunkt für ein erfolgreiches chirurgisches Handeln versäumt.

Um diesen Standpunkt zu vertreten und eine Kategorie solcher Fälle herauszugreifen, in denen nach meiner Ansicht die kystoskopische Untersuchung mit allen ihren Erweiterungen, der Funktionsprüfung, dem Ureterenkatheterismus und der Pyelographie sofort einsetzen sollte, nenne ich die Hämaturie. Sofern nicht durch klinische Untersuchung einwandfrei an dem erhöhten Blutdruck, der Verbreiterung des Herzens, der Zylindrurie nachzuweisen ist, daß die Blutung nephritischen Ursprungs ist, muß, wie Nitze schon geraten hat, die kystoskopische Aufklärung verlangt und geforscht werden, ob nicht eine chirurgische Erkrankung die Blutung veranlaßt. In dieser Beziehung wird viel verfehlt und nicht selten versucht, eine Therapie ex juvantibus einzuschlagen, welche oft einen ganz verkehrten Weg geht, da sie keine klare Grundlage hat. Ich glaube, daß die Herren, denen in solchen verfehlten Fällen die erste Untersuchung und Beratung zufällt, gewöhnlich die Patienten nicht wieder zu sehen bekommen, weil sie in chirurgische Hände übergehen, und gebe deshalb an dieser Stelle zwei entsprechende Beobachtungen wieder:

Bei Herrn S., 46 Jahre, werden im Urin Spuren von Eiweiß und rote Blutkörperchen gefunden. Der Hausarzt wendet sich auf Grund dieses Befundes an eine unserer ersten internen Autoritäten. Es wird eine Nephritis angenommen und der Patient nach dem Süden geschickt. Kurz nach seiner

Ankunft bekommt der Patient eine so heftige Blutung, daß er lange Zeit nicht transportfähig ist. Bei seiner Rückkehr ist ein Tumor nachweisbar, welcher nur schwer radikal auszuschälen ist. Ca. $^1/_2$ Jahr später geht der Patient an Metastasen zugrunde.

Es erscheint mir nicht zweifelhaft, daß, wenn man die Hämaturie gleich anfangs als Veranlassung zu einer genauen fachärztlichen Untersuchung aufgefaßt und deren einseitigen Ursprung festgestellt hätte, die Operation zu einem Zeitpunkt hätte stattfinden können, in welchem das Leiden weniger fortgeschritten, die Exstirpation der Niere besser durchzuführen und die Aussichten auf Heilung günstiger waren.

59jähriger Herr aus New York erkrankt kurz vor seiner Abreise an Hämaturie. Da die Röntgenuntersuchung keinen Stein zeigt, gestattet der Arzt die Reise nach Europa. Im Haag setzt erneut eine starke Blutung ein. Eine urologische Untersuchung ergibt Verdacht auf Tumor. Bei der Operation findet sich ein weit vorgeschrittenes Hypernephrom, welchem der Patient vor Ablauf eines Jahres erliegt.

Ähnlich wie die Hämaturie wird auch eine länger bestehende Eiterung, welche sich dem Urin beimischt, nicht immer als Veranlassung zur kystoskopischen Untersuchung aufgefaßt. Dadurch wird der Sitz der Eiterung häufig erst für den Patienten viel zu spät aufgeklärt, dem man ein jahrelanges Siechtum durch rechtzeitigen chirurgischen Eingriff an einer Niere hätte ersparen können.

Der Facharzt hat eher die umgekehrte Neigung im Vertrauen auf die leichte und ungefährliche Art der Untersuchung, die Kystoskopie unter Vernachlässigung einer eingehenden klinischen Beobachtung zu bevorzugen. Im allgemeinen stiftet die Leichtigkeit der Indikationsstellung keinen Schaden, sofern sich der Untersucher wenigstens davon überzeugt, daß kein infektiöser Prozeß in dem vorderen oder hinteren Abschnitt der Harnröhre sitzt, welcher durch das Instrument in die Blase übertragen werden kann. Aber auch im Interesse einer genauen kystoskopischen Untersuchung ist eine vorangehende peinliche allgemeine Untersuchung des ganzen Körpers notwendig, da ihr Resultat dem Kystoskopiker ein Wegweiser wird, in welcher Richtung er forschen und auf was er besonders seine Aufmerksamkeit lenken soll. Damit nichts entgeht, empfehle ich nachfolgendes Schema für die klinische Untersuchung. Ich bin mir seiner Lückenhaftigkeit durchaus bewußt und verweise denjenigen, welcher eine ausführlichere Darstellung wünscht, auf die vorzüglichen Bücher von Blum[1]) und von Klopstock und Kowarsky[2]), in denen alles diagnostisch Wissenswerte zusammengestellt ist. Für unsere Zwecke halte ich die nachfolgende Skizze für ausreichend.

Vor jeder kystoskopischen Untersuchung ist auf folgendes zu achten:

Urinentleerung.

Art der Entleerung: Voller Strahl, gedrehter Strahl, gespaltener Strahl, Entleerung in Tropfenform bei starker Anwendung der Bauchpresse.

Man läßt den Urin in drei Portionen in drei Gläser absondern und betrachtet, ob die erste Portion trübe, die zweite klarer und die dritte ganz klar ist. In diesem Falle ist die Harnröhre als Sitz der Eiterung und Lieferant der Trübung zu betrachten und jede kystoskopische

[1]) Victor Blum, Symptomatologie und Diagnostik der urogenitalen Erkrankungen. Leipzig und Wien. Franz Deutike, 1908.

[2]) Klopstock und Kowarsky, Praktikum der Untersuchungsmethoden. Berlin. 1917.

Untersuchung, wenn irgend möglich, zu vermeiden, ebenso, wenn Ausfluß aus der Harnröhre besteht, oder beim Ausstreichen derselben ein Eitertropfen zum Vorschein kommt. Selbstverständlich ist das eitrige Sekret auf Gonokokken zu untersuchen. Bei Verdacht auf eine alte Gonorrhoe ist auch das durch den rektal eingeführten Finger ausgedrückte Sekret der Prostata und Samenblase gleichfalls zu prüfen. Wenn die natürlichen Fingerlinge nicht ausreichen, bedient man sich des Eastmanschen Kunstfingers (Abb. 1).

Besteht nach Entleerung des Urins Blasendämpfung? (Prostatahypertrophie, Striktur, Tabes usw.) Die Untersuchung auf Blasendämpfung findet am besten durch Perkussion der Blase am stehenden Patienten statt.

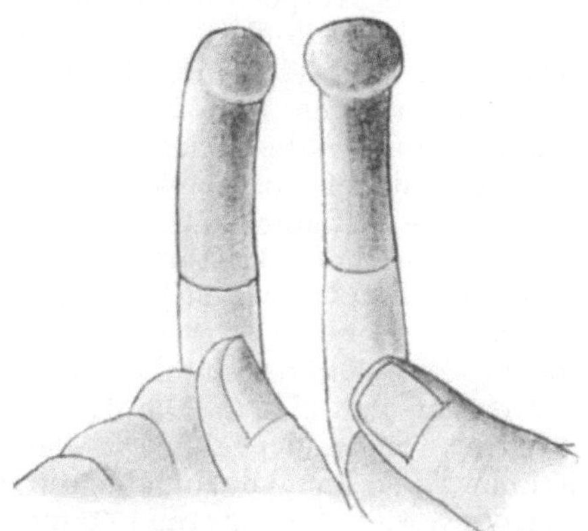

Abb. 1. Eastmans Kunstfinger, um bei der Austastung des Mastdarms höher hinaufzureichen (aus Voelcker, Samenblasen. Enke, Stuttgart).

Untersuchung des entleerten Urins.

(Untersuchung auf Eiweiß, Zucker, Formelemente und Bakterien, Bestimmung der Tagesmenge und des spezifischen Gewichts.)

Bei Verdacht auf Tuberkulose Überimpfung des steril sedimentierten Urins auf zwei Meerschweinchen (s. Seite 123). Unter Umständen ist die Abwesenheit von pathologischen Bestandteilen im Urin nicht beweisend. Man muß den Patienten heftigen körperlichen Anstrengungen, Erschütterung durch Reiten, Sport usw. aussetzen. Bei der Frau ist nur die Untersuchung des katheterisierten Urins maßgebend, da sich bei der Entleerung auf natürlichem Wege Bestandteile des Scheidensekretes in Gestalt von roten und weißen Blutkörperchen sehr häufig beimischen und eine falsche Vorstellung erwecken, welche wiederholt Veranlassung gab, auf ein nicht bestehendes Harnleiden zu untersuchen.

Befragung des Patienten über seine Beschwerden.

Besteht der Schmerz vorübergehend oder dauernd, seit kurzem oder seit längerer Zeit? Kommt er anfallsweise nach Art einer Kolik? Muß sich der Patient alsdann ins Bett legen und nach einem Arzt schicken, der ihm ein schmerzlinderndes Mittel verabreicht? Wie lange dauert der Anfall? Besteht der Schmerz als dumpfer Schmerz im Rücken, auf beiden Seiten oder nur auf einer Seite? Strahlt er nach der Leiste, in die Glans penis, das Skrotum, die Labien oder in die Blase aus? Ist der Urin vor, während oder nach dem Anfall mit Blut oder Eiter gemischt? Ist der Schmerz stärker, wenn der Urin klar ist? Besteht heftiger Harndrang, nur am Tage (nervöses Leiden), oder auch in der Nacht? Besteht auch nach Entleerung des Urins noch heftiger Harndrang? Ist der Schmerz in Ruhelage erträglich und steigert er sich bei erschütternder Bewegung, Fahren, Reiten, Springen (Stein)?

Abtastung der Harnorgane.

Palpation der Niere. Die Niere läßt sich in Rückenlage, in halber Seitenlage und am aufrechtstehenden Patienten abtasten. Bei muskelstarken Individuen, welche die Bauchdecken nicht ganz zur Erschlaffung bringen, empfiehlt es sich, im Wasserbade nach der Niere zu tasten. Ähnlich begünstigen vorausgeschickte Heißluftbäder des Rumpfes durch Entspannung der Muskulatur die Abtastung der Niere. Die Untersuchung im Stehen hat meiner Ansicht nach geringe Bedeutung. Sie ist nur bei erheblicher Vergrößerung der Niere, wenn die gesamte Bauchhöhle medialwärts verdrängt ist, von Bedeutung. In diesem Falle liefert jede Methode der Abtastung ein einwandfreies Resultat. Vorzugsweise wird die von Israel angegebene halbe Seitenlage zur Palpation verwandt. Der Körper des Patienten liegt in der Mitte zwischen voller Rückenlage und voller Seitenlage, so daß die Frontalebene mit der Tischfläche einen Winkel von 45^0 bildet. Der Patient darf nach Israel weder die Wirbelsäule lordotisch verbiegen, noch in der Taille einknicken, wobei sich die Rippen dem Darmbeinkamm nähern und eine Faltung der Bauchdecken erzeugt wird. Den Fehler dieser Position kann man dadurch korrigieren, daß man an dem in Seitenlage befindlichen Patienten das Becken gegen die Tischebene zurückdrängt, während der Brustkorb in seiner Stellung festgehalten wird. Die richtige Lagerung erkennt man daran, daß unter dem Rippenbogen eine leichte Einsenkung im Bereiche der Bauchdecken durch Erschlaffung der Muskulatur entsteht. Die halbe Seitenlage ist besonders vorteilhaft zur Abtastung der Vorderfläche der Niere. Die Hinterfläche der Niere tastet man am besten in platter Rückenlage ab. Die Palpation wird doppelhändig vorgenommen. Die linke Hand hat die Aufgabe, durch Druck auf die Lumbalgegend die Niere gegen die vordere Bauchwand und die rechte Hand des Untersuchers zu drängen, deren Fingerspitzen unter dem Rippenbogen sanft in die Tiefe dringen, bis die Niere als glatter runder Körper zwischen beiden Händen fühlbar ist. Die Palpation wird unterstützt durch tiefe Exspiration, welche die Niere nach abwärts drängt. Bei jeder Exspiration kann die palpierende rechte Hand den Widerstand der Bauchdecken allmählich überwinden und tiefer in das Abdomen hineindringen.

Bisweilen gelingt es besser, als mit der üblichen bimanuellen Palpation, den unteren Nierenpol zwischen Daumen und Zeigefinger der rechten Hand zu fassen, namentlich wenn die Niere nach außen verschoben ist.

Bei mageren Individuen mit schwachen Bauchdecken ist nahezu die untere Hälfte der Niere als glatter, runder, verschieblicher Körper normalerweise fühlbar. Bei sehr fettleibigen Individuen oder kräftiger Bauchmuskulatur, welche der Patient nicht zu entspannen versteht, ist die Palpation der Niere oft schwierig oder unmöglich.

Auftreibungen, Buckelung, Vergrößerung, abnorme Beweglichkeit, welche gestattet, den oberen Pol der Niere abzutasten und das ganze Organ hin und her zu schieben, andererseits starre Unverschieblichkeit auch bei der exspiratorischen Bewegung, meist eine Folge perinephritischer Verwachsungen oder maligner Entartung, sind durch geschickte Palpation nachzuweisen.

Besonderer Wert ist darauf zu legen, ob die nach dem Palpationsbefund der Niere angehörige Geschwulst sich zeitweise vergrößert und verkleinert, und ob die Vergrößerung und Verkleinerung mit einer Verminderung oder Vermehrung des Urins zusammenfällt; ob dabei Fieber besteht, ob der Urin eitrig wird, wenn die Geschwulst zusammenfällt und die Temperatur sich senkt, und ob der Urin sich aufklärt, wenn die Geschwulst wächst und die Temperatur steigt (intermittierende Hydro- und Pyonephrose).

Palpation per rectum beim Manne. Die Palpation per rectum läßt sich in ganz verschiedener Körperstellung vornehmen. Manche Autoren bevorzugen die gynäkologische Lage. Andere legen den Patienten flach auf den Rücken, lassen die Beine stark spreizen und im Hüftgelenk sehr stark beugen. Wieder andere bevorzugen die Untersuchung am stehenden Patienten. Einige amerikanische Autoren lassen den Patienten freistehen, unangelehnt, leicht vorgeneigt und die gestreckten Arme auf die eigenen Knie gestützt. Besser ist es, den Patienten auf beide Ellbogen sich aufstützen zu lassen mit leicht vorgebeugtem Oberkörper, wie wenn er von einem Rednerpult aus sprechen wollte. Der Untersucher setzt sich am besten hinter den Patienten auf einen Stuhl und führt den mit einem Gummihandschuh bedeckten und gut eingefetteten oder eingeseiften Finger mit langsam drehender Bewegung in das Rektum ein. Um die Prostata und Samenblasen ganz abtasten zu können, gibt Voelcker den sehr zweckmäßigen Rat, daß man den Patienten anweist, sich gleichsam auf den palpierenden Finger zu setzen und die der Palpation zu unterwerfenden

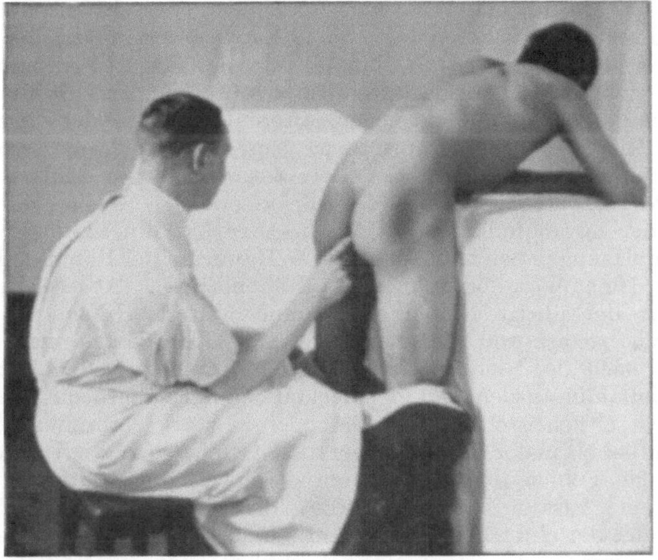

Abb. 2. Austastung des Mastdarms nach Voelcker (aus Voelcker Samenblasen. Enke, Stuttgart). Der Patient wird aufgefordert, sich auf den eingeführten Finger zu setzen.

Teile nach abwärts selbst entgegenzudrängen. Dabei stützt sich am besten der untersuchende rechte Arm mit dem Ellbogen auf den eigenen rechten Oberschenkel. Ich bevorzuge die Voelckersche Art der Palpation vor allen anderen.

Bei der Palpation achte man auf die Größe, Konsistenz und Oberfläche der Prostata, auf die Verschieblichkeit der Rektalschleimhaut, auf die Lappung der durch eine mittlere Raphe in zwei Hälften geteilten Prostata, auf die Samenblasen am oberen Rand der Prostata, auf Verdickungen des Harnleiters (Tuberkulose). Für die Untersuchung der Samenblase ist eine volle Harnblase als elastische Unterlage besser als eine entleerte Harnblase. Durch die Palpation kann Sekret der Samenblasen und Prostata ausgedrückt und zur Untersuchung gewonnen werden, wenn man entweder einige Tropfen Urin unmittelbar nach der Untersuchung in ein bereitgehaltenes Glas absondern läßt, oder indem man die Harnröhre mit steriler Kochsalzlösung füllt und zuhält. Nach der Untersuchung wird die Harnröhre geöffnet. Die ausrinnende Kochsalzlösung nimmt das ausgedrückte Sekret mit sich. Man kann das Sekret der Prostata und Samenblasen getrennt auffangen, indem man zuerst die Prostata massiert und danach die Harnröhrenfüllung ablaufen läßt. Nach erneuter Füllung der Harnröhre mit Kochsalzlösung werden die Samenblasen massiert.

Bei den nahen Beziehungen zwischen der Blase und den weiblichen Genitalien ist eine vorangehende gynäkologische Untersuchung häufig notwendig. Ebenso sind die Hoden und Nebenhoden beim Manne abzutasten (Fehlen des Hodens, Orchitis und Epidydimitis, Varicozele bei Nierengeschwülsten usw.).

Röntgenuntersuchung.

Im Röntgenbild sind die normalen Harnorgane mit Ausnahme der Nieren unsichtbar. Die Nieren geben bei nicht zu fetten und muskelstarken Individuen einen deutlichen Weichteilschatten. Zwischen den Konturen der Wirbelsäule, des Darmbeinkamms, nach außen von der sich nach unten verbreiternden Psoaskulisse, deren scharfer Schattenriß sich auf der Röntgenplatte deutlich abzeichnet und als Maßstab für die Güte der Aufnahme gelten kann, findet sich ein von der letzten Rippe durchquerter, oft überraschend scharfer Weichteilschatten mit eiförmigem unterem Pol. Selbst der Ungeübte kann ihn leicht als Nierenschatten herausfinden. Von der Wirbelsäule trennt ihn gewöhnlich nur ein schmaler Spalt. Der obere Pol, meist sogar mehr als das obere Drittel der Niere, verschwindet in dem Schattenriß der Leber, der Milz, des Thorax und der Zwerchfellkuppel; Rosenstein hat ihn in der letzten Zeit durch Lufteinblasung in den retroperitonealen Raum auf der Röntgenplatte sichtbar gemacht (Pneumoradiographie[1]) des Nierenlagers). Abgesehen von dem oberen Pol ist der übrige Nierenkörper ohne weitere Hilfsmittel bei guter Röntgentechnik scharf und plastisch sichtbar. Über das normale Maß vergrößert kann sich der Nierenschatten in den Raum zwischen letzter Rippe und Darmbeinkamm ausdehnend der Beckenschaufel nähern und sie erreichen oder sich auch seitlich nach dem Rippenbogen zu stark verbreitert entwickeln. So werden wir bei normaler Struktur über die Existenz einer Niere, ihre Lage, die Größe oder das Fehlen des Organes ohne Schwierigkeit unterrichtet. Aber natürlich ist eine Aussage über die Qualität des Organs und seine Funktionen allein auf Grund der einfachen Röntgenaufnahme, der Tatsache eines normalen Schattenrisses, unmöglich. Auch eine tuberkulöse oder anderweitig erkrankte Niere kann im Röntgenbild normalen Schatten werfen. Die übrigen Harnorgane werfen an und für sich auf der Röntgenplatte keinen Schatten. Schattenfähig werden sie durch Einführung undurchlässiger Füllmasse in ihren Hohlraum.

Voelcker und Lichtenberg haben als erste zwecks röntgenographischer Darstellung die Blase (Kystographie) und das Nierenbecken (Pyelographie) mit Kollargollösungen angefüllt. Prätorius ersetzte das Kollargol, welches in einigen Fällen Silbervergiftung und schwerste, sogar tödliche Unfälle bei Einführung in das Nierenbecken veranlaßt hatte, durch Pyelon. Sowohl Kollargol wie Pyelon sind in letzter Zeit auf Grund der Arbeiten amerikanischer Autoren (Braasch und seiner Schüler) durch Halogenlösungen ersetzt worden, welche zweifellos als echte Lösungen unschädlicher sind als die kolloidalen Silberpräparate. Die Amerikaner empfehlen zur Darstellung des Nierenbeckens eine 25%ige Bromnatriumlösung und zur Darstellung der Blase eine 5—10%ige Bromnatriumlösung. Rubritius, welcher unabhängig von den amerikanischen Autoren sich mit dieser Frage beschäftigte, empfahl eine 10%ige Jodkalilösung. Mir selbst hat sich für die Darstellung des Nierenbeckens eine 25%ige Jodlithiumlösung (Umbrenal-Kahlbaum), als ein Mittel bewährt, welches kräftigen Schatten gibt und als harmlos gelten kann.

[1]) Nach den bisher vorliegenden Erfahrungen dürfte sich das Verfahren wegen der ihm anhaftenden Gefahren kaum in größerem Umfang einbürgern.

Mit Hilfe dieser Schattenmittel hat man das ganze Harnsystem, die männliche Harnröhre, die Blase, die Ureteren, das Nierenbecken zur Darstellung gebracht. Die Harnröhre ist erst in jüngster Zeit auf der Röntgenplatte dargestellt und studiert worden. Selbst die mit den Harnorganen in einem weitläufigen Zusammenhang stehenden Samenblasen hat man mit Schattenmaterial vom Samenstrang aus angefüllt und dargestellt. In letzter Zeit hat man auch Wert darauf gelegt, die mit schattengebender Lösung angefüllte Blase vor dem Röntgenschirm während der Miktion zu beobachten und ihre Bewegungen zu studieren. Je nach dem Füllungsgrad schwankt ihre Gestalt unter der motorischen Bewegung der Miktion, indem das Organ seinen vertikalen Durchmesser verkleinert und seinen queren Durchmesser verbreitert. Unter pathologischen Verhältnissen, z. B. durch parazystitische Infektion, unter dem Druck von Geschwülsten, durch Verschiebung und entzündlichen Einfluß der Nachbarorgane, wie z. B. des Uterus, kann die Blase eine bizarre Form annehmen, deren Kenntnis nicht nur von wissenschaftlichem, sondern bei Hernien und Prolaps auch von praktischem Interesse ist. Die Röntgenaufnahme der Blase ist in verschiedenen Ebenen möglich, in der natürlichen Rückenlage, in Bauchlage, in Seitenlage, und endlich, indem sich der Patient auf die Platte setzt bei rückwärts gerichteter Haltung des Oberkörpers. Der Wechsel der Körperlage trägt bei den verschiedenen Erkrankungen zur Verdeutlichung der pathologischen Veränderungen bei.

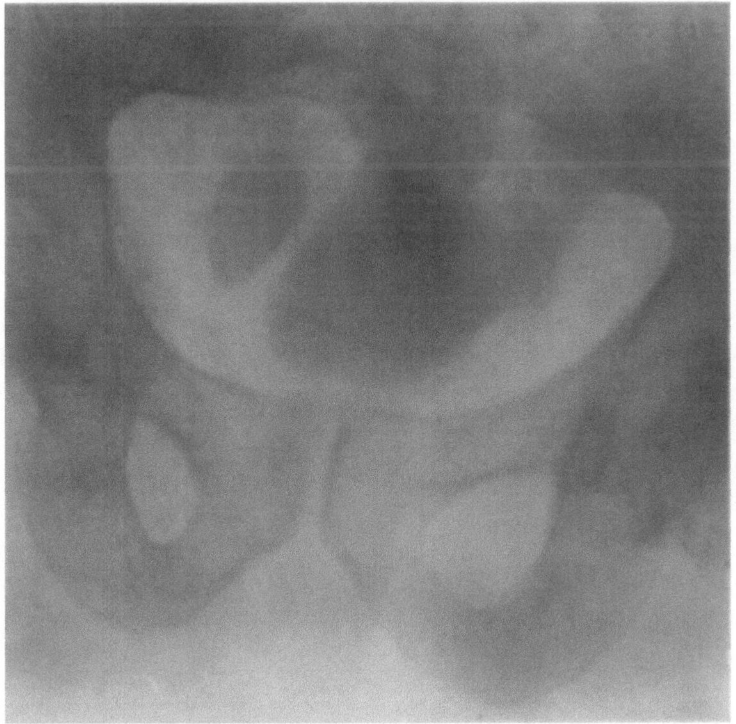

Abb. 3. Blasendivertikel (Bromnatriumfüllung).

Pathologische Ausstülpungen (Divertikel) sind als sackartige Erweiterungen (Abb. 3) nur dann sichtbar, wenn sie nicht mit dem übrigen Blasenschatten zusammenfallen. Aufnahmen in Seitenlage lassen die Form der Blase und des Divertikels bisweilen besser hervortreten als Aufnahmen in der Richtung von vorn nach hinten (Abb. 4). Blasensteine kommen auf der Röntgenplatte in der

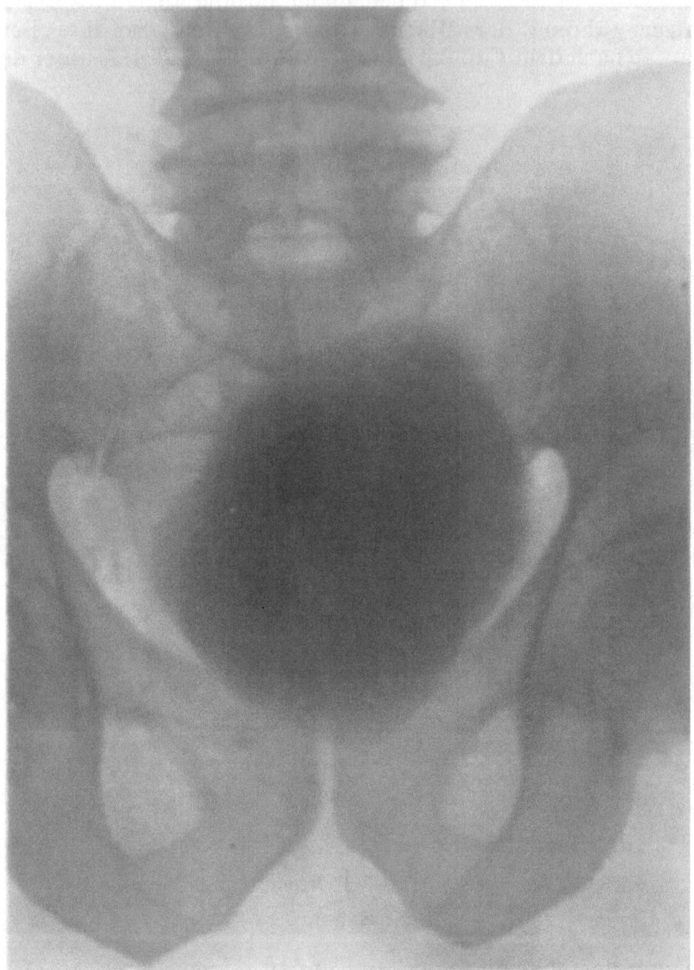

Abb. 4. Kollargolfüllung einer nach links verzogenen Divertikelblase. Der größte Teil des Divertikelschattens wird von dem Blasenschatten verdeckt. Im rechten kleinen Becken sieht man einen kleinen mondsichelförmigen Teil des Divertikelschattens neben dem Blasenschatten sich vorbuckeln.

Mehrzahl der Fälle gut zum Vorschein. Wenn sie klein sind und sich im Steißbeinschatten verstecken, kann man sie im Zweifelsfalle durch eine Aufnahme in Bauchlage, in welcher der Stein aus dem Knochenschatten herausrückt, verdeutlichen (Abb. 6 u. 7). Kleine Blasensteine können durch verkalkte Drüsen, verkalkte Gefäßwände, Venensteine, Kalkeinlagerungen in die Ovarien oder den myomatösen Uterus, Verdichtungen der Knochenspongiosa vorgetäuscht werden, Fehlerquellen, welche, unter dem Namen Beckenflecke zusammengefaßt, namentlich bei der Beurteilung vermeintlicher Harnleitersteine eine Rolle spielen. Bei

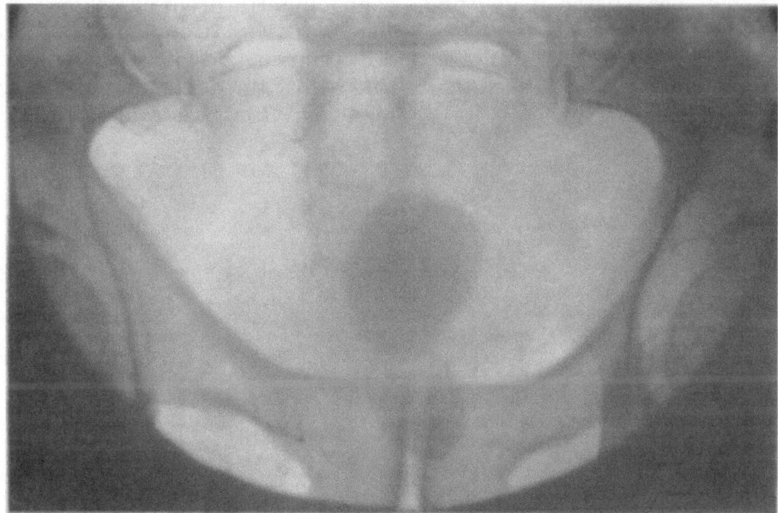

Abb. 5. Zwei große Blasensteine.

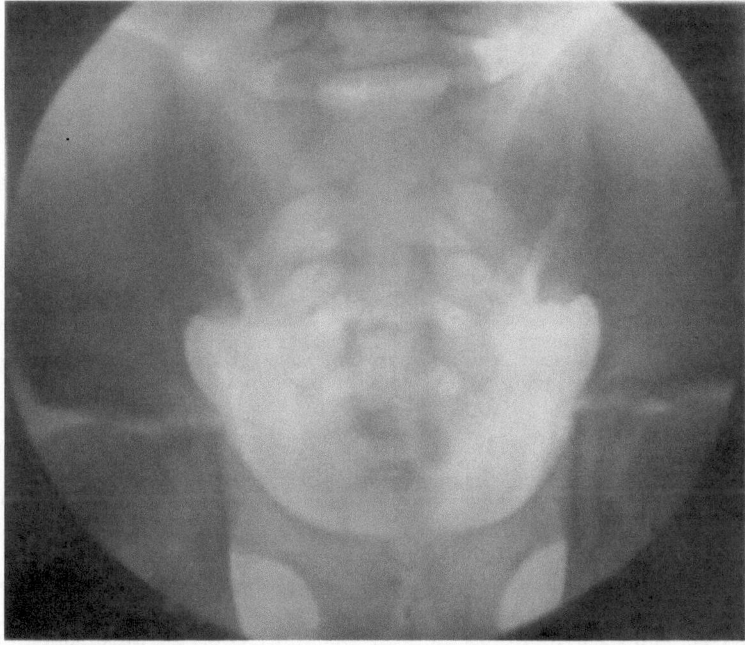

Abb. 6. Aufnahme in Rückenlage. Die kleinen Steine kommen nicht einwandsfrei zum Vorschein, weil sie im Steißbeinschatten liegen.

den Blasensteinen kann man sich gegen eine Verwechslung mit Beckenflecken leicht durch wiederholte Röntgenaufnahme bei Lagewechsel des Patienten schützen, da eine beträchtliche Verschiebung des Steines durch den Lagewechsel gewöhnlich erzwungen wird, während der Beckenfleck seinen Platz nicht verläßt. Die Röntgenuntersuchung ist für die Ermittlung von Blasensteinen namentlich dann von besonderer Bedeutung, wenn eine Harnröhrenstriktur, welche nicht selten auf der Basis der chronischen Harnverhaltung und des Blasenkatarrhs die Steinbildung veranlaßt, der Einführung des Kystoskops und der Besichtigung der Blase im Wege steht. Und selbst für den Fall, daß die kystoskopische Besichtigung möglich ist, kann durch Röntgenstrahlen ein Blasen-

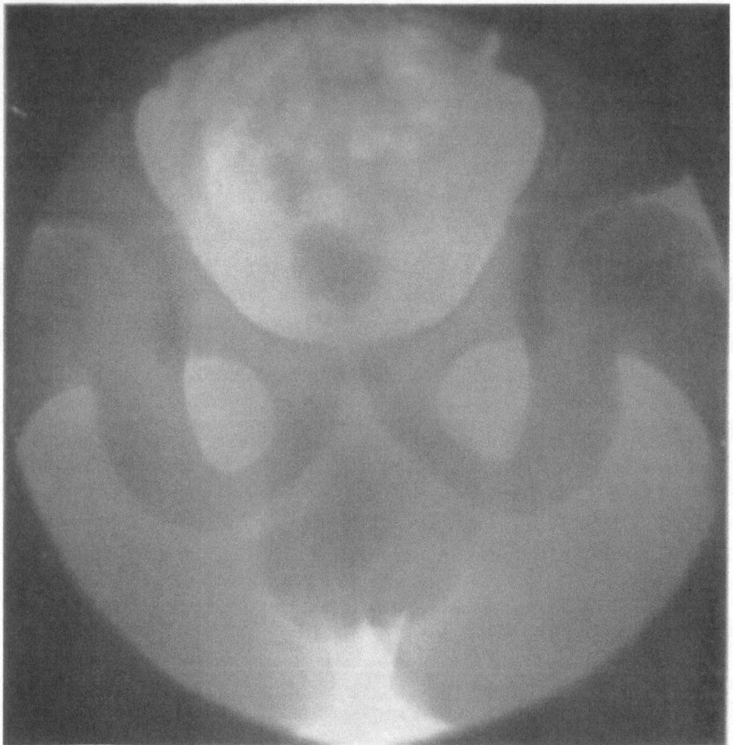

Abb. 7. Dieselben Blasensteine. Aufnahme in Bauchlage. Die Steine sind aus dem Steißbeinschatten herausgerückt und nunmehr deutlich sichtbar.

stein, welcher in einem Divertikel gelegen sich dem Auge entzieht, auf der Platte zum Vorschein kommen. Dem empfindlichen Patienten wird man bei Steinverdacht zunächst die Kystoskopie ersparen und sie durch eine Röntgenaufnahme ersetzen können. Zuweilen decken die Röntgenstrahlen als Kern und Kristallisationspunkt der Steine einen Fremdkörper, wie z. B. einen Granatsplitter, auf, eine Beobachtung, welche Veranlassung gibt, von der Lithotripsie Abstand zu nehmen und die Sectio alta auszuführen.

Schwieriger sind Harnleitersteine von Beckenflecken zu unterscheiden, weil beide unbeweglich festliegen und sich der Form nach ähneln können. Die Maßnahmen, sich hier gegen Verwechslung zu schützen, sind auf S. 197 u. f. besprochen.

Von den Nierensteinen kommen über 90% bei guter Röntgentechnik auf die Platte. Einige Steine lassen die Röntgenstrahlen durch. Die Patienten mit solchen für die Röntgenstrahlen durchlässigen Nierensteinen werden meistens

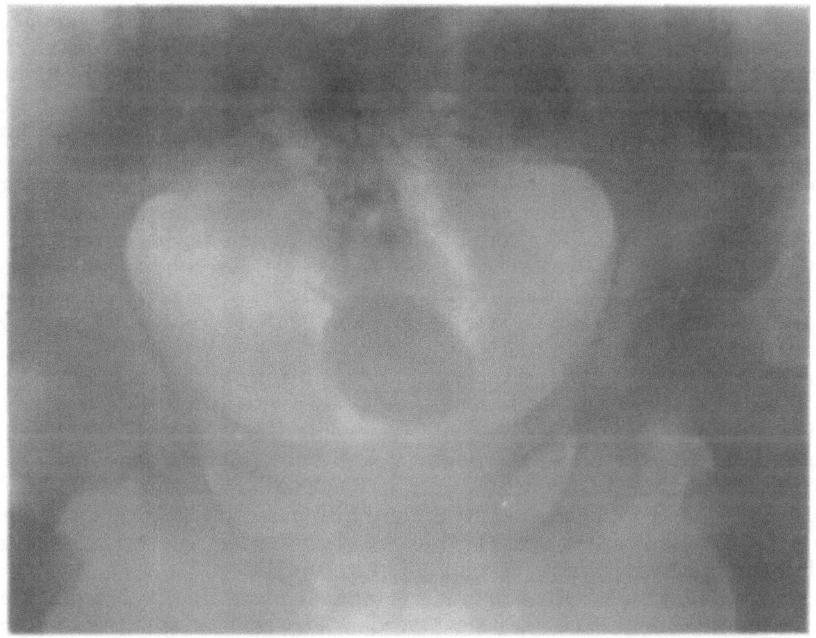

Abb. 8. Blasenstein um einen Fremdkörper kristallisiert.

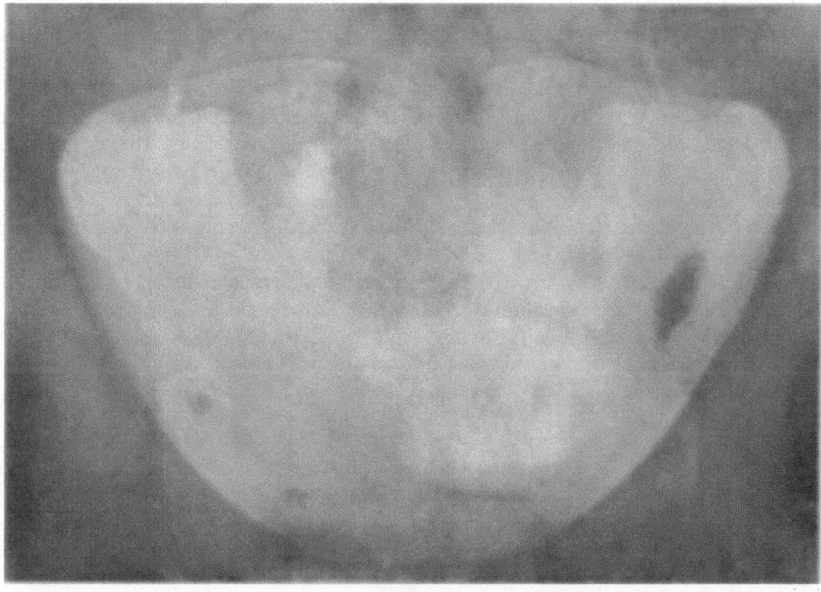

Abb. 9. Im linken Harnleiter dicht oberhalb der Blase steckt ein Ureterstein, welcher etwa die Form eines Infanteriegeschosses hat (operative Entfernung). Die kleinen Schatten auf der rechten Seite sind auf Verkalkungen außerhalb der Harnwege zu beziehen.

lange und vergeblich auf Pyelitis behandelt. Vom praktischen Standpunkt aus ist es deshalb zweckmäßig, sich daran zu erinnern, daß hartnäckige, der Behandlung trotzende Pyelitiden, bei denen das Röntgenbild einen Stein nicht nachzuweisen vermag, der aber trotzdem wegen der Häufigkeit der Kolikanfälle anzunehmen ist, pyelographisch untersucht werden müssen, da weiche Steine sich im Schattenriß des Nierenbeckens als Aussparungen in der Füllmasse von charakteristischer Form verraten. Auf diese Weise bin ich zur Erkenntnis und Operation schattenloser Nierensteine gelangt. Diese brauchen nicht, wie die chemische Untersuchung derselben ergab, aus Uratmasse, von welcher es bekannt ist, daß sie die Röntgenstrahlen leicht durchläßt, zusammengesetzt zu sein, sondern können aus Oxalatmasse und phosphorsaurem Kalk bestehen, also aus einem an und für sich kräftig schattenwerfendem Material. Ihre Durchlässigkeit ist ihrer Weichheit, dem Mangel an Gerüst- und Kittsubstanz zuzuschreiben, welcher den Steinen eine lehmartige Konsistenz gibt und sie beim Anfassen mit den Fingern oder der Pinzette zerbrechen läßt. Kümmell hat zur Verdeutlichung dieser durchlässigen Steine vorgeschlagen, einige Zeit nach Kollargolfüllung des Nierenbeckens eine Röntgenaufnahme anfertigen zu lassen. An der rauhen Oberfläche des Steines bleiben dann gewöhnlich Kollargolreste haften, welche die Konturen des Steines verdeutlichen. Deshalb läßt sich für diese Zwecke auch keine andere Füllmasse als Kollargol verwenden, welche als Kolloidalsubstanz nicht so leicht abgleitet wie die echten Lösungen der Halogene (Bromnatrium, Jodkali, Jodlithium).

Verkalkte tuberkulöse Kavernen können Schatten werfen, welche an Nierensteinschatten erinnern. Gallensteine werden bisweilen, durch ihren starken Gehalt an Kalksalzen schattenfähig, in das Nierenlager projiziert und für Nierensteine angesehen, von welchen sie sich durch ihre facettierte Form und den hellen Kern im Innern des Steines unterscheiden (s. S. 184).

Die Form der Nierensteine erlaubt häufig einen Rückschluß auf ihren Sitz. Kreisrunde, ovale, dattelkernförmige, wetzsteinförmige Steine größeren Kalibers können nur im Nierenbecken ansässig sein. Kragenknopfähnliche, molarzahnähnliche Gebilde sind als Ausgüsse der Nierenkelche zu deuten. Korallenartige, große Steine stecken mit ihrem Körper im Nierenbecken und ragen mit den Fortsätzen in die Kelche hinein. Ein größerer Prozentsatz der Nierensteine ist aber von so unverbindlicher Form, daß man über ihren genaueren Sitz nichts aussagen kann. Hier gibt die Pyelographie weiteren Aufschluß (s. S. 178—180).

Die röntgenographische Darstellung des Nierenbeckens und der Harnleiter ist auf S. 148 u. 191 geschildert. Hier sei nur erwähnt, daß bei Insuffizienz der Harnleitermündung infolge von Erkrankungen des Ureterrohres, z. B. bei Überdehnung der Blase, schattengebende Substanz unter dem Druck der Miktionsbewegung in die Nieren hinaufgepreßt und im Nierenbecken sichtbar werden kann, ohne daß der Ureterkatheter angewandt wird.

Besichtigung des Körpers

auf Schwellung oder Vorwölbung unter dem Rippenbogen, seitliche Auftreibung des Abdomens, geschwulstartige Vorwölbung der Blasengegend am stehenden Patienten.

Allgemeinbefinden.

Oft begnügt sich der Praktiker damit, nach dem Vorhandensein oder Fehlen deutlicher Zeichen von Niereninsuffizienz zu suchen (Ödem der Knöchel). Jedoch tritt häufig die Insuffizienz nicht so greifbar zutage, sondern äußert sich in weniger auffälligen, aber darum nicht minder beachtenswerten Symptomen: abnormem Wärmebedürfnis, welches den Patienten veranlaßt, selbst in der heißesten Jahreszeit seinen Körper in wollene Decken zu hüllen, trockener Haut, Widerwillen gegen Fleisch, Appetitlosigkeit, Kopfschmerzen, Aufstoßen und Neigung zur Übelkeit, Müdigkeit und starkem Durstgefühl.

Die Untersuchung des Herzens und des Gefäßsystems, welches durch Nierenleiden leicht in Mitleidenschaft gezogen und ungünstig beeinflußt wird, sei angesichts der bekannten Wechselwirkung zwischen diesen Organsystemen nur als selbstverständlich hier erwähnt (Blutdruck).

Auch eine Prüfung des Nervensystems ist namentlich bei Retentionsharn nie zu unterlassen, da mangelhafte Entleerung der Blase bisweilen das erste Symptom für Tabes, Paralyse oder eine Herderkrankung der Medulla ist. Ich sehe in jedem Jahre hier in der Großstadt wenigstens ein halbes Dutzend „falsche" Prostatiker, bei denen die genaue Untersuchung Tabes nachweist.

Untersuchung der Nachbarorgane.

Erkrankungen der benachbarten Gewebe können gegen die Harnorgane vorstoßen und in ihrem Ausgangspunkt zunächst unkenntlich Erscheinungen hervorbringen, welche die Harnorgane als Sitz der Erkrankung vermuten lassen. Besonders gilt dies von den Erkrankungen der weiblichen Genitalien. Ein geringer Prolaps des Uterus z. B. äußert sich nicht selten zuerst in einem vermehrten, durch die Senkung der Blasenwand und beginnende Zystocele verursachten Harndrang. Exsudate und Geschwülste können von den weiblichen Genitalien ausgehend die Blasenwand vorbuckeln oder in die Blasenhöhle durchbrechen. Auch entferntere Organe treten im Laufe langwieriger Erkrankungen mit den Harnorganen in Verbindung. Bekannt ist die nicht seltene Perforation eines appendizitischen Abszesses in die Blase. Seltener bricht ein Psoasabszeß sich längs der Wirbelsäule entwickelnd in die Blase ein und täuscht durch tuberkulöse Pyurie eine tuberkulöse Erkrankung der Harnorgane vor. Einen Durchbruch der tuberkulösen Tube in die Blase, welcher von einem erfahrenen Beobachter zuerst als Nierentuberkulose gedeutet wurde, hat Israel erkannt und durch Entfernung der Tube geheilt. Beim Manne sind es die Rektumkarzinome, welche durch frühzeitiges Übergreifen auf die Blase bei geringer Beteiligung der Rektalwand mehr Blasen- als Darmbeschwerden hervorrufen können.

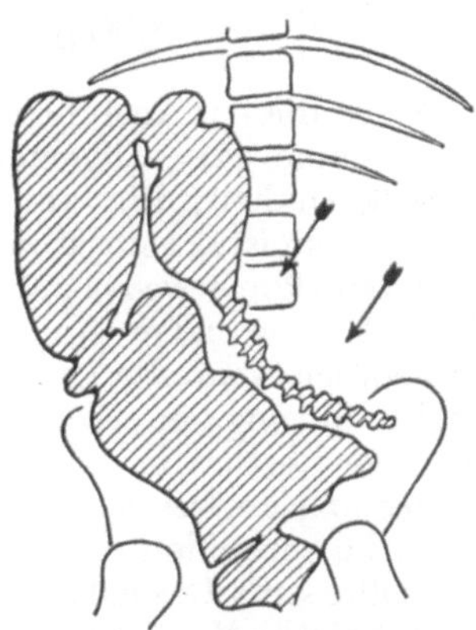

Abb. 10. Verdrängung des Dickdarms durch die pathologisch vergrößerte Niere (J. Ziegler).

Der Harnleiter kann durch Umwachsung von karzinomatösen Massen zusammengedrückt werden. Seltener treten tuberkulöse Mesenterialdrüsen trotz der peritonealen Scheidewand mit dem Harnleiter in Verbindung, ihn durch Verwachsung verengernd (s. S. 195). Das unterste Harnleiterende wird besonders von Drüsengeschwülsten, welche sich aus einem Tumor des Uterus oder des Rektums herleiten, zusammengedrückt, da ihm im kleinen Becken wenig Möglichkeit des Ausweichens gegeben ist. Dagegen wird der mittlere und obere Anteil des Harnleiters durch Erkrankungen der Nachbarschaft wegen des ausgiebigen, ihm zur Verfügung stehenden Raumes selten verengt, wohl aber aus seiner Lage verschoben. Die Verschieblichkeit des Harnleiters ist in dieser Gegend bedeutend. Der Abfluß und die Funktion der Niere brauchen deshalb nicht beeinträchtigt zu werden, wie man bei Nierengeschwülsten und retroperitonealen Tumoren gelegentlich beobachten kann (s. S. 190). Natürlich kann sich der Vorgang auch umgekehrt entwickeln, indem eine Erkrankung der Harnorgane frühzeitig auf die Nachbarschaft übergreift und weniger Harnsymptome als andere klinische Erscheinungen hervorbringt. Ein maligner Nierentumor z. B. kann auf den Darm übergreifen oder ihn wenigstens erheblich verlagern, eine Erscheinung, auf die in letzter Zeit wiederholt hingewiesen wurde (Stierlin, Grödel, Schwarz, Schlesinger, Ziegler). Hierdurch erklärt sich vielleicht die Tatsache, daß Nierengeschwülste nicht selten durch auffällige Obstipation und spastische ziehende Schmerzen im Bereich des Darmtraktus sich vorbereiten (vgl. Abb. 10). Diese Verziehungen sind im Röntgenbild nach Füllung des Darms mit Wismuthbrei nachweisbar.

Skoliose der Wirbelsäule kann die Niere aus ihrer Lage verschieben und die Rippen so heftig gegen das Organ drücken, daß tiefe, streifenförmige Furchen im Nierengewebe sich ausbilden. Die Bedrängung des Nierenkörpers kann zu Zwangsmaßnahmen, zur operativen Beseitigung der bedrückenden Rippen Anlaß geben (Klapp, Dekompression der Niere). Nach demselben Autor kann auch eine übermäßig lange zwölfte Rippe Beschwerden verursachen, welche renale Symptome auslösen.

Veranlassung zur Kystoskopie.

Nach diesen Ausführungen ergibt sich als natürliche Indikation für die Kystoskopie ganz allgemein, daß jede längere Zeit bestehende Blasen- oder Nierenkrankheit, für welche nicht mit Sicherheit eine „interne“ Ursache zu ermitteln ist, kystoskopisch aufgeklärt werden muß. Da bei richtiger Technik die Kystoskopie weder gefährlich noch unangenehm ist, soll die kystoskopische Untersuchung lieber einmal zuviel als einmal zu wenig vorgenommen werden. Namentlich wenn die Untersuchung zur Vervollständigung des Befundes bereits die Einführung eines Instrumentes verlangt, z. B. eines Katheters zur Ermittelung des Restharns, ist es viel besser, durch Verwendung des Kystoskops die Abmessung des restierenden Inhalts zugleich mit der Besichtigung des Blaseninnern zu verbinden. Die Steinsonde z. B. ist ein gänzlich veraltetes Instrument und sollte stets durch das Kystoskop oder das Röntgenbild ersetzt werden, wenn die technische Möglichkeit dazu gegeben ist. Besonders sollen grundsätzlich alle unklaren Harnblutungen und länger bestehenden Blasenkatarrhe der kystoskopischen Kontrolle unterzogen werden, ebenso wie die zahlreichen Fälle abdominaler Geschwulstbildung, deren Ausgangspunkt nicht mit Sicherheit klinisch zu ermitteln ist. Sie müssen im Interesse einer richtigen Schnittführung auf ihren Zusammenhang mit dem Harnsystem geprüft werden. Ohne diese Prüfung können leicht für den Patienten durch einen unrichtigen Operationsplan schwere Komplikationen entstehen. So sah ich, wie eine vermeintliche Pankreaszyste in der Linea alba durch Laparotomie eröffnet und eingenäht wurde. Später erwies sich die Pankreaszyste als eine Hydronephrose, deren Exstirpation vom Lendenschnitt aus infolge der vorausgegangenen breiten peritonealen Eröffnung und Verwachsung schwierig und gefährlich war. Ferner verlangen die Erkrankungen der Nachbarorgane der Vagina, des Uterus, der Tuben, des Rektums u. a. vielfach die kystoskopische Untersuchung, um die Ausdehnung der Erkrankung und die Operabilität des Falles zu ermessen, besonders wenn es sich um maligne, rasch wachsende oder längere Zeit bestehende Geschwülste handelt. Auch ohne direkte Blasenbeschwerden kann die kystoskopische Untersuchung durch den Nachweis von Ödem, seltener von durchgebrochener Geschwulstmasse das Übergreifen auf die Blase wahrscheinlich machen, etwaige Bedenken gegen die Operabilität verstärken und jedenfalls den Operateur wie die Angehörigen auf einen bedeutenden und gefährlichen Eingriff hinweisen.

Am schwierigsten ist es, die Notwendigkeit einer kystoskopischen Untersuchung für diejenigen Fälle zu erkennen, in denen kein einziges Symptom auf die Erkrankung der Harnorgane hinweist. Diese Fälle sind gar nicht so selten und kommen gewöhnlich erst zur urologischen Untersuchung, wenn viele andere Spezialisten sie auf die Zugehörigkeit zu ihrem Ressort vergeblich geprüft oder sogar operativ in Angriff genommen haben. Man soll deshalb bei allen unbestimmten Bauchbeschwerden, ganz besonders aber, wenn sie echte Kolikform annehmen, die Harnorgane als Ausgangspunkt wenigstens in den Bereich der Betrachtung ziehen und auf eine kystoskopische und funktionelle Untersuchung dringen, sofern der nichturologische Ursprung der Krankheit nicht einwandfrei feststeht.

Das 20jährige Frl. R. leidet seit längerer Zeit an unbestimmten, zeitweise auftretenden, bis zur kolikartigen Stärke sich steigernden Leibschmerzen. Bei der mageren schlanken Person ist auch während des Anfalls weder eine Geschwulst noch irgend ein pathologischer Befund im Urin nachweisbar. Die Patientin wurde vielfach auf eine Affektion des Magens und der Gallenblase behandelt. Der mangelhafte Erfolg der Kuren gab Veranlassung, die Patientin schließlich für eine hysterische Person zu halten. Um alle Untersuchungsmethoden zu erschöpfen, wurde sie mir zugewiesen. Die funktionelle Untersuchung ergab einen völligen Ausfall der Nierenfunktion auf einer Seite. Ich entfernte eine kleine Hydronephrose, welche tief unter dem Rippenbogen versteckt lag, und beseitigte endgültig alle Beschwerden.

Ähnliche Erfahrungen habe ich gelegentlich an Prostatikern gemacht. Sie haben oft keine auffälligen Blasensymptome, insbesondere keine pathologischen Beimengungen im Urin. Dazu kommt noch, daß im Vordergrund der Beschwerden Verdauungsstörungen, Übelkeit und Appetitlosigkeit stehen, welche offenbar durch die Intoxikation des Körpers mit zurückgehaltenen Harnprodukten hervorgerufen werden. Es ist deshalb kein Wunder, wenn der Patient lange Zeit in falscher Richtung auf ein Magendarmleiden behandelt wird, bis ein aufmerksamer und an den konträren Symptomenkomplex gewöhnter Arzt eine beträchtliche Dämpfung über der ungenügend entleerten Blase, den Prostatatumor im Rektum nachweist und durch regelmäßigen Katheterismus die Magendarmbeschwerden zunächst beseitigt.

Endlich bedürfen die vielgestaltigen, echte Krankheit täuschend ähnlich nachahmenden Äußerungen der Hysterie der objektiv urologischen Kontrolle, wie folgender Fall beweist:

Eine 35jährige Oberlehrersgattin klagte über einseitigen kolikartigen Schmerz. Im Urin waren Blut und kleine Steine nachweisbar, in denen chemisch kohlensaurer Kalk durch Betropfen mit Schwefelsäure als Gipskristalle bei aufbrausender Kohlensäure angetroffen wurde. Die Anfälle waren von Temperatursteigerungen bis 38° begleitet. Die kystoskopische Untersuchung ergab eine normale Blase und normale, weder gereizte noch erweiterte Uretermündungen, ein Befund, der in Anbetracht der eben durchgetretenen Konkremente überraschte. Die Funktion war auf beiden Seiten gleich und normal. Röntgenaufnahme negativ. Um sicher zu gehen, verlangte ich im Anfall zur Wiederholung der Funktionsprüfung gerufen zu werden. Aber auch während des Anfalls war keine Abschwächung der Funktion auf einer Seite ersichtlich. Ich riet deshalb, weil mir das ganze Krankheitsbild unklar erschien und gar keine Gefahr für die gut funktionierende Niere vorhanden war, von der Operation ab. Die Operation wurde auf Drängen der Patientin schließlich doch ausgeführt, die Niere eröffnet, das Nierenbecken ausgetastet, der Ureter rückwärts bis in die Blase sondiert, aber kein Stein gefunden. 8 Tage später klärte sich das Krankheitsbild auf. Die Patientin gestand es selbst erzeugt zu haben, indem sie Zahnpulver zusammen mit Löschpapier über der Spiritusflamme zu einem Pseudokonkrement röstete, die Blutung mit der Haarnadel hervorrief und kräftig den Thermometer rieb. Die Kunststeine hat sie in unserer Gegenwart selbst erzeugt. Trotz dieses Geständnisses äußerte sie einige Zeit später den Wunsch, an der anderen Niere operiert zu werden.

Diese Erörterungen werden auch dem Praktiker mit geringerer Erfahrung einen Hinweis geben über die Bedeutung der Kystoskopie zur Auffindung und Beurteilung von Krankheiten des Harnsystems und seiner Nachbarorgane und die nicht geringe Bedeutung im negativen Sinne, um mit Sicherheit den Zusammenhang der krankhaften Erscheinungen mit dem Harnsystem ablehnen zu können. So groß der unmittelbar explorative Wert der kystoskopischen Untersuchung ist, so wird zweifellos derjenige Beobachter, welcher das Ergebnis zusammen mit einer sorgfältigen klinischen Durchforschung vereinigt, diagnostisch am weitesten gefördert werden.

2. Kapitel.

Vorbereitung des Patienten zur Kystoskopie und Nachbehandlung.

Die Ausführung der Kystoskopie ist an die beiden Bedingungen geknüpft, daß die Harnröhre für Instrumente von ca. 18 Charrière Stärke durchgängig und die Blase mit 100 ccm[1]) wasserklarer Flüssigkeit füllbar ist. Da diese Bedingungen für das Gros der Fälle zutreffen, so ist eine besondere Vorbereitung des Patienten nicht notwendig, es sei denn, daß von Anfang an beabsichtigt wird, zusammen mit der kystoskopischen Untersuchung die Funktionsprüfung oder den Ureterenkatheterismus auszuführen. In diesem Falle sind die Vorschriften innezuhalten, welche wir bei Besprechung der Funktionsprüfung und des Ureterenkatheterismus geben werden. Für die einfache Kystoskopie ist aber eine besondere Vorbereitung in normalen Fällen nicht notwendig.

Anders steht es, wenn die Erkrankung der Blase, durch Entzündung, Eiterung und Geschwürsbildung weit vorgeschritten, die Fassungskraft des Hohlraums schwer beeinträchtigt. Da wir zur Ausführung der Kystoskopie eine Füllung der Blase mit ca. 100 ccm benötigen, sind wir bei vorgeschrittenem Leiden, das die Toleranz der Blase erheblich herabsetzt, auf eine Vorbehandlung, welche das Organ wieder allmählich an die Aufnahme von Flüssigkeit gewöhnen muß, angewiesen. Es ist oft notwendig, in diesen Fällen die Blase längere Zeit hindurch täglich auszuspülen und ihr die nötige Fassungskraft allmählich wiederzugeben. In anderen Fällen kann eine starke Blutung oder starke Eiterung die Besichtigung der Blase unmöglich machen, indem die in die Blase eingefüllte Flüssigkeit sich immer wieder blutig oder eitrig trübt, so daß das Licht des Kystoskops das undurchsichtige Medium nicht durchdringen kann. Auch hier ist vielfach bei Blutungen durch Styptika (Gelatineinjektion, Styptizintabletten, Spülung mit dünner Eisenchloridlösung, Kollargolinstallation nach Prätorius [8 ccm 20%iger Lösung] in die entleerte Blase, Mammin Poehl usw.) etwas zu erreichen, wenn gleichzeitig Bettruhe innegehalten und für leichten Stuhlgang durch Abführmittel gesorgt wird, damit nicht durch starkes Pressen bei der Defäkation eine Stauung venöser Art in den Harnorganen entsteht und die Blutungen von neuem anfacht. Ebenso kann man bei reichlicher Eiterung durch regelmäßige Blasenspülung schließlich beinahe immer eine vorübergehend klare Füllung der Blase erreichen, welche

[1]) Der Geübte wird sich auch bei einer Blasenfüllung von 50 ccm noch orientieren können.

zur Besichtigung genügt. Wenn man Verdacht hat, daß die trübende Eiterung aus einer Niere stammt, so ist es notwendig, vor der Kystoskopie jegliche Palpation zu vermeiden, damit nicht die Eitermassen den Ureter entlang in die Blase massiert werden. Ebenso ist bei Hämaturie eine Abtastung dicht vor der kystoskopischen Untersuchung zu unterlassen, es sei denn, daß die Hämaturie an und für sich schwach durch die Palpation verstärkt und deutlicher sichtbar für die kystoskopische Beobachtung gemacht werden soll.

Normalerweise ist die Kystoskopie nicht schmerzhaft, bei der Frau überhaupt nicht. Beim Manne ist die Einführung des Normalinstrumentes nicht angenehm; deshalb wird am besten die Harnröhre vorher unempfindlich gemacht. Die Anästhesie wird mittels einer 3%igen Alypinlösung erreicht, zu welcher man auf jeden Kubikzentimeter einen Tropfen Adrenalinstammlösung hinzusetzt. Von dieser Lösung werden zunächst 5 ccm in die Harnröhre eingespritzt und durch Verstreichen mit den Fingern in die Pars posterior verschoben. Durch Ansetzen einer Penisklemme oder durch Umbinden eines Tupfers um die Radix penis wird das Abfließen der Lösung in die vordere Harnröhre verhindert. Die vordere Harnröhre wird durch Einspritzung von 3 ccm Alypinlösung gleichfalls unempfindlich gemacht. Die Lösung muß eine Viertelstunde einwirken, bevor die Untersuchung angefangen wird. Die Einführung des Instruments wird durch die Anästhesierung nicht völlig schmerzlos, die normale Empfindlichkeit aber doch so bedeutend herabgesetzt, daß ein vernünftiger Mann die kleine Unannehmlichkeit gut aushalten kann. Besonders bei Verwendung sehr dünner Kystoskope — ich gebrauche jetzt ein Modell von 15-Charrière-Stärke — ist die Untersuchung ohne jede Unannehmlichkeit (s. Abb. 24). Viel schwieriger ist es, die Empfindlichkeit einer stark entzündeten und gereizten Blase und den quälenden Harndrang, welcher den Patienten während der Untersuchung unter diesen Umständen befällt, zu unterdrücken. Auch hier kann man mit einer 1%igen Alypinlösung mit Adrenalinzusatz, von welcher man 80 bis 100 ccm lauwarm in die Blase einbringt und welche man gleichfalls mindestens eine Viertelstunde einwirken läßt, und in der man auch, wenn sie klar bleibt, die Kystoskopie ausführen kann, viel erreichen. Auch durch Narkotika läßt sich die Empfindlichkeit im allgemeinen herabsetzen. Mit Vorliebe gebe ich eine Stunde vor der Untersuchung bei schwierigen Fällen Suppositorien von folgender Zusammensetzung:

Heroin 0,01
Extractum Belladonnae 0,03
but. cacao q. s. ut. fiat. Supp. I

oder ich gebe bei sehr empfindlichen und nervösen Patienten eine subkutane Injektion von Heroin oder Morphium oder Skopolamin. Von Antipyrinklysmen, welche zu dem gleichen Zwecke empfohlen werden, um die Empfindlichkeit der Blase herabzusetzen, habe ich keine Wirkung gesehen.

Nur äußerst selten ist es notwendig, allgemeine Narkose zu verwenden. Unter mehreren tausend Fällen habe ich kaum ein einziges Mal dazu greifen müssen, höchstens bei kleinen, unverständigen Kindern, bei welchen kein Zuspruch hilft. Da die Narkose nur in allertiefster Form den Blasenreflex erlöschen läßt, aber gleichzeitig die Funktion der Niere beträchtlich herabsetzt, so ist sie zur Untersuchung keineswegs angenehm, und wenn es irgend geht, nach Möglichkeit zu vermeiden. Wenn eine völlige Betäubung für die Kystoskopie durchaus notwendig ist, so ziehe ich die Lumbalanästhesie (Tropakokain) bei weitem der Narkose vor. Sie gibt dieselbe Unempfindlichkeit, ohne die Nierensekretion zu beeinflussen. Sie ist nach meiner Erfahrung gänzlich ungefährlich, wenn man sich an die von Bier und Dönitz ausgearbeitete Technik hält. Im übrigen habe ich von der Lumbalanästhesie für kystoskopische

Zwecke im ganzen auch nur zweimal Gebrauch gemacht und bin in allen anderen noch so schwierigen Fällen durch allmähliche örtliche Behandlung der Blase, methodische Spülung und steigende Dehnung mit zunehmender Flüssigkeitsmenge ausgekommen. An Stelle der Lumbalanästhesie ist neuerdings für schmerzhafte Kystoskopien die Sakralanästhesie von Lichtenberg, Goldenberg und Brütt empfohlen worden.

Das Kokain verwende ich zur Anästhesie der Harnröhre und Blase nicht mehr, da ich während meiner Assistentenzeit an der Heidelberger Klinik einem Todesfall, welcher sich an eine Anästhesierung der Harnröhre anschloß, beiwohnte. Vom Alypin habe ich unter tausenden von Fällen niemals einen Nachteil gesehen; selbst kein Unbehagen oder Anwandlung von Ohnmacht usw.

Ferner muß auch bei Anwendung dünner kystoskopischer Instrumente die Harnröhre für Instrumente von ca. 18 Charrière-Stärke durchgängig sein. Eine strikturierte Harnröhre muß vorher hinreichend gedehnt werden, um das Instrument passieren zu lassen.

Um die Harnröhre mit Bougies von steigender Stärke oder mittels des Kollmannschen Dilatators zu weiten, ist natürlich längere Zeit erforderlich, ein Abwarten, welches der Krankheitszustand des Patienten nicht immer duldet. Eine rasche Erweiterung der strikturierten Harnröhre ist zuweilen geboten. In diesem Falle durchschneide ich gern, falls es möglich ist, ein filiformes Bougie einzuführen, die verengte Stelle mittels des Urethrotoms nach Maisonneuve, welches an das filiforme Bougies angeschraubt wird. Unmittelbar nach der Durchschneidung wird ein dicker Katheter eingeführt, welcher einige Stunden liegen bleibt, um die Wundfläche zu komprimieren. Bisweilen ist die Blutung nach der Durchschneidung so gering, daß man direkt das Kystoskop im Anschluß an den Eingriff einführen kann. Auf diese Weise lassen sich die meisten erheblich verengten Harnröhren rasch für die kystoskopische Besichtigung ausreichend erweitern, zumal da durch die Konstruktion sehr dünner und dabei lichtstarker Instrumente von 15 Charrière, deren allerdings stark verkleinertes Gesichtsfeld nur für den Geübten ausreicht, eine verhältnismäßig schwache Erweiterung der Harnröhre notwendig ist. Von den sogenannten Leitungs- oder Führungskystoskopen, bei denen nach dem Lefortschen Prinzip (Nitze, Posner, Ringleb) an der Spitze ein Mandrin aufgeschraubt ist, habe ich keinen Vorteil gesehen. Wenn die Kystoskopie auf keine Weise durch die Harnröhre ausführbar, andererseits aber nach Lage der Sache augenblicklich und unverzüglich geboten ist, so wird die Untersuchung am besten suprapubisch durchgeführt, wobei ich nochmals betone, daß diese operative Art des Untersuchens nur gestattet ist, wenn nach Lage des Falles ein Abwarten und eine allmähliche Erweiterung der Urethra nicht denkbar ist.

Zu diesem Zwecke bedient man sich einmal eines geraden Troikarts und ferner auch eines geraden Kystoskops, bei dem das Lämpchen nicht winklig zum Schaft eingefügt ist, sondern in der geraden Fortsetzung des Schaftes liegt (s. Abb. 17).

Ich habe wiederholt durch suprapubische Kystoskopie die Blase und die Ureteren besichtigt und Funktionsprüfung beider Nieren ausführen können. Noch bequemer läßt sich suprapubisch kystoskopieren, wenn, wie zuweilen bei der Prostatahypertrophie, die Sachlage die Anlegung einer suprapubischen Blasenfistel verlangt. Man legt dann in aller Ruhe eine Blasenfistel an und führt das Kystoskop durch die operativ angelegte Fistel in das Innere der Blase ein (s. Abb. 11). Füllt das Kystoskop den Fistelgang nicht ganz aus und gestattet den Ablauf von Blasenflüssigkeit neben dem Instrument, so müssen komprimierende Assistentenhände die Abdichtung durch Zusammenschieben der Fistelwände besorgen.

Nicht selten besitzt die im übrigen normal weite Harnröhre ein angeboren enges Orifizium, welches sich der Einführung des Kystoskops widersetzt. Durch Bougies von ansteigender Stärke oder durch den Kollmannschen Dilatator für die vordere Harnröhre läßt sich in 10 Minuten der Harnröhreneingang zur

Suprapubische Kystoskopie von einer Blasenfistel aus.

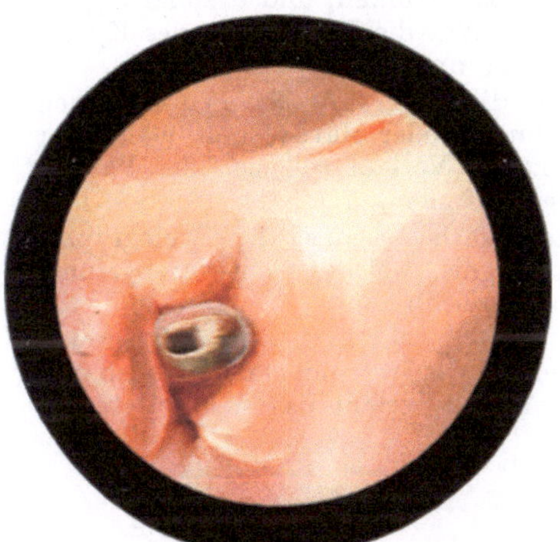

Abb. 11. Sphinkter mit Katheterspitze.

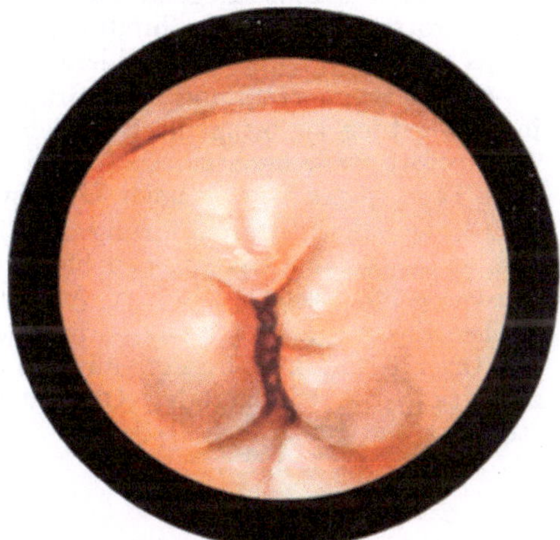

Abb. 12. Derselbe Sphinkter, nachdem der Katheter zurückgezogen wurde.

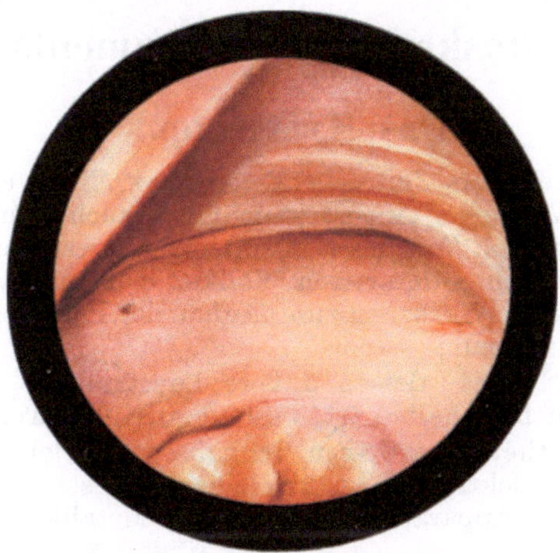

Abb. 13. Übersicht über das Trigonum. Man sieht den obersten Sphinkterteil am unteren Rande des Gesichtsfeldes und beide Harnleitermündungen.

Aufnahme des Kystoskops genügend dehnen. Dabei kann es passieren, daß bei der raschen Dilatation die äußere Mündung seicht einreißt und leicht blutet, wodurch die Kystoskopie gewöhnlich nicht behindert wird, während die Erweiterung durch Inzision die unmittelbar anschließende Besichtigung meistens ausschließt.

Eine Anästhesie der weiblichen Harnröhre ist fast niemals notwendig. Sie läßt sich im Bedarfsfalle mit einem in 10%ige Alypinlösung getauchten Wattebausch erreichen, welcher nach Art des Ohrtupfers an einem Holzstäbchen befestigt und mit demselben sterilisiert 10 Minuten lang auf die Harnröhrenschleimhaut einwirken muß.

Die einfache Kystoskopie läßt sich, abgesehen von besonders schwierigen Fällen, ambulant durchführen. Jedoch entlasse man den Patienten nicht, ohne ihm Verhaltungsmaßregeln zu geben. Er soll sich zu Bett und eine Wärmflasche auf die Blasengegend legen, reichlich Tee trinken, und dreimal täglich $^1/_2$ g Urotropin zwei Tage hindurch nehmen. War die Einführung des Kystoskops schwierig, so sind Kamillenteeumschläge um das Glied angebracht.

Gegen Schmerzen und Harndrang sind die S. 17 angegebenen Zäpfchen in Anwendung zu bringen. Bei Fieber, Blutung oder Harnverhaltung ist der Arzt sofort zu benachrichtigen. Bei normalem Verlauf soll sich der Patient zwei Tage später wieder beim Untersucher einfinden.

Die ambulante Durchführung des Ureterenkatheterismus, der Pyelographie oder intravesikaler Operationen bleibt ein Wagnis, welches nicht durchgeführt werden sollte, wenn nicht der Arzt rasch erreichbar ist.

Die Entfernung des Kystoskops macht niemals Schwierigkeiten. Man richte den Orientierungsknopf und damit den Schnabel des Instruments nach oben und ziehe sanft am Okularende. Ohne jeden Anstoß verläßt das so geleitete Instrument die Harnröhre.

3. Kapitel.

Das kystoskopische Instrumentarium.

Das Kystoskop.

Das Kystoskop wurde im Jahre 1879 von Max Nitze erfunden. Alle vor Nitze angestellten Versuche, einen regelmäßig brauchbaren Blasenspiegel zu konstruieren, schlugen fehl. Mit der Edisonlampe ausgestattet, war das Nitzesche Instrument von einer derartigen Vollkommenheit, daß es Jahrzehnte unverändert blieb und als Werkzeug zum Aufbau der Pathologie und modernen urologischen Therapie diente.

Das Kystoskop Nitzes, dessen äußere konstruktive Form auch heute noch im wesentlichen beibehalten ist, besteht aus zwei Teilen:

a) einem Metallkatheter, in dessen Schnabel eine elektrische Lampe und in dessen Schaft eine elektrische Leitung eingebaut ist,

b) einem optischen Apparat, welcher in den Metallkatheter fest oder beweglich eingebaut ist.

Der Metallschaft.

Als Nitze sein Kystoskop erfand, war die Elektrotechnik noch nicht imstande, so kleine Lampen zu konstruieren, um sie im Schnabel eines Katheters unterzubringen. Nitze mußte deshalb, wenn er an seinem Prinzip festhalten wollte, das Licht in das Innere der Blase selbst einzuführen, eine eigene Lampe erfinden. Er schmolz einen Platindraht in ein Glasröhrchen und brachte ihn durch den elektrischen Strom zur Weißglut und damit zum Leuchten. Das Kystoskop mußte deshalb neben einer elektrischen Leitung zur Erhitzung des Platindrahtes noch einen Kühlstrom zur Milderung der Lampenhitze enthalten. Da die Feinmechanik damals das Instrument nicht ganz aus Metall herstellen konnte, fügte Nitze in den Schnabel eine Federpose zur Aufnahme des Lämpchens ein. Trotz seines komplizierten Innenbaues, welcher elektrische Leitung und Wasserleitung enthielt, hat das primitive Nitzesche Originalinstrument für Hunderte von Untersuchungen ausgereicht. Die Schöpfungskraft und Energie des Erfinders wußte über die konstruktiven Schwierigkeiten hinwegzukommen.

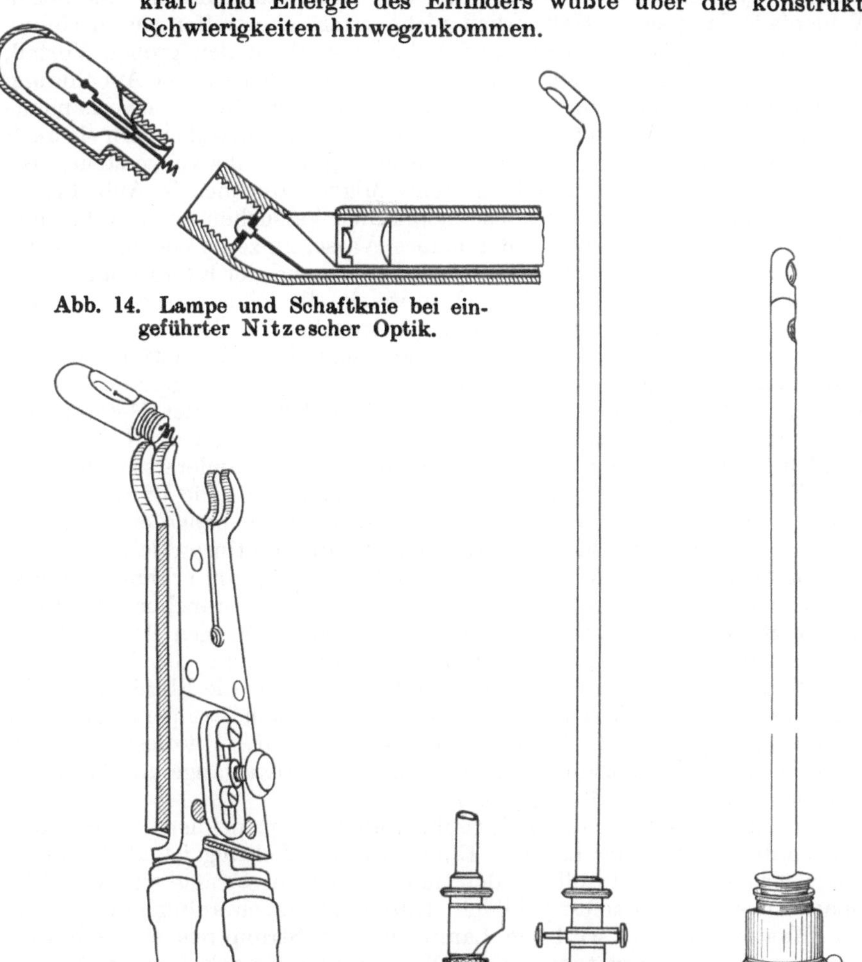

Abb. 14. Lampe und Schaftknie bei eingeführter Nitzescher Optik.

Abb. 15. Lampe und Kabelzange in richtigem Kontakt zur Prüfung der Leuchtkraft.

Abb. 16. Kystoskopschaft mit Schieberverschluß, daneben Kugelverschluß.

Abb. 17. Gerades Kystoskop.

Einige Jahre später gelang es, Edisonlämpchen von der für kystoskopische Zwecke notwendigen Kleinheit zu konstruieren. Damit vereinfachte sich das Kystoskop wesentlich. Der Kühlstrom für den Platindraht konnte fortfallen, da das Edisonlämpchen, welches eine geringe Hitze entwickelt und frei im Schnabel angebracht ist, sich in der wassergefüllten Blase abkühlt. Auch der Durchmesser des Instrumentes konnte durch Konstruktion kleinster Lampen so herabgesetzt werden, daß selbst die Einführung durch die enge kindliche Harnröhre möglich war.

1905 wurde entsprechend dem allgemeinen Fortschritt auf dem elektrotechnischen Gebiet die Kohlenfadenlampen des Kystoskops durch Metallfadenlampen ersetzt. Sie konnten sich anfangs, als die Metallfäden aus Wolfram hergestellt wurden, nicht einbürgern, weil sie zu empfindlich waren und zu leicht schadhaft wurden. Später wurden die Metallfäden aus Osram hergestellt. Die jetzigen Kystoskoplampen sind durchweg Metallfadenlampen. Sie geben den Kohlenfadenlampen an Haltbarkeit nichts nach, übertreffen sie an Helligkeit, beanspruchen weniger Strom und haben vor allem den großen Vorteil, daß sie fast gar keine strahlende Hitze entwickeln und bei starker Annäherung oder kurzer direkter Berührung die Blasenwand nicht schädigen, eine namentlich für den Anfänger sehr wertvolle Eigenschaft, um derentwillen man sie auch als kalte Lampen bezeichnet, was natürlich cum grano salis zu verstehen ist.

Das auf sehr komplizierte Art hergestellte Mignonlämpchen (s. Abb. 14) ist ein festes Gebilde und widersteht selbst energischen Versuchen, es zu zerbrechen oder durch Eintauchen in kaltes oder heißes Wasser zu zersprengen. Deshalb besteht selbst bei unzweckmäßiger Verwendung während der Kystoskopie keine Gefahr für die Lampe. Die Metallkapsel, in welche die Mignonlampe eingesetzt ist, endet in eine Schraube, welche auf ein entsprechendes Gewinde im Kystoskopschaft paßt. Aus dem Schraubengewinde sieht das eine platinierte Ende des in der Lampe eingeschmolzenen Leuchtfadens als kleine Spirale heraus, während das andere platinierte Ende des Leuchtfadens mit der Metallkapsel in Verbindung tritt. Die Lampe leuchtet auf, sobald die von der Lichtquelle ausgehenden Zuleitungen einerseits mit der Metallspirale, andererseits mit der Kapsel in Berührung treten und den Stromkreis schließen. Die Brauchbarkeit einer Lampe ist deshalb leicht zu prüfen, indem man die Zange einer Kabelschnur gleichzeitig mit der Metallkapsel und mit der Platinspirale in Verbindung bringt. Eine auf diese Weise als gestört oder ausgebrannt erkannte Lampe wird durch eine andere auf dieselbe Weise als leuchtend und brauchbar erwiesene Lampe ersetzt (Abb. 15). Gewöhnlich stößt die Schraube gegen den Lampenkörper in einem Winkel von 125 bis 140°. Dadurch gewinnt das Kystoskop, nachdem die Lampe auf den Schaft geschraubt ist, die für die Einführung sehr handliche Form eines Mercierkatheters. Es gibt aber auch Lampen, bei denen das Schraubengewinde geradlinig zum Lampenkörper steht. Mit diesen Lampen zusammen bildet das Kystoskop einen geraden, durch Fistelgänge und Troikarthülsen leicht einführbaren Stab (s. S. 21, Abb. 17).

Im Kystoskopschaft ist die elektrische Zuleitung prinzipiell in derselben Weise angeordnet wie in der Lampe. Ein Strang der Leitung ist als Draht in den Schaft eingelassen und isoliert, der andere Zuleitungsstrang wird von dem Metallmantel des Schaftes selbst gebildet. Durch die Verschraubung der Lampe mit dem Kystoskopschaft wird die Lampe in den Stromkreis eingeschaltet. Die Metalleitung der Lampe tritt mit der Metalleitung des Schaftes, der Spiralkontakt der Lampe mit einem Platinplättchen in Berührung, in welches das Ende der Drahtleitung des Schaftes ausläuft. Die beiden Schaftleitungen endigen wiederum ihrerseits vor dem Okular in zwei durch einen Kautschukring getrennte Metallscheiben, welche von der Kabelzange erfaßt, die Verbindung zwischen der Lichtquelle und dem Kystoskopschaft herstellen.

Nitzes Optik.

In diesen mit einer Lampe und den Zuleitungsdrähten versehenen Metallkatheter ist der optische Apparat fest oder beweglich eingelassen. Im letzteren Falle läßt sich der optische Apparat, das die Linsenkombination tragende Sehrohr, nach Belieben herausziehen und wieder einführen. Nach Entfernung des optischen Mandrins kann der den Beleuchtungsapparat tragende Metallkatheter als Spülkatheter zur Reinigung und Füllung der Blase benutzt werden. Die Vorteile dieser mit auswechselbarer Optik versehenen Instrumente liegen auf der Hand. Bei ihrer Verwendung ist es möglich, durch Einführung ein und desselben Instrumentes die Blase auszuspülen, zu füllen und zu besichtigen, während die Instrumente mit fest eingebauter Optik die Reinigung und Füllung der Blase durch einen Katheter voraussetzen. Die Instrumente mit fester Optik haben den weiteren Nachteil, daß das ganze Instrument entfernt werden muß, sobald die Blasenflüssigkeit oder das Prisma sich durch Eiter trübt, ein namentlich für die männliche Harnröhre recht unangenehmer Wechsel. Es werden deshalb fast ausschließlich Instrumente mit auswechselbarer Optik gebaut, abgesehen von ganz dünnen Kinderkystoskopen, bei denen die auswechselbare Konstruktion der Optik eine weitere Verengerung des ohnehin kleinen Gesichtsfeldes bringen würde.

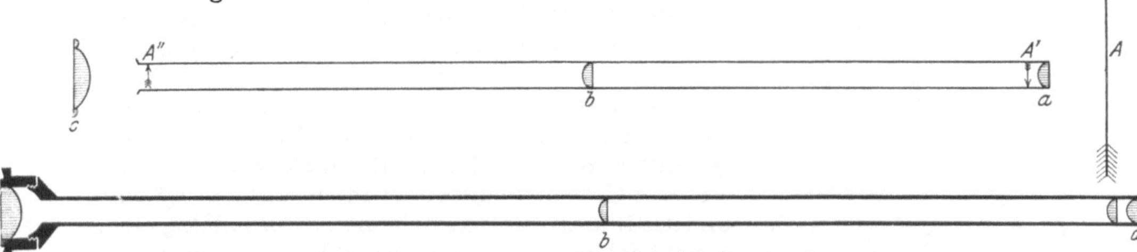

Abb. 18. Nitzes Optik. Gesichtsfelderweiternder Apparat.

Nitze kam es darauf an, in das vorstehend beschriebene, mit Lampe und elektrischer Zuleitung versehene Kystoskoprohr einen optischen Apparat einzufügen, mit dem er größere und beliebig gelegene Flächen des Blasenhohlraums übersehen konnte. An und für sich ohne besondere optische Vorrichtung würde der schmale Durchmesser des Kystoskoprohres nur die Besichtigung eines Ausschnittes in der Größe des Kystoskoplumens gestatten. Ferner könnte man im wesentlichen mit einem solchen schmalen Sehrohr nur geradeaus, d. h. die Hinterwand der Blase, allenfalls bei starker Senkung des Okulars den Übergang der Hinterwand zum Blasenscheitel oder bei starker Erhebung den Übergang zum Blasenboden besichtigen. Alles übrige aber wäre dem Auge versperrt. Nitze überwand diese Schwierigkeit durch folgende Konstruktion:

1. Durch Vorschaltung eines Prismas vor den eigentlichen optischen Apparat (Abb. 14).

2. Durch den das Gesichtsfeld vergrößernden optischen Apparat (Abb. 18).

Dicht hinter dem Lampenknie fügte Nitze an der konkaven Seite des Kystoskops ein Prisma ein. Die Hypotenuse des Prismas ist mit einem Spiegelbelag versehen. Die eine freie Kathete sieht nach Art eines Bullauges nach außen, die andere Kathete lehnt sich an den gesichtsfeldvergrößernden Apparat an. Mit Hilfe der freien an der konkaven Seite des Schaftes eingelassenen Prismafläche sind wir imstande, durch entsprechende Drehung des ganzen Instrumentes den Blasenscheitel, den Blasenboden, die Seitenwand und selbst den Blaseneingang einzustellen. Die von der Lampe ausgehenden Strahlen werden von der Blasenwand reflektiert, von der freien Sehfläche des Prismas aufgefangen, fallen gegen den Spiegel der Hypotenuse und werden von dort in das Kystoskoprohr hineinreflektiert, wo sie von dem das Gesichtsfeld vergrößernden Apparat erfaßt, übernommen und an das Okularende weitergeleitet werden. Grob laienhaft läßt sich die Nitzesche Konstruktion mit einem vor dem Fenster angebrachten Spion vergleichen, in welchem ein im Zimmer stehender Beobachter die Vorgänge auf der Straße mit dem vergrößernden Operngucker betrachtet, ohne selbst gesehen zu werden. Alle vom Nitzeschen Kystoskop gelieferten Bilder sind Spiegelbilder und unterliegen dem Gesetze der Spiegelung, nach welchem jedes Bild soweit hinter dem Spiegel liegt, als das Objekt selbst vor dem Spiegel gelegen ist. Während wir glauben, geradeaus zu sehen, sehen wir in Wirklichkeit infolge der Spiegelung um die Ecke.

An das Prisma schließt sich der gesichtsfeldvergrößernde Apparat. Er besteht aus folgenden Teilen: 1. Dem Objektiv am Blasenende des Sehrohrs, 2. der Linse, etwa in der Mitte des Sehrohrs, 3. dem Okular, am Beobachterende des Sehrohrs. Die gesichtsfelderweiternde Eigenschaft, die Möglichkeit, größere Strecken der Blasenschleimhaut zu übersehen, als dem Durchschnitt des Sehrohrs entspricht, beruht allein auf dem Objektiv.

Dieses besteht aus zwei kombinierten plankonvexen Linsen. Der vorderen Linse fällt die eigentliche Aufgabe der Gesichtsfelderweiterung zu. Sie wirkt als Sammellinse von sehr kleiner Brennweite und erzeugt von einer größeren Partie der Blasenwand ein verkleinertes, umgekehrtes reelles Bild. Je stärker die Krümmung der Sammellinse ist, um so größer wird das Gesichtsfeld, dessen reflektierte Strahlen die Linse sammelt. Zu stark darf die Krümmung nicht gewählt werden, weil sonst die Lichtstärke auf Kosten der Gesichtsfelderweiterung beeinträchtigt wird und das Bild zu dunkel erscheint. An die halbkugelige, gesichtsfelderweiternde Linse schließt sich innerhalb des Objektivs eine zweite Linse an. Sie hat die optische Aufgabe, das kleine, von der ersten Linse erzeugte Bildchen der Mittellinse zuzuwerfen. Die Mittellinse wiederum weist das Bildchen an das Okularende weiter, wo es von dem lupenhaft wirkenden Okular, an welches sich das Auge des Beobachters begibt, erfaßt und vergrößert wird. Auch beim Okular läßt sich die Vergrößerung nicht beliebig steigern, da sonst die Lichtstärke wieder leidet. Am Rande des Okulars ist ein kleiner Metallknopf in der Ebene des Sehfensters so angebracht, daß durch ihn die Stellung des Sehspiegels markiert wird, um nach Einführung des Kystoskops den Untersucher stets über seine Blickrichtung zu orientieren. Die Bedeutung dieses wichtigen Orientierungsknopfes ist auf S. 44 und 45 besprochen.

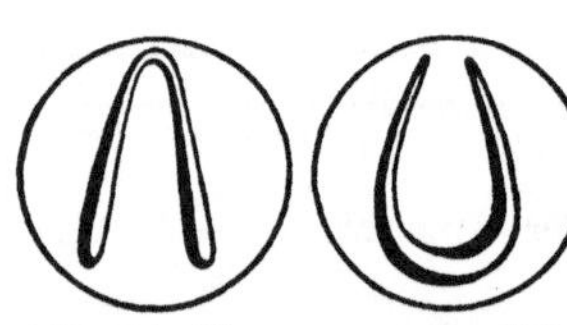

Abb. 19. Verzerrung des Bildes durch die kystoskopische Optik. Betrachtung einer Haarnadel. Links liegen die Spitzen der Nadel näher der Optik, rechts liegt die Krümmung der Nadel näher der Optik (Nitze).

Die Nitzesche Optik ist auf unendlich eingestellt und liefert von jedem Gegenstand in beliebiger Entfernung ein scharfes Bild. Der kreisrunde Ausschnitt, den uns das Kystoskoprohr bei der Betrachtung liefert, wird das innere Gesichtsfeld genannt. Alles, was sich von außen in diesen Kreis, das innere Gesichtsfeld, hineindrängt, heißt das äußere Gesichtsfeld. Während das innere Gesichtsfeld sich selbst an Größe bei demselben Instrument immer gleichbleibt, ist das äußere Gesichtsfeld an Umfang von der Entfernung abhängig, in welcher sich der betrachtete Gegenstand befindet. Derselbe Gegenstand kann in der Nähe betrachtet so groß erscheinen, daß nur Teile von ihm in das innere Gesichtsfeld hineingehen und er nur abschnittweise betrachtet werden kann. Aus der Entfernung kann derselbe Gegenstand verkleinert besichtigt werden und in ein einziges inneres Gesichtsfeld hineingehen. Sache des Beobachters ist es, den richtigen Abstand, ca. 2—3 cm, zu finden, in dem die Dinge bei der kystoskopischen Betrachtung in natürlicher Größe erscheinen.

Wie sehr die Gestaltung kystoskopischer Bilder von der Entfernung abhängig ist, in der sich das Instrument von dem zu betrachtenden Gegenstand befindet, lehrt die kystoskopische Besichtigung bekannter Gegenstände, z. B. einer Haarnadel. Die Nadelspitzen werden, wenn sie nahe dem Prisma liegen, dick, kolbig und rücken weit auseinander. Nähert sich das Kystoskop der Nadelkrümmung, so erweitert und verdickt sich dieselbe in ähnlicher Weise bogenförmig (Abb. 19). Größere Gegenstände konnen niemals in allen ihren Teilen von dem Kystoskop in der normalen Entfernung von etwa 3 cm gesichtet werden und müssen deshalb irgendwie verzerrt erscheinen.

Aber nicht nur die Größe, auch die Lage des Gegenstandes wird im kystoskopischen Bilde im Verhältnis zur Wirklichkeit dadurch erheblich verändert, daß unsere Betrachtung sich durch Vermittlung einer Spiegelfläche vollzieht. Die Bildverlagerung kann sich jeder leicht vergegenwärtigen, indem er mit Hilfe eines Taschenspiegels bekannte Gegenstände betrachtet. Sehr hübsch haben Nitze[1]) und sein leider zu früh verstorbener Schüler S. Jacoby[2]), der mit besonderem optischen Verständnis begabt war, die Spiegelwirkung bildlich erläutert.

Sehr bald aber gewöhnt sich der Anfänger an die Bildverdrehung und Bildverlagerung des Nitzekystoskops und läßt sich in der Handhabung des Instrumentes bei zunehmender Übung nicht mehr beeinflussen. Diese Eigenschaften des Kystoskops waren jedenfalls für die glänzende Entfaltung der diagnostischen und therapeutischen Technik durch das Nitzekystoskop kein Hindernis, wie allein schon die Tatsache beweist, daß Nitze mit seinem Instrument Hunderte von Blasengeschwülsten mit Schlinge und Kauter trotz der optischen Täuschungen, welche dem Beobachter bereitet werden, erfolgreich abtragen konnte. Nitze legte daher keinen Wert darauf, die Spiegelumkehrung des Kystoskops zu beseitigen und die umgekehrte Optik zu einer aufrechten zu gestalten (Orthokystoskop), wie aus dem Umstand hervorgeht, daß Nitze selbst in einem seiner Modelle die Optik bereits aufgerichtet hatte, ohne dieses Instrument besonders zu bevorzugen oder zu empfehlen.

Moderne Optik.

Trotzdem muß man zugeben, daß die Spiegelumkehrung mehr als die Größenverzerrung selbst dem geübten Beobachter namentlich bei der Ausführung endovesikaler Eingriffe Schwierigkeiten bereitet. Mit Recht versuchten deshalb zahlreiche Autoren das Störende der Spiegelwirkung aufzuheben (Schröder, Weinberg, Frank, Jacoby). Die Lösung des Problems gelang am besten dem Optiker Kollmorgen, indem er in die Optik ein Amicisches Prisma einbaute.

Darüber hinaus gelang es Kollmorgen und den vereinten Bemühungen des Physikers der Firma Zeiß, v. Rohr, und O. Ringlebs, das gesamte optische System wesentlich zu verbessern. Das Instrument, dessen Optik jetzt als Zeiß-Kollmorgen bezeichnet wird, ist dem alten Nitzekystoskop bei weitem überlegen.

Die neue Optik hat neben der Aufhebung der Spiegelumkehrung den großen Vorteil, viel lichtstärker zu sein als die alte. Jeder Laie kann sich von der Überlegenheit des neuen Instruments durch den einfachen Versuch überzeugen, indem er eine dunkle, schlecht beleuchtete Zimmerecke zuerst durch das alte und dann durch das neue System betrachtet. Wie dort die Gegenstände mit dem alten System kaum zu erkennen und mit dem neuen noch scharf zu sichten sind, so ist auch in einer mit getrübtem Inhalt erfüllten Blase Erkenntnis und

[1]) M. Nitze, Lehrbuch der Kystoskopie. Wiesbaden 1907. Bergmann, S. 126 u. w.,
[2]) S. Jacoby, Lehrbuch der Kystoskopie. Leipzig 1911. Werner Klinkhardt. S. 11.

Aufklärung bei Gebrauch des neuen lichtstarken Systems nicht selten noch möglich, wenn das Auge mit dem alten Nitzekystoskop nicht mehr durchdringen kann. Und auch unter normalen Verhältnissen treten Einzelheiten, Schleimhautfärbung, Gefäßzeichnung usw. mit dem neuen Kystoskop schärfer hervor und erleichtern Beobachtung, Orientierung und intravesikal auszuführende Maßnahmen.

Die anfängliche Befürchtung, daß das neue System infolge seines komplizierten Aufbaues und seiner zahlreichen Linsen leichter schadhaft werden könne, und schwerer wieder herzustellen sei, als das alte, ist durch die Praxis widerlegt worden. Auf meiner Abteilung ist seit Jahren das neue System durch verschieden geschulte Hände gegangen, ohne häufiger in die Reparaturwerkstätte zu wandern, als das alte.

Das neue System hebt zwar die Spiegelumkehrung auf, zeigt aber gleichfalls den Gegenstand in natürlicher Größe nur bei einer bestimmten Entfernung zwischen Prisma und Objekt,

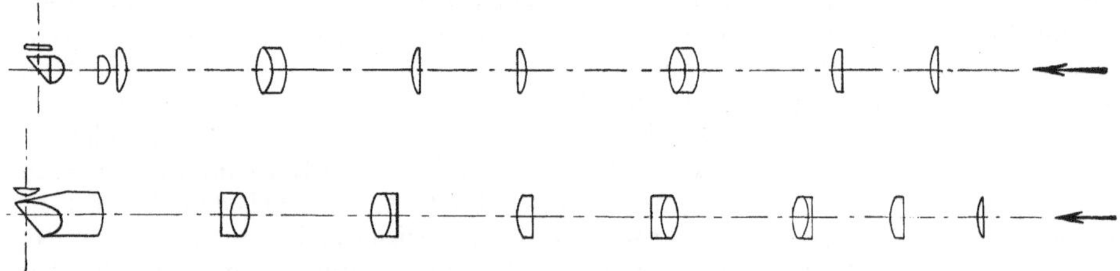

Abb. 20. Optisches System nach Kollmorgen und nach Zeiß.

vergrößert ihn bei verringerter und verkleinert ihn bei vergrößerter Distanz. Es gehört deshalb zur Abschätzung kystoskopischer Größenverhältnisse, zur Beurteilung der Ausdehnung von Tumoren, des Umfanges von Steinen usw., eine gewisse Erfahrung. Man besichtige denselben Gegenstand aus verschiedener Entfernung, aus nächster Nähe und in größerem Abstand. Wenn das Gebilde z. B. aus der Nähe betrachtet in ein Gesichtsfeld hineingeht, so kann es nur klein sein. Wenn das Gebilde aus großer Entfernung besichtigt nur abschnittsweise betrachtet werden kann und sich über mehrere Gesichtsfelder hinzieht, so muß es von beträchtlicher Größe sein. Der Kundige wird sich aus diesem Vergleich ein auf Erfahrung gegründetes Urteil über die Größe des Gegenstandes bilden können. Der Unkundige läßt sich leicht verleiten, ohne auf die Entfernung Rücksicht zu nehmen, ein Urteil über die Größe der gesichteten Partie abzugeben. So hört man häufig den Anfänger beim Einstellen einer normalen Harnleitermündung sagen: die Harnleitermündung ist groß oder die Harnleitermündung ist klein. In Wirklichkeit ist die Harnleitermündung weder groß noch klein. Sie ist groß oder klein eingestellt, je nachdem sie aus der Nähe oder aus der Entfernung gesichtet wird.

Meßinstrument.

Um mathematisch genau messen zu können, hat Erich Herzberg eine dem Meßokular des Mikroskops nachgebildete Skala konstruiert, welche auf das Okular des Kystoskops aufgesetzt wird. Bei einer bestimmten Entfernung zwischen Kystoskopprisma und dem Gegenstand ist die Skala, welche in das kystoskopische Gesichtsfeld sich hineinprojiziert, für die Größe des Objektes genau maßgebend. Die Entfernung zwischen Prisma und Gegenstand läßt sich durch einen in Zentimeter eingeteilten Ureterkatheter oder eine Thermokoagulationssonde, welche eine Marke trägt, genau bestimmen. Wenn es nicht gelingt, den Gegenstand in dem normalen Abstand, sondern nur in größerer oder geringerer Entfernung zu sichten, so muß das an der Skala abzulesende Größenmaß entsprechend umgerechnet werden. Neuerdings hat Herzberg sein Instrument so verändert, daß der Ureterkatheter zur Abmessung der Entfernung überflüssig geworden und durch einen Lichtfleck ersetzt ist, welcher die richtige Entfernung anzeigt, wenn er genau in die Mitte des Gesichtsfeldes fällt.

Retrograde Optik.

Nitze konnte mit seinem Instrument die ganze Blase ableuchten, einschließlich der Sphinktergegend. Aber die letztere ließ sich nur einstellen, wenn das Prisma sich in ihrer allernächsten Nähe befand, das Bild übertrieben groß, nur abschnittsweise und ziemlich dunkel entwarf. Um den ganzen Sphinkter auf einmal aus einiger Entfernung und in heller Beleuchtung zu übersehen,

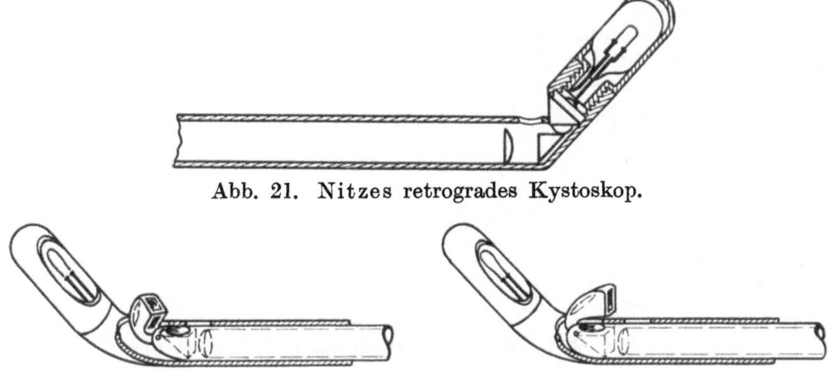

Abb. 21. Nitzes retrogrades Kystoskop.

Abb. 22. Schlaginweits retrograde Optik mit halb und gänzlich herausgeklapptem Prisma.

konstruierte Nitze sein retrogrades Kystoskop. Bei ihm ist das Prisma hinter der Lampe, aber noch im Schnabel des Instruments angebracht, und mit seiner freien Fläche nach dem Trichter zu gerichtet. Die so veränderte Optik gestattet dem Beobachter, nach rückwärts zu sehen und den ganzen Sphinkter zu betrachten. Nitze nannte deshalb diese Optik retrograde Optik. Dieselbe rückwärtige Bildrichtung erreichte Schlaginweit durch ein gelenkig angebrachtes Prisma, welches Gelegenheit hat, sich in zwei im Schaft angebrachte Öffnungen zu legen, je nachdem der optische Mandrin vollständig oder unvollständig eingeführt wird. Bei unvollständiger Einführung legt sich das Prisma in die zweite mehr okularwärts gelegene Öffnung und macht das Kystoskop zu einem gewöhnlichen Beobachtungskystoskop. Bei vollständiger Einführung legt sich das Prisma in die vordere, näher dem Kystoskopknie gelegene Öffnung und klappt selbsttätig aus dem Kystoskop heraus, sich mit seiner Sehfläche rückwärts gegen den Sphinkter lagernd.

Die Firma Reiniger, Gebbert & Schall hat ein retrogrades Kystoskop konstruiert, welches sich durch seine einfache optische Anordnung auszeichnet. Es enthält eine plankonvexe Objektivlinse und ein Prisma, dessen Spiegelfläche stärker gegen die optische Achse geneigt ist, als beim normalen Kystoskop.

Im allgemeinen läßt sich die Behauptung rechtfertigen, daß die Rückblickkystoskope außer Mode gekommen sind. Zu diagnostischen Zwecken hat man sie kaum noch nötig, weil das moderne Kystoskop die Sphinktergegend genügend hell erleuchtet und, wenn auch abschnittweise, übersehen läßt. Dagegen könnten die retrograden Kystoskope therapeutisch bei der Behandlung von Tumoren, welche am Sphinkter ihren Sitz haben, gute Dienste leisten (s. S. 204 und 208).

Urethroskop.

Eine besondere Stellung nimmt das Goldschmidtsche Urethroskop ein. Es ist sehr geeignet zur Besichtigung des Sphinkters und der Prostata. Je nachdem man in die am Boden des Instrumentes ausgestanzte Lücke eine kystoskopische oder eine urethroskopische Optik einsetzt, läßt sich der Blaseneingang von der Blase oder von der Harnröhre aus besichtigen. Die Besichtigung der Blase ist, wie Jacoby als Vorzug angibt, selbst bei geringer Füllung mit dem Goldschmidtschen Instrument, also noch in denjenigen Fällen durchführbar, wo die durch den Krankheitsprozeß in ihrer Fassungskraft erheblich eingeengte Blase der Besichtigung mit anderen Instrumenten, welche eine hinreichende Füllung der Blase verlangen, erhebliche Schwierigkeiten entgegensetzt. Mir hat das Goldschmidtsche Instrument einmal sehr gute

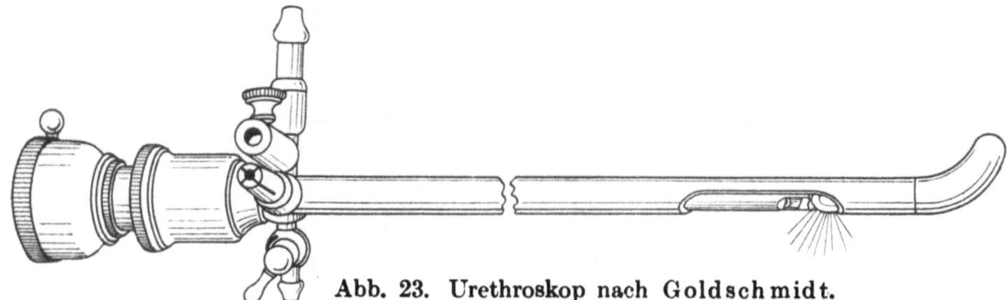

Abb. 23. Urethroskop nach Goldschmidt.

Dienste geleistet, als es sich darum handelte, ein von der Blase aus in den Sphinkter eingewuchertes Papillom abzutragen, welches mit der gewöhnlichen kystoskopischen Optik schwer zu sichten und gar nicht zu behandeln war. Mein damaliger Mitarbeiter Dr. Schlenzka, ein auf urethroskopischem Gebiete durch Goldschmidt selbst besonders geschulter Urologe, brannte diesen Teil des Tumors unter Leitung des Goldschmidtschen Instrumentes ab und machte den Weg für die Behandlung der übrigen Geschwulst mit dem Thermokoagulationskystoskop frei. Das ist aber auch beinahe der einzige Fall unter einem großen Material, in welchem ich wirklich einen praktischen Vorteil von dem Goldschmidtschen Instrument gesehen habe. So schöne und exakte Bilder es von der hinteren Harnröhre liefert, so halte ich doch die vielfach so beliebte Besichtigung der Posterior und des Colliculus für eine Spielerei und einschließlich der mit ihr verbundenen therapeutischen Maßnahmen für ein Mittel, Sexualneurastheniker zu schaffen oder zu bestärken.

Zu erwähnen wären ferner noch die binokular eingerichteten Instrumente, das Photographierkystoskop Caspers und das Stereokystoskop Jacobys. Die Kystoskope bieten gleichzeitig die Möglichkeit, daß zwei verschiedene Beobachter ein und dasselbe Bild durch je ein Okular betrachten können, und sind deshalb für Unterrichtszwecke wertvoll. Da jedoch durch den später beschriebenen Feststellapparat jedes kystoskopische Bild scharf und dauernd eingestellt werden kann, sind die binokularen Instrumente auch für Lehrzwecke überflüssig geworden. Dagegen haben die Photographierkystoskope für die wissenschaftliche Reproduktion der Blasenbilder eine Bedeutung.

Verschiedene Formen des Kystoskopschaftes.

Nitze selbst hat bereits eine Reihe verschieden geformter Schäfte hergestellt, in denen er den optischen Apparat unterbrachte.

In seinem ersten Modell war die Optik fest eingebaut und konnte während der Untersuchung nicht herausgezogen und gereinigt werden. Wenn diese Notwendigkeit eintrat, mußte das ganze Instrument entfernt und wieder eingeführt werden. Diese namentlich für männliche Patienten nicht angenehme Prozedur wurde auch dann notwendig, wenn die Blasenflüssigkeit sich trübte und undurchsichtig wurde. Um diese Schwerfälligkeit der Handhabung zu beseitigen, baute Nitze sein Irrigationskystoskop, ein Instrument, welches außer der elektrischen Leitung und dem optischen Mandrin ein Röhrensystem enthält, durch welches man ständig die Blasenflüssigkeit ablassen und wieder neu ersetzen konnte. Man war ferner durch diese Vorrichtung in der Lage, über den Sehspiegel, vor welchem das Röhrensystem endete, Spülflüssigkeit rinnen zu lassen und ihn von anhaftenden Verunreinigungen zu befreien. Allerdings war das Irrigationskystoskop durch die eingebauten Kanäle an Umfang wesentlich stärker als das einfache Untersuchungskystoskop.

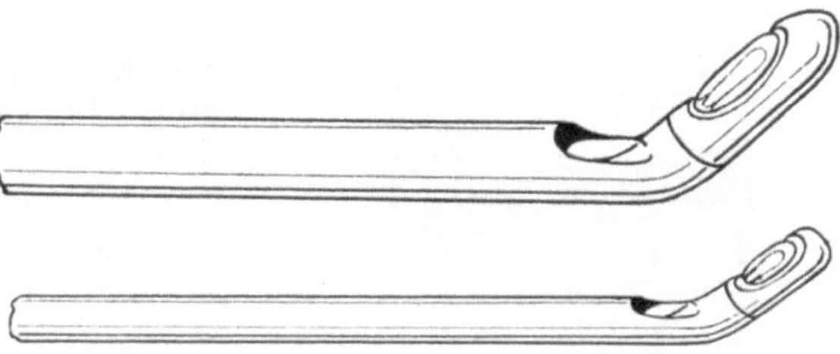

Abb. 24. Normalkystoskop in natürlicher Größe. Darunter das nach meinen Angaben gebaute dünne Kystoskop in natürlicher Größe.

Jetzt ist fast ausschließlich eine Form des Schaftes in Gebrauch, welche Nitze als Evakuationskystoskop bezeichnete und die er mit Vorliebe nach der Lithotripsie verwandte, um festzustellen, ob noch Steintrümmer in der Blase vorhanden sind, und diese durch Aspiration anzusaugen und zu entfernen. Bei diesem Instrument ist der optische Apparat als Mandrin in die Kystoskophülle, welche als Katheter dient, einführbar. Auch Nitze hat dieses Evakuationskystoskop für besonders schwierige Fälle, in denen sich die Blasenflüssigkeit sehr rasch trübte, zur einfachen Kystoskopie mit Erfolg verwendet.

Das Instrument hat den großen Vorteil, daß man je nach Bedarf über ein und dieselbe Optik verschiedene Hülsen stülpen und auf diese Weise Spezialinstrumente herstellen kann, ein Vorteil, der gerade in unserer heutigen Zeit bei dem hohen Anschaffungspreis eine Rolle spielt. So läßt sich durch Einführung der Optik in einen entsprechenden Schaft ein einfaches oder doppeltes Harnleiterkystoskop herstellen (s. S. 117). Für gewöhnlich benutzen wir ein Kystoskop mit auswechselbarer Optik, dessen Schaftstärke 18 Charrière beträgt. Für sehr empfindliche Patienten habe ich ein Kystoskop von 15 Charrière bauen lassen, welches eine Kleinigkeit kürzer ist als die gewöhnlichen Kystoskope, aber trotzdem zur Durchdringung der normalen männlichen Harnröhre ausreicht. Dasselbe Kystoskop, mit einfachem Ureterenkanal versehen, hat eine Stärke von 18 Charrière. Natürlich ist durch entsprechende Herabsetzung des Kalibers das Gesichtsfeld eingeengt. Da schon eine etwas größere Erfahrung dazu gehört, um mit so dünnen Instrumenten bei kleinem Gesichtsfeld sich in der Blase zurecht zu finden, empfiehlt sich die Anschaffung so schwachkalibriger, für den Patienten allerdings sehr angenehmer Instrumente für den Anfänger nicht (Abb. 24). Unbedingt notwendig sind diese dünnen Instrumente zur Passage durch die kindliche oder strikturierte Harnröhre.

Am Ende des Schaftes ist ein Verschluß angebracht, um zu verhindern, daß die in die Blase eingelassene Flüssigkeit durch den Schaft wieder abläuft, ehe der optische Mandrin eingeführt ist. Der Verschluß besteht entweder in einer leicht beweglichen Schiebervorrichtung, oder in einem durch Federkraft automatisch wirkenden Kugelventil. Die erstere ist für Kystoskope, welche viel gebraucht werden, für poliklinische Zwecke mehr zu empfehlen. Sie ist leicht zu reinigen und weniger reparaturbedürftig. Der automatisch wirkende Verschluß muß nach jedesmaligem Gebrauch auseinandergenommen und abgeschraubt werden, damit er selbst und der Kystoskopschaft austrocknen kann. Beim Schieberverschluß tritt die Austrocknung von selbst ein, wenn man dafür sorgt, daß die Metalltür zurückgezogen und dadurch der Kystoskopschaft geöffnet bleibt.

Von den zahlreichen Abänderungen des Schaftes erwähne ich hier nur die wichtigsten. 1. Das stabförmige Kystoskop mit gerader Lampe zur Kystoskopie durch Fistel oder Troikarthülsen (siehe Abb. 17). 2. Führungskystoskop nach Nitze, Posner, Ringleb, um das Kystoskop durch verengerte Harnröhren hindurchzuleiten. Ich ziehe es bei Harnröhrenstrikturen vor, die Verengerungen so weit zu dilatieren, daß ein dünnes Kystoskop passieren kann, was gewöhnlich in kurzer Zeit möglich ist. 3. Prostatakystoskop. Bei einiger Übung ist die Einführung eines Kystoskops durch die prostatische Harnröhre gewöhnlich nicht schwierig. In seltenen Fällen läßt sich der Mercierkatheter ganz glatt einführen, während es Schwierigkeiten macht, mit einem Metallinstrument die Blase zu erreichen. Für diese Fälle hat Posner einen mit einer Optik versehenen Mercierkatheter empfohlen. In anderen Fällen von Prostatahypertrophie bei großen, röhrenförmigen, in die Blase vorspringenden Geschwülsten ist es infolge der Verlängerung der Harnröhre überhaupt unmöglich, mit einem normal langen Kystoskop in die Blasenhöhle einzudringen. Man kann den Versuch machen, durch harmonikaartiges Zusammenschieben der Pars pendula während der Einführung des Kystoskops, eine übrigens für den Patienten durchaus nicht angenehme Manipulation, einen Teil des Weges abzukürzen und mit einem normal langen Kystoskop auszukommen. Gewöhnlich aber läßt sich mit einem übernormal langen Instrument durch starkes Senken des Okulars der Eingang in die Blase besser gewinnen. Das Prostatakystoskop ist deshalb um einige Zentimeter länger konstruiert, als das Normalkystoskop, mit welchem man übrigens in der weitaus größten Mehrzahl der Fälle bei einiger Übung auskommt.

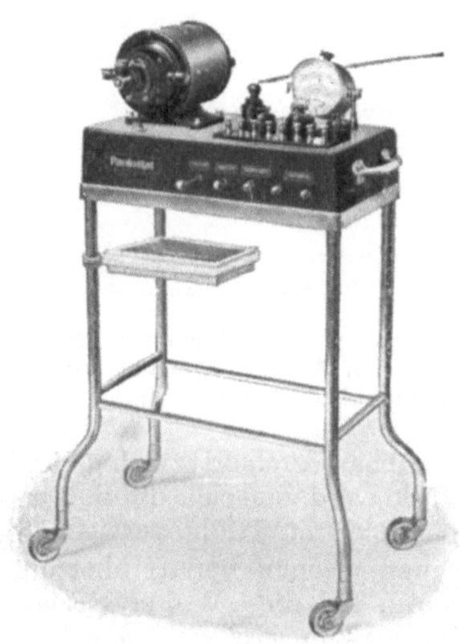

Abb. 25. Pantostat.

Von den Kystoskopen, welche außer zur Besichtigung der Blasenhöhle noch für besondere diagnostische und therapeutische Handlungen speziell eingerichtet sind, dem Ureterenkystoskop und dem Operationskystoskop, wird an anderer Stelle die Rede sein.

Lichtquelle.

In der Jetztzeit wird das Licht für die Kystoskoplampe am häufigsten aus dem städtischen Strom entnommen. Da der zentrale Strom für große Zimmerlampen berechnet und für die kleine Kystoskoplampe viel zu stark ist, müssen Widerstandsapparate zur Herabsetzung der Stromenergie zwischen das Kystoskop und die Lichtquelle geschaltet werden. Derartige mit Rheostaten versehene Apparate sind in verschiedener Form konstruiert worden, als Tischapparate, als Wandtafeln, als transportable Umformer, welche man auf jeden beliebigen Schemel oder auf die Erde stellen kann, und endlich als kleine Rollen, welche in das Stromnetz eingeschaltet werden. Wenn die Apparate noch anderen als endoskopischen Zwecken zum Antrieb eines Motors, zur Galvanisation, Faradisation und Kaustik dienen, hat man ihnen den Namen Pantostat gegeben (Abb. 25). Diese Pantostate waren vor dem Kriege wegen ihrer Vielseitigkeit sehr beliebt und für kystoskopische Zwecke am meisten in Gebrauch. Damit kein Erdschluß und dadurch für den Patienten oder den Arzt unangenehme elektrische Schläge entstehen, hat man sie durch besondere Konstruktion isoliert und erdschlußfrei hergestellt.

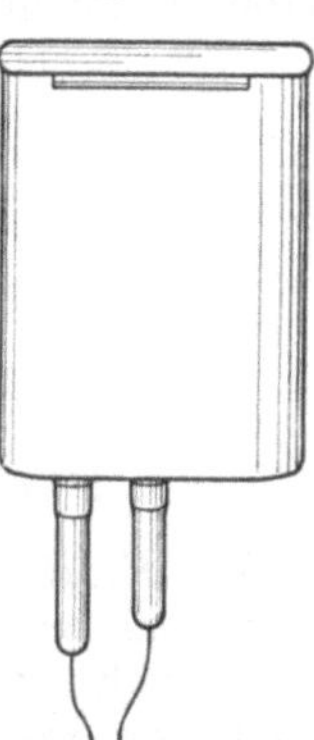
Abb. 26. Taschenbatterie zur ambulanten Kystoskopie im Hause des Patienten.

Im Gegensatz zu den Apparaten, welche den Strom aus dem städtischen Stromnetz entnehmen und für unsere Zwecke hinreichend abschwächen, stehen die Akkumulatoren, welche, wenn sie einmal geladen sind, aus sich selbst heraus die notwendige elektrische Kraft liefern. Die Akkumulatoren haben vor den Anschlußapparaten zwei große Vorteile. Man kann sie überall verwenden, während die Anschlußapparate nur bei bestimmter Stromart und Stromstärke anwendbar sind. Ein für Wechselstrom eingerichteter Pantostat ist nicht für Gleichstrom zu gebrauchen, ein für 110 Volt eingerichteter Apparat nicht für eine Spannung von 220 Volt. Da gerade in Berlin die Kommunen ganz verschieden starke und geartete elektrische Anlagen besitzen, sind bei Ortswechseln die Apparate unbrauchbar und erst durch Vorschaltung anderer Einrichtungen oder durch Umbau wieder verwendungsfähig. Die Akkumulatoren, welche mit jedem beliebigen Strom geladen werden können, sind überall verwendbar und haben den Vorteil, daß sie gleichmäßiges, nicht schwankendes Licht spenden. Es ist deshalb verständlich, daß sie immer noch viel benutzt werden. Außerordentlich praktisch sind sie, wenn die Untersuchung außerhalb der Klinik oder des ärztlichen Untersuchungszimmers im Hause des Patienten stattfindet. Ich benutze seit über 12 Jahren für diese Zwecke einen kleinen, von der Firma Löwenstein gelieferten, damals sehr billigen, außerordentlich zuverlässigen Akkumulator. Noch bequemer wegen ihrer Leichtigkeit und Kleinheit sind die für kystoskopische Zwecke hergestellten Taschenbatterien. Aber ich finde sie unzuverlässig (Abb. 26). Es ist mir wiederholt passiert, daß die Kystoskoplampe anfangs durch die Taschenbatterie genügend erhellt wurde, nach einigen Minuten während der Untersuchung beträchtlich nachließ oder ganz versagte. Man muß auf jeden Fall stets mehrere derartige Batterien bereithalten. Ich ziehe deshalb den kleinen Akkumulator vor.

Kabelschnur.

Die Verbindung zwischen Stromquelle und Kystoskop wird durch eine 1 bis $1^1/_2$ m lange Kabelschnur hergestellt. Sie besteht aus zwei voneinander isolierten, aber in einem gemeinsamen Gespinst untergebrachten Drähten. Sie trägt an dem einen Ende eine federnde zweiblätterige Metallzange, welche die beiden durch Kautschukringe voneinander isolierten Okularpole der Kystoskopleitung fest und doch so elastisch umfaßt, daß man trotz der Verbindung das Kystoskop nach allen Seiten drehen kann. Die Zange selbst besteht aus zwei isolierten Metallplatten, von denen die eine geschlitzt und zur Aufnahme eines beweglichen Riegels eingerichtet ist. Durch Vor- und Zurückschieben des Riegels wird die Verbindung zwischen den beiden Metallplatten hergestellt oder unterbrochen, der Lichtstrom in das Kystoskop eingelassen oder ausgeschaltet. Dieser dicht am Okularende gelegene Lichtschalter setzt den Beobachter in den Stand, sofort die Lampe auszulöschen, sobald der Patient über Schmerzen klagt. Die ausgeschaltete Lampe erkaltet in der Blasenflüssigkeit und verliert im Augenblick jede kaustische und schmerzhafte Wirkung. Das andere Ende der Kabelschnur biegt in zwei Drähte auseinander, von denen jeder in Form eines Stechkontaktes in die Lichtquelle eingepaßt ist.

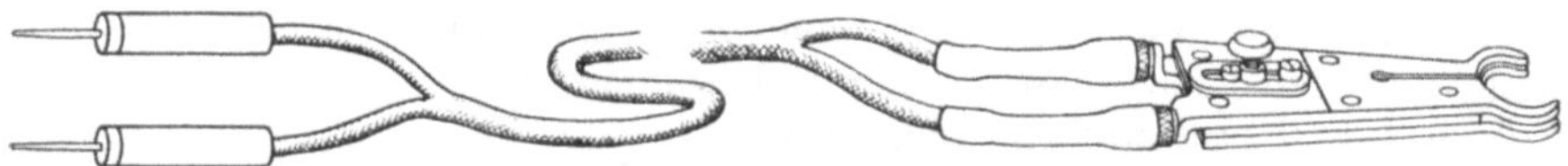

Abb. 27. Kabel, Kabelzange mit Kabelschnur

Prüfung des Kystoskops vor der Untersuchung.

Vor Einführung des Kystoskops ist das Instrument auf seine Brauchbarkeit genau zu prüfen. Die Prüfung soll niemals unterlassen werden. Nichts ist unangenehmer, als wenn das eingeführte Kystoskop gänzlich versagt und wieder entfernt werden muß, ohne daß die Besichtigung möglich war.

Zuerst wird die Optik geprüft. Sie muß klar und fleckenlos sein. Am besten wird sie in ein Gefäß mit warmem Wasser gehalten. Durch das Wasser hindurch werden die Gegenstände im Zimmer betrachtet. Denn es kommt vor, daß eine an der Luft vollkommen klare Optik im warmen Wasser beschlägt, weil das Kystoskopfenster, nicht genügend abgedichtet, einem Tropfen Wasserdampf Einlaß gewährt. Die Abdichtung kann auch dadurch Not leiden, daß der optische Mandrin zu heftig in den Tubus eingeführt, sich an der Lötstelle des Fensters verbiegt und durch den entstandenen Riß Feuchtigkeit einläßt. Außerhalb des Wassers klärt sich die Optik durch Verdunstung des Wasserdampfes sehr schnell auf, um im Wasser wiederum zu beschlagen. Diese Störung ist leicht durch den Wechsel zwischen Wasser und Luft festzustellen. Das Instrument bedarf des Optikers, der es abdichtet.

Die Lampe muß hell und gleichmäßig brennen. Ist das nicht der Fall, so prüft man zunächst die abgeschraubte Lampe (s. S. 21, Abb. 15) und ersetzt sie durch die nachweislich gut brennende. Liegt die Störung nicht in der Lampe, so ist ihre häufigste Ursache Kurzschluß in der Stromleitung des Kystoskops. Die Isolierung der Drahtleitung im Kystoskopschaft ist schadhaft geworden und mit der leitenden Metallwand in Kontakt getreten, wodurch Kurzschluß entsteht, die Lampe keinen Strom erhält und der Schaft sich merklich erhitzt. Außer durch die Erhitzung läßt sich der Fehler nach Marion mit Hilfe eines besonderen Apparates nachweisen. Meist erhitzt sich der Kystoskopschaft durch den Kurzschluß erheblich.

Schließlich kann der Fehler an der Lichtquelle oder am Lichtkabel liegen (Abb. 27), was man leicht dadurch feststellen kann, daß man ein nachweislich gut brennendes Kystoskop an die Kabelzange anschließt. Wenn auch dieses nicht funktioniert, so muß Lichtquelle und Kabelschnur nachgeprüft werden. Die letztere wird durch eine andere ersetzt, welche sich als brauchbar erwiesen hat. Sobald die zweite Kabelschnur die Störung gleichfalls nicht beseitigt, bleibt schließlich als schuldiger Teil nur die Lichtquelle übrig. Man schließt Kystoskop und Kabelschnur an einen zuverlässigen Akkumulator an. Alsdann muß die Lampe leuchten.

Durch diese Prüfung kann auch der technisch unerfahrene Arzt den Sitz des Schadens ermitteln, ihn ausschalten und in vielen Fällen für seine endgültige Beseitigung selbst sorgen. In anderen Fällen muß irgend ein Teil des Instrumentariums in die Reparaturwerkstätte wandern. Mehr als den Kollegen in der Großstadt, dem leicht ein Techniker zur Verfügung steht, dürfte die Durchsuchung nach der schadhaften Stelle den Kollegen in kleinen Städten interessieren, dem nicht stets ein technischer Berater zur Seite steht. Ohne die systematische Durchprüfung wird immer ein Zweifel übrig bleiben, welcher Teil der Apparatur, ob Kystoskop, Lichtleitung oder Lichtquelle schadhaft geworden ist.

Hilfsinstrumente.

Die Füllung der Blase wird gewöhnlich durch das Kystoskop selbst vorgenommen, nachdem es durch Herausziehen der Optik in einen Katheter verwandelt ist. Am besten setzt man einen für kystoskopische Zwecke eigens (s. Abb. 28) konstruierten verstellbaren Spülhahn in das Kystoskoprohr ein, welcher durch Umstellung des Riegels abwechselnd Flüssigkeit in die Blase einlaufen und bei entgegengesetzter Stellung herauslaufen läßt. Auf diese Weise läßt sich, wenn der Spülhahn mit einem Irrigator in Verbindung steht, die Blase waschen, entleeren und wieder füllen, ohne daß das Kystoskoprohr durch An- und Absetzen des Ansatzes bewegt und die Blase gereizt wird. Mittels eines mäßig hochgestellten Irrigators wird die Blase mindestens ebenso vorsichtig und gleichmäßig gefüllt, wie mit einer Spritze. Der Irrigator hat noch den weiteren Vorteil, daß man auch sofort ohne persönliche Intervention des Patienten merkt, wenn der Innendruck der Blase zu stark wird und sich das Organ durch angespannte Muskelkontraktion dem weiteren Eindringen von Flüssigkeit widersetzt. Der Irrigatorspiegel sinkt dann nicht mehr weiter, weil der Blaseninnendruck dem Irrigatordruck das Gleichgewicht hält. Bei verständigen und normal empfindenden Patienten löst die Spannung des Blasenhohlraums einen erheblichen Schmerz und die sofortige Klage lebhaften Harndrangs aus. Anders bei stupiden oder unverständigen Personen. Bei ihnen merkt man die erhöhte Spannung oft erst an dem Stillstand des Irrigatorspiegels. Normale Blasen lassen sich mit 200 ccm Flüssigkeit füllen. Kranke Blasen haben eine viel geringere Fassungskraft und empfinden schon kleine Flüssigkeitsmengen von 100 ccm und noch weniger als heftigen Schmerz. Schließlich kann die Fassungskraft auf ein Minimum zusammenschrumpfen. Über die Art, wie man sich mit diesen stark geschrumpften Blasen abfindet, werden wir uns noch auseinandersetzen.

Für denjenigen, welcher sich nicht an den Irrigator gewöhnen will, empfehle ich meine eigens für kystoskopische Zwecke konstruierte Blasenspritze[1]). Sie gestattet, ohne abzusetzen, die Blase nach Belieben zu füllen und zu entleeren und saugt sich überdies beim Zurückziehen des Stempels von selbst voll Flüssigkeit.

Diese Kystoskopspritze oder eine gewöhnliche Janetspritze (s. Abb. 30) muß auf alle Fälle für die Kystoskopie bereitliegen, denn es kann vorkommen, daß sich ein Kystoskopkanal durch Blut- oder Eitergerinnsel verstopft, und der

[1]) Berl. klin. Wochenschr. 1912, Nr. 39.

Druck des Irrigators doch nicht ausreicht, um das Hindernis fortzuspülen. Mittels der Spritze gelingt es gewöhnlich, den Weg wieder frei zu machen. Der Spritzenansatz muß so beschaffen sein, daß er in den Kystoskopschaft,

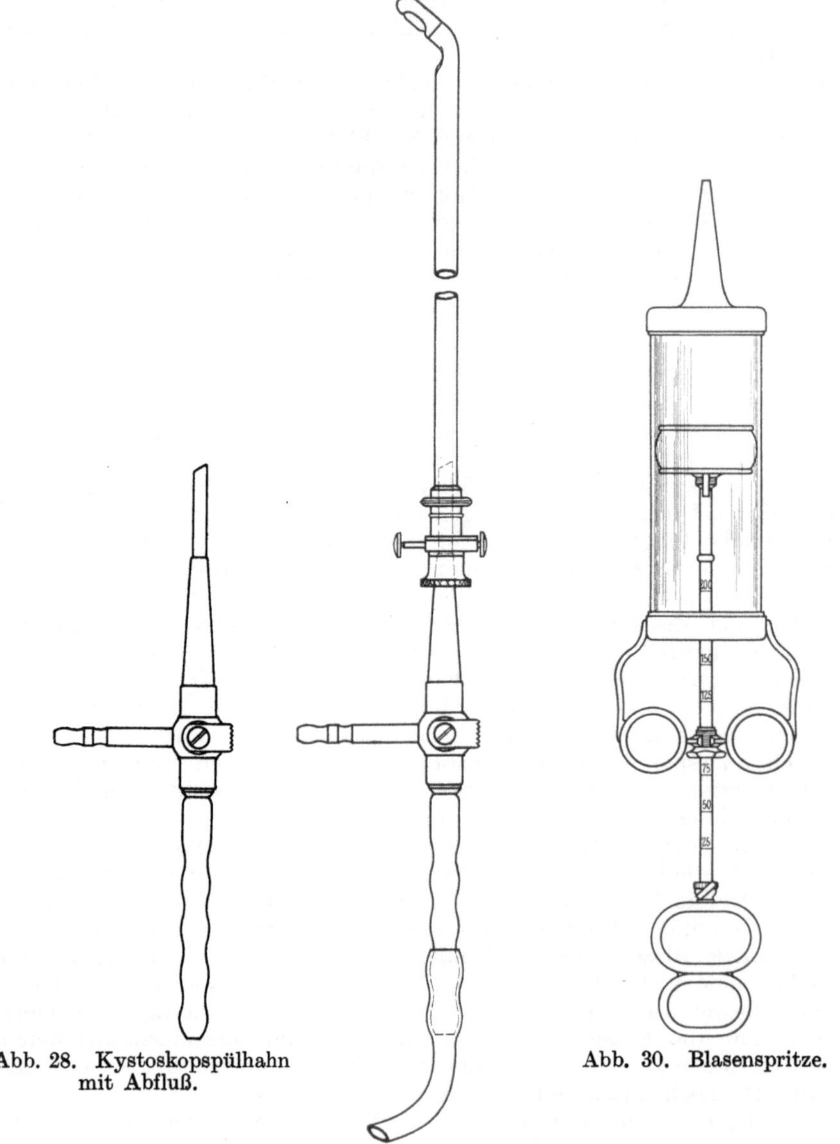

Abb. 28. Kystoskopspülhahn mit Abfluß.

Abb. 30. Blasenspritze.

Abb. 29. Der Hahn (Abb. 28) ist in das Spülrohr eingesetzt.

gleichviel ob Schieber- oder Kugelverschluß, hineinpaßt, und man nicht genötigt ist, erst ein Zwischenstück einzuschalten.

Bei sehr empfindlichen oder zur Blutung geneigten Blasen wird die Füllung besser durch einen weichen Katheter vorgenommen, weil das unnötig lange Verweilen des Metallrohrs die Blase stark reizen und Blutungen veranlassen kann, welche die kystoskopische Untersuchung vereiteln. Besonders kann bei leicht blutenden Blasentumoren das Auswaschen der Blase mittels eines weichen Katheters zweckmäßig sein. Hier führt die Berührung mit dem Metallrohr leicht zur Blutung. Man muß deshalb das Verweilen des Kystoskops in der Blase auf eine möglichst kurze Zeit beschränken. Wenn das Kystoskop erst in die bereits gefüllte und klargespülte Blase eingeführt wird, so kann im Anfang, wenn die Blutung noch unbedeutend ist und das Medium relativ klar bleibt, eine kurze Besichtigung noch gelingen, während das von Anfang an eingeführte Kystoskop sofort eine Blutung erregen und die Anfüllung mit einer leidlich klaren Flüssigkeit verhindern kann. In solchen Fällen bevorzuge ich zur Füllung der Blase möglichst weiche Katheter (Tiemann, Nelaton).

Ferner sind Bougies von verschiedener Stärke und ein Kollmannscher Dilatator für die vordere und hintere Harnröhre bereit zu halten.

Als Gleitmittel ziehe ich das Glyzerin allen übrigen Mitteln vor. Es wird durch Kochen sterilisiert und in langen Standgefäßen, in welche man das Kystoskop eintauchen kann, aufgehoben. Andere Autoren bevorzugen das Katheterpurin (Krauß, Casper). Steriles Öl ist für die Kystoskopie nicht zu verwenden,

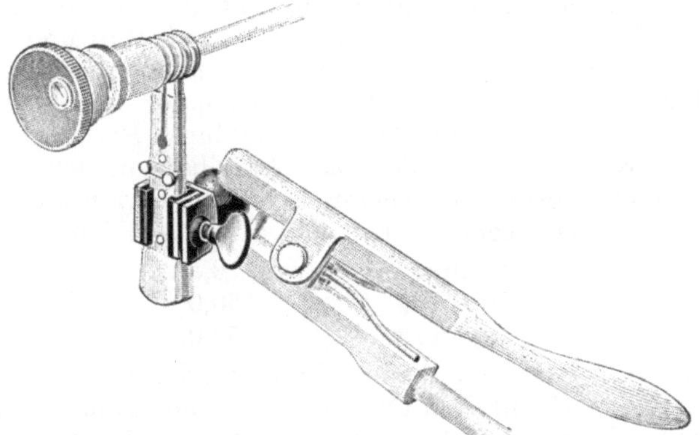

Abb. 31. Feststellapparat zum Fixieren des Kystoskops.

da es sich nicht mit Wasser mischt und eine bouillonartige, undurchsichtige Blasenflüssigkeit herstellt. Nur beim Ureterenkatheterismus wird es tropfenweise gebraucht, um den Katheterkanal schlüpfrig zu erhalten (s. S. 118). Um Unempfindlichkeit zu erzielen, ist folgendes bereit zu halten: 1. Suppositorien, Zusammensetzung s. S. 17. 2. Morphium oder Morphiumskopolamin. 3. 3%ige Alypinlösung, welcher auf jeden Kubikzentimeter ein Tropfen Adrenalin zugefügt ist. 4. Eine Harnröhrenspritze, 5. Instrumentarium für Lumbalanästhesie.

Das Instrumentarium für Lumbalanästhesie besteht 1. aus Tropakokainampullen (Pohl, Schönbaum bei Danzig), 2. einer Lumbalkanüle. Bei ihr ist darauf zu achten, daß die Spitze scharf, aber rund und nicht oval abgeschliffen ist, 3. einer Glasspritze.

Kanüle und Glasspritze dürfen nicht in Sodawasser, sondern nur in sterilem Wasser ausgekocht und vor dem Gebrauch mit sterilem Wasser durchgespritzt werden, damit kleinste Verunreinigungen, wenn sie auch sterilisiert sind, aus dem Instrumentarium entfernt werden und nicht in den Lumbalkanal gelangen, wo sie auf den Nervenapparat einen unangenehmenReiz ausüben können. Die Ampullen werden nicht gekocht, sondern durch Einlegen in Alkohol sterilisiert.

Eine Zange zum Festhalten des Kystoskops in einer bestimmten Stellung ist eine angenehme, aber nicht durchaus notwendige Ergänzung des Instrumentariums. Sie dient hauptsächlich dazu, ein kystoskopisches Bild so unverrückbar festzuhalten, daß verschiedene Beobachter nacheinander durch das Kystoskop sehen und genau denselben Eindruck gewinnen können, ist also ein für Lehrzwecke und wissenschaftliche Zwecke (Photographie, Zeichnung) bestimmtes Hilfsinstrument. Daneben kann sie auch für die praktische Ausführung der Kystoskopie bei intravesikalen Eingriffen von Vorteil sein, indem sie das Kystoskop in einer bestimmten, zur Behandlung der Geschwülste besonders geeigneten Stellung fixiert und das Arbeiten mit dem kystoskopischen Operationsinstrumentarium erleichtert.

Sterilisation.

Die Sterilisation der urologischen Utensilien erfolgt nach allgemeinem chirurgischen Prinzip durch Auskochen oder Erhitzen. Gekocht werden alle Flüssigkeiten, Glyzerin, Öl, Kochsalzlösung, Borwasser, ferner der Irrigator, Gummischlauch, Spülansatz und Spritze. Gummi- und Seidengespinnstkatheter[1]) können in Wasser, welches mit Ammoniumsulfat gesättigt ist, kurze Zeit aufgekocht, oder im Verbandsstoffkessel zusammen mit Mull und Binden sterilisiert werden. In diesem Falle sind sie einzeln in Fließpapiertüten oder Handtücher einzuhüllen, damit sie nicht unter der Hitze der Sterilisation aneinander kleben, sich gegenseitig die Politur abreißen und durch Rauhigkeit unbrauchbar werden. Weil die Katheter unter der Dampfsterilisation sich leicht abnutzen, hat Hadda folgende Lösung als chemisches Desinfektionsmittel, in welchem die Katheter 24 Stunden liegen bleiben müssen, empfohlen:

Hydrarg. oxycyan.	0,5
Glyzerin	50,0
Aq. dest.	50,0

Die Kystoskope vertragen keine Dampfsterilisation. Zwar hat man auch für sie besondere Kochkessel (Nitze) konstruiert, aus denen das Okularende hervorragt und vor dem Auskochen geschützt ist. Aber auf die Dauer leidet der optische Apparat doch unter der Dampfsterilisation. Bei ihnen muß deshalb der weniger sichere Weg der chemischen Sterilisation betreten werden. Die Optik wird aus dem Kystoskoprohr herausgezogen, mit Seifenspiritus abgerieben und dann in eine 5%ige Karbollösung eingestellt, in der sie mindestens 10 Minuten verweilen muß. Das Kystoskoprohr wird durch eine aufgesetzte Spritze mit 5%iger Karbolsäure durchgespült, ebenfalls außen, namentlich an den Nischen und Biegungen gründlich mit Seifenspiritus abgerieben und in Oxycyanatlösung eingestellt. Ich meinerseits bevorzuge bei den Kystoskopen diese einfache, auf Reinigung und chemische Einwirkung beruhende Art der Sterilisation. Selbstverständlich werden die Kystoskope nach jedem Gebrauch durchgespült, abgeseift, abgewaschen, getrocknet und in einem Standglas sauber aufgehoben. Erst unmittelbar vor dem Gebrauch erfolgt dann die beschriebene Art der Sterilisation.

Andere Autoren betreiben die chemische Sterilisation der Kystoskope durch Formalindämpfe, indem sie die Kystoskope, Rohr und Optik getrennt, in durch Deckel abschließbare Standgläser für 24 Stunden hineinhängen, an deren Boden man Formalintabletten niederlegt. Schneller sterilisiert Marion die Kystoskope in einem elektrisch betriebenen, automatisch bis zu einer Temperatur von 35° C regulierenden Sterilisator durch heiße Formalindämpfe. Hier genügt der Aufenthalt von einer halben Stunde. Nach Angabe der Autoren schadet

[1]) Über die Sterilisation der Ureterenkatheter s. S. 118.

die Formalinsterilisation dem optischen Apparat nicht. Ich hatte den Eindruck, daß sie auf die Dauer doch für die Güte der Optik nicht gleichgültig ist, und bin deshalb zu der einfachen Reinigung und chemischen Sterilisation, wie ich sie oben beschrieben habe, übergegangen.

Die Harnröhre wird an ihrer Mündung mit einem Sublimattupfer leicht abgewischt, um das Orifizium von äußerlich anhaftenden Keimen zu befreien. Das Schleimhautrohr enthält auch normalerweise reichlich Keime, aber meistens harmloser, saprophytischer Art. Ihre Verschleppung in die Blase dürfte kaum zu einer wirklichen Entzündung Anlaß geben. Viel größer ist die Gefahr, wenn die Schleimhaut der Harnröhre eitert, weil sie erkrankt oder durch instrumentelle Behandlung gereizt ist. Wenn unter diesen Umständen überhaupt kysto-

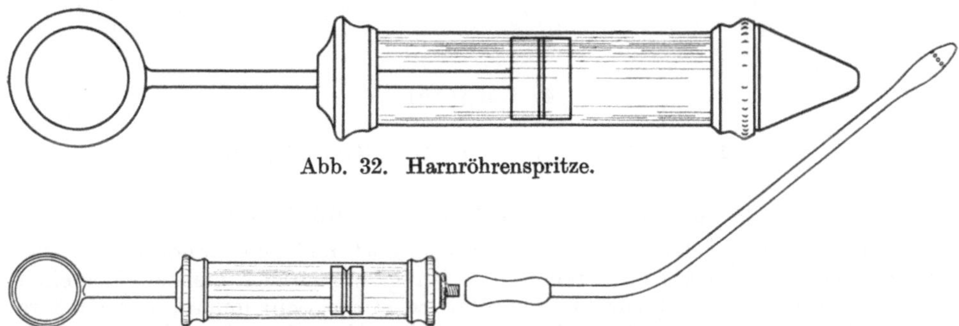

Abb. 32. Harnröhrenspritze.

Abb. 33. Spritze zum Ausspülen und zur Anästhesierung der hinteren Harnröhre.

skopiert werden muß, ist es notwendig, durch ausgiebige Irrigation den Urethralschlauch vorher zu säubern. Mittels einer Harnröhrenspritze (Abb. 32) füllt man die Urethra mit Borwasser auf, läßt die Füllung wieder ablaufen und wiederholt diese Prozedur solange, bis das Borwasser klar und ungetrübt zurückkommt. Bei Erkrankungen der Posterior muß man mit einem geeigneten Instrument die hintere Harnröhre ausspülen (Abb. 33). Diese Maßnahmen können natürlich nur begrenzten aber nicht absoluten Schutz gegen die Infektion der Blase gewähren. Man tut deshalb unter diesen Umständen gut, wenn sich die Kystoskopie nicht vermeiden läßt, nach derselben prophylaktisch 50 ccm Höllensteinlösung 1 : 1000 warm zu installieren. Man kann die Höllensteinlösung nach Herausziehen der Optik direkt durch das Kystoskoprohr einspritzen, wenn man nur dafür sorgt, daß das Rohr, sobald es herausgezogen ist, sofort mit Wasser durchgespült und so vor der chemischen Legierung durch die Höllensteinlösung geschützt wird.

Kystoskopischer Untersuchungsraum.

Die kystoskopische Untersuchung kann in jedem gewöhnlichen Raum stattfinden. Angenehm, aber nicht notwendig ist es, wenn der Raum verdunkelt werden kann. Im verdunkelten Zimmer erscheint das kystoskopische Bild viel heller und kontrastreicher. Trotzdem ist es durchaus möglich, im tageshellen Raum die Untersuchung durchzuführen. Ich empfehle alsdann, den Untersuchungstisch so zu stellen, daß das Licht auf den Rücken des Beobachters fällt. Wer an den verdunkelten Raum gewöhnt ist, kann sich gegen das Tageslicht schützen, indem er ein schwarzes Tuch nach Art des Photographen über Kopf und Instrument zieht. Am einfachsten ist es, des Abends zu kystoskopieren, da man alsdann nur die Zimmerbeleuchtung abzustellen braucht. Im Untersuchungszimmer hält man zweckmäßig alle für die Kystoskopie, Harn- und allgemeine Untersuchung notwendigen Utensilien bereit.

Als Untersuchungstisch kann jeder gewöhnliche medizinische Tisch oder gynäkologische Stuhl hergerichtet werden, wenn man dafür sorgt, daß der Patient darin bequem liegt und in einer angenehmen Stellung die oft nicht unbeträchtliche Zeit zubringen kann, welche die Untersuchung in Anspruch nimmt. Er muß eine Rolle unter dem Kopf haben, darf im Kreuz nicht hohl liegen und die Beine nicht zu scharf im Knie biegen. Eine Vorrichtung zur Beckenhochlagerung ist angenehm, aber schließlich durch untergeschobene Kissen zu ersetzen.

4. Kapitel.

Ausführung der Kystoskopie.

Anästhesie der Harnröhre und Blase.

Eine Anästhesie der weiblichen Harnröhre ist meistens unnötig. In Ausnahmefällen, bei starker entzündlicher Reizung, welche sich meistens aus einer Vulvovaginitis in die Harnröhre fortsetzt, wird die Schleimhaut der Urethra durch einen mit 10⁰/₀iger Alypinlösung durchtränkten Wattebausch unempfindlich gemacht, welchen man 10 Minuten in der Harnröhre liegen läßt.

Bei männlichen Patienten, namentlich wenn es sich um empfindliche, nervöse, erstmalig zu untersuchende Personen handelt, ist die Einleitung einer Anästhesie angenehm. Die Anästhesie wird in der Harnröhre mit 8 ccm 3⁰/₀iger Alypinlösung ausgeführt, welcher 10 Tropfen der Adrenalinstammlösung beigemischt sind. 5 ccm werden in die hintere Harnröhre eingespritzt und durch Abbinden des Penis an der Wurzel verhindert, sich wieder nach vorn zu begeben, 3 ccm werden in der vorderen Harnröhre belassen. Die Anästhesie der Blase wird mit 100 ccm 1⁰/₀iger Alypinlösung erreicht. Sowohl in der Harnröhre wie in der Blase muß das Mittel 20 Minuten wirken. Das Alypin ist nach meiner Erfahrung im Gegensatz zum Kokain ganz ungefährlich, sollte aber bei stärkeren Blutungen aus der Blase und der Harnröhre nicht verwendet werden, da alsdann die Gefahr besteht, es direkt in die Blutbahn zu spritzen und geraden Wegs dem Herzen oder Zentralnervensystem zuzuführen, ein Weg, welcher dem Kokain gelegentlich eine tödliche Wirkung verschafft hat.

Allgemeinnarkose verwende ich nur bei ganz kleinen Kindern, bei denen kein Zuspruch hilft. Ältere Kinder und Erwachsene untersuche ich stets ohne Narkose, da sie für diese Zwecke nur in allertiefster Form brauchbar ist, bis der Blasenreflex erlischt, und den Nachteil hat, die Sekretion der Nieren vorübergehend zu hemmen und dadurch die Funktionsprüfung zu erschweren. Eher bin ich gegebenenfalls geneigt, die Lumbalanästhesie (Tropakokain) anzuwenden. Ich habe aber auch die Lumbalanästhesie unter vielen hunderten Fällen kaum je benötigt, indem ich durch langsame, schonende Vorbehandlung den empfindlichen Patienten allmählich an den Katheterismus und die Blasenspülung solange gewöhnte, bis die für die Kystoskopie notwendige Toleranz erreicht war.

Der Patient muß für die Lumbalanästhesie lernen, den unteren Teil der Wirbelsäule buckelig zu krümmen, was älteren Prostatikern oft nicht leicht fällt. Gewöhnlich buckelt der Patient den oberen Teil der Wirbelsäule und streckt im Gegensatz zu der Stellung, welche wir benötigen, den unteren Abschnitt, so daß die Wirbel dort statt auseinander zusammenrücken. Der Assistent muß mit dem Patienten die richtige Haltung vorher einüben. Er setzt ihn quer auf einen Tisch und läßt die Unterarme gleichmäßig auf die Oberschenkel auflegen; dann läßt er ihn den Bauch einziehen und den unteren Teil des Rückens buckelig nach hinten herausstrecken. Die Wirbelsäule wird im unteren Teil mit Äther abgerieben und ein steriles Handtuch in der Weise quer über den Rücken gelegt, daß es beide Darmbeinkämme berührt. Die Schnittlinie des Handtuchs mit der Wirbelsäule trifft den 5. Lumbalwirbel. Man wählt als Einstich den Raum zwischen 4. und 5., 3. und 4., allenfalls sogar 2. und 3. Lumbalwirbel, je nachdem die Zwischenräume hier oder dort größer und geeigneter erscheinen. In der Mitte zwischen zwei Wirbeln wird die durch Äthylchlorid anästhesierte Haut durchstochen. Der Mandrin wird jetzt aus der Kanüle entfernt, die Nadel genau in der Mittellinie eingestellt und ihr Pavillon leicht gesenkt, so daß sie in der Richtung der Dornfortsätze leicht kopfwärts geneigt sich hält. Jetzt wird sie langsam und genau in der Mittellinie vorgeschoben. Bei richtiger Führung trifft sie bald auf einen elastischen Widerstand. Man hat sofort das Gefühl, daß derselbe nicht knöcherner Natur ist. Wenn der Widerstand knöchern ist, so ist man mit der Nadel zu weit nach oben oder unten, zu dicht an den Wirbel geraten und muß die Stellung der Nadel entsprechend korrigieren. Der richtige Widerstand wird durch den Bandapparat der Wirbelsäule geleistet, ist derb, aber elastisch. Der Bandapparat wird unschwer durchstochen. Nach seiner Überwindung setzt sofort ein lebhafter Abfluß von Liquor in schneller Tropfenfolge oder im Strahl ein. Langsames Abtropfen ist ein Beweis, daß die Spitze der Kanüle nicht mitten im Lumbalsack liegt. Durch leichtes Vor- und Zurückziehen oder Drehen kann die Nadel in die gewünschte Stellung und der Liquorfluß zur gewünschten Stärke gebracht werden. Setzt man die mit dem Inhalt einer Tropakokainampulle beschickte Spritze jetzt auf die Kanüle, so treibt der Liquordruck den Stempel gewöhnlich von selbst nach rückwärts und füllt die Spritze mit Lumbalflüssigkeit, in welcher sich das Tropakokain verdünnt. Um eine Anästhesie der Blase zu erzielen, genügt es, 5 bis 6 ccm Liquorflüssigkeit in die Spritze einzusaugen, welche, mit Tropakokain vermengt, wieder in den Lumbalsack zurückgespritzt wird. Nachdem dies geschehen ist, wird die Nadel mitsamt der Spritze herausgezogen und der Patient flach auf den Rücken gelagert. Der Kopf muß durch untergelegte Kissen stark erhöht bleiben. Bisweilen ist eine leichte Beckenhochlagerung notwendig, um die Anästhesie brauchbar zu machen. Gewöhnlich genügt aber zur vollständigen Anästhesierung der Harnröhre und Blase die horizontale Lagerung des Patienten. Als Konkurrenzmethode kommt noch die Sakralanästhesie (s. S. 18) in Frage. Je nach der Gewohnheit des Operateurs wird die eine oder andere Methode bevorzugt werden.

Einführung des Kystoskops.

Die Einführung des Kystoskops vollzieht sich wie die Einführung eines beliebigen Katheters. Für den Anfänger empfiehlt es sich, das Instrument an dem horizontal gelagerten Patienten einzuführen, da in dieser Stellung die Harnröhre immer am leichtesten zu durchdringen ist. Der Arzt steht an der linken Seite des mit dem Gesäß leicht erhöht gelagerten Patienten. Wenn das Instrument eingeführt ist, wird der Patient aus der horizontalen Lage vorsichtig in die gynäkologische Lage gebracht. Der Geübte wird zwischen

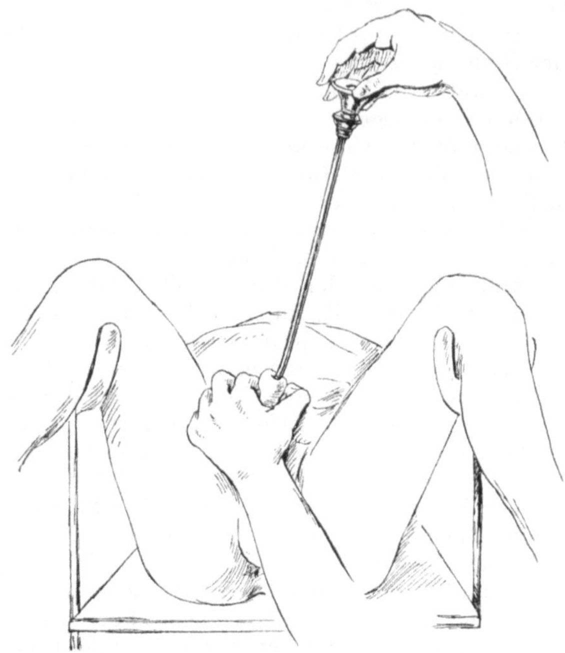

Abb. 34. Einführung des Kystoskops in das Orifizium.

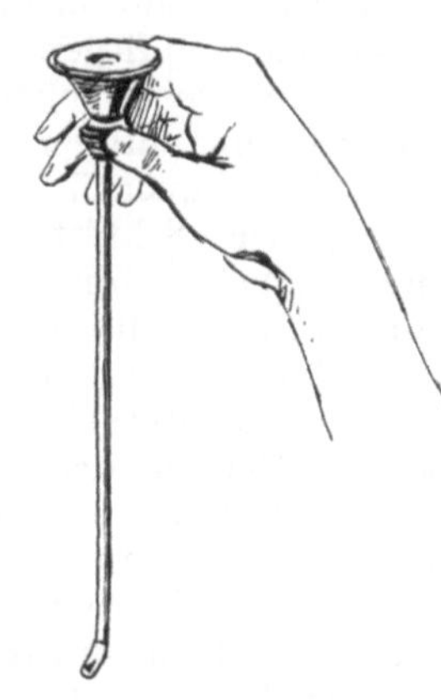

Abb. 37. Falsche Stellung der Hand, welche kein Gefühl für die Führung des Instrumentes haben kann, weil sie nicht mit den Fingerspitzen arbeitet.

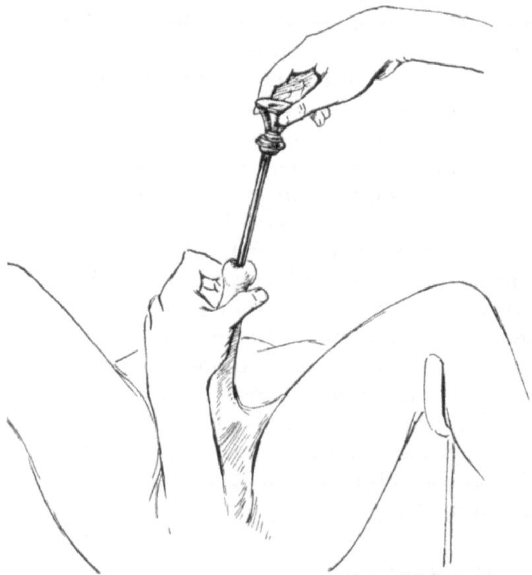

Abb. 35. Die Harnröhre wird stark angezogen. Das Instrument gleitet in der gestreckten Harnröhre vorwärts.

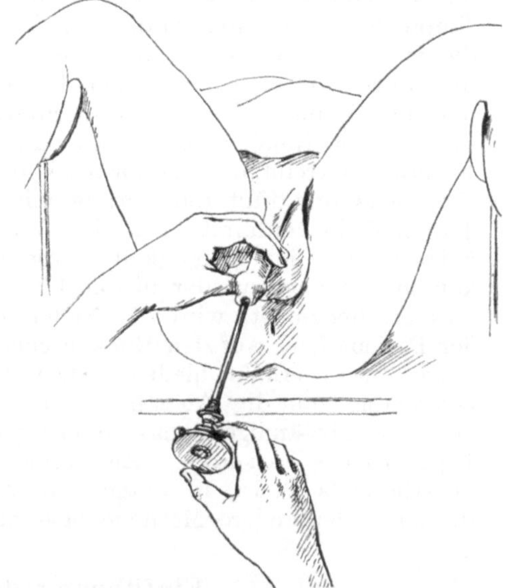

Abb. 36. Das Instrument wird zum Schluß langsam stark gesenkt, die Harnröhre dabei gestreckt gehalten.

den Beinen des in Steinschnittlage befindlichen Patienten stehend das Instrument einführen können.

Die Einführung des Kystoskops ist leichter als die eines gewöhnlichen Katheters, weil das mit einem Okular belastete Instrument, durch die eigene

Schwere getrieben, von selbst vorwärts gleitet. Die Finger des Operateurs, welche stets mit den Spitzen arbeiten und fühlen sollen, haben mehr die Aufgabe, zu tasten und zu lenken, oder höchstens einen ganz leisen Druck auszuüben, wenn das Instrument in die prostatische Harnröhre gleitet, als es aktiv vorwärts zu schieben.

Der Anfänger tut gut, eine halbe Harnröhrenspritze voll Glyzerin vorher in die Urethra zu injizieren und das Glyzerin mit den Fingern in die hintere Harnröhre zu drängen.

Der Arzt stellt sich an die linke Seite des flach mit leicht gespreizten Beinen und leicht erhöhtem Gesäß liegenden Patienten. Er faßt das gut mit Glyzerin eingefettete Instrument am Okularende zwischen Zeigefinger und Daumen der rechten Hand, während das Instrument auf dem Mittelfinger ruht. In der Anfangsstellung wird das Instrument genau parallel der Linea alba zwischen Nabel und Symphyse gehalten. Die linke Hand erfaßt die Glans zwischen Daumen und Zeigefinger und führt sie unter straffer Anspannung der Harnröhre dem Instrument entgegen, welches, gut eingefettet, ohne Schwierigkeit in das Orifizium eintritt. In dieser Anfangsstellung bildet Kystoskop und Harnröhre eine parallel zur Bauchwand gerichtete Einheit. Jetzt läßt man das Kystoskop der Schwere nach in die Harnröhre hineingleiten. Der Schnabel und der die Stellung des Schnabels anzeigende Orientierungsknopf muß stets nach oben gerichtet sein. Sobald das Instrument nicht mehr weitergleitet, kommt der zweite Akt. Er besteht darin, daß man die künstlich durch die Finger gestreckte Harnröhre senkrecht zur Körperachse stellt, aufrichtet und dabei dafür sorgt, daß das Instrument nicht rückwärts aus der Harnröhre herausgleitet. Das Instrument steht jetzt nicht mehr parallel zur Bauchwand und gleitet, wenn es nicht schon in der ersten Stellung diesen Punkt erreicht hat, von selbst in die Pars bulbosa und Pars membranacea, um vor der Pars prostatica stehen zu bleiben. Jetzt kommt der dritte Akt. Bei immer gleichmäßig durch Daumen und Zeigefinger der linken Hand straff gespannter Harnröhre wird das Instrument allmählich von der rechten Hand unter Anwendung eines leichten, perinealwärts und blasenwärts gerichteten Druckes nach abwärts gesenkt, bis es sich über die Prostata hebelt und mit einer leicht rutschenden oder leicht schnellenden Bewegung in die Blase eintritt. Der Eintritt in die Blase ist sofort daran kenntlich, daß man das Instrument jetzt nach allen Seiten hin- und herdrehen kann. Beim letzten Akt ist ein ganz sanfter, stetiger Druck mit Zeigefinger und Daumenspitze gestattet. Im allgemeinen gilt aber für die Führung des Instrumentes das Dittelsche Wort: Das Instrument gelangt um so sicherer an seine Stelle, je weniger der Operateur arbeitet.

Früher legte man bei der Einführung in die Pars pendula großen Wert auf die halbe oder ganze Meistertour, durch welche man dem Schnabel des Instruments mit Absicht eine völlig oder halb verkehrte Stellung gab, bis er in die Pars bulbosa eintrat, wo man ihn wieder zur Normalstellung zurückführte. Diese Modifikation hat höchstens bei beengtem Orifizium eine gewisse Bedeutung. Im ganzen betrachtet ist die Einführung in der Schilderung viel schwieriger als in der Wirklichkeit; wie oft in der Medizin ist die Praxis gütiger als die Theorie.

Schwierigkeiten können durch anormale Gestaltung und krankhafte Veränderung der Harnröhre entstehen. Bei Frauen findet man diese Schwierigkeiten selten. Ich habe sie nur zweimal beobachtet. Das eine Mal war durch eine vorausgeschickte gynäkologische Operation die Harnröhre derart abgeknickt, daß selbst ein dünner Katheter nicht durchtreten konnte. Das andere Mal bestand ein enormer Totalprolaps, nach dessen Reposition sich die Harnröhre katheterisieren ließ.

Bei Männern sind die Verengerungen der Harnröhre viel häufiger. Bei einer im übrigen normalen Harnröhre kann das Orifizium so eng sein, daß es ein Kystoskop von 18 Charrière Stärke nicht durchläßt, aber für dünnere Kaliber (15 Charrière) passierbar ist. Wer nicht im Besitze derartig schmaler Kystoskope ist, muß den Eingang mit Dilatatoren für eine Viertelstunde aufsperren. Wenn die dünne Schleimhaut dabei ein wenig aufplatzt, ist das kein Unglück und kein Hindernis für die nachfolgende kystoskopische Untersuchung, sofern man Instrumente mit auswechselbarer Optik verwendet, welche bei Befleckung durch Blut sich herausziehen und reinigen läßt. Gonorrhoische und traumatische Strikturen müssen mindestens bis auf 18 Charrière geweitet werden, selbst wenn man dünne Instrumente zur Verfügung hat. Für Instrumente von 18 Charrière Stärke muß man mindestens bis 20 Charrière dehnen, damit man das Kystoskop nicht nur einführen, sondern auch für das Instrument die nötige Bewegungsfreiheit gewinnen kann.

Die Prostata gibt normalerweise kein Hindernis ab und ist auch in hypertrophischem Zustand für Instrumente von 18 Charrière leicht zu durchdringen. Nur für schwierige Fälle, in denen die röhrenförmig in die Blase vorspringende Prostata die Harnröhre verengert und zugleich verlängert, ist die Anwendung eines langen Prostatakystoskops, welches das gewöhnliche Kystoskop um einige Zentimeter übertrifft, angenehm. Wenn man kein Prostatakystoskop zur Verfügung hat, so kann man versuchen, mit einem gewöhnlichen Kystoskop auszukommen, indem man die Harnröhre, eine allerdings für den Patienten nicht ganz angenehme Manipulation, harmonikaartig zusammenschiebt und so einen Teil des Weges abkürzt. Bei Prostatikern, bei welchen ich, was allerdings selten der Fall war, mit der gewöhnlichen Manier der Einführung nicht zum Ziele kam, hatte ich schließlich dadurch Erfolg, daß ich mit der rechten Hand das Instrument bei stark gestreckter Harnröhre vor der Prostata festhielt und es mit der linken Hand, welche mit einem Gummihandschuh bekleidet und eingefettet in den Mastdarm drang, über die Prostata sanft in die Blase hebelte.

Kindliche Harnröhren lassen entsprechend dünne Instrumente anstandslos durch. Bei Mädchen kann man in jedem Alter die kystoskopische Untersuchung durchführen. Bei Knaben gab Nitze als unterste Grenze das Alter von 6 bis 7 Jahren an. Ich habe bei einem 18 Monate alten Knaben die kystoskopische Untersuchung und Funktionsprüfung, allerdings in Narkose, durchgeführt.

Füllung der Blase.

Nach Herausziehen der Optik wird die Blase durch das Kystoskoprohr entleert und ausgespült, bis die in einem Glase aufgefangene Flüssigkeit jeden Stich urinöser Farbe verloren hat und wasserklar abläuft. Im Durchschnitt wird die Blase mit 150—200 ccm, bei Frauen etwas stärker gefüllt. Wir benutzen zur Füllung, wie bereits erwähnt, einen Glasirrigator und einen auf das Kystoskoprohr eingepaßten Ansatz mit Wechselhahn, welcher es gestattet, die Flüssigkeit, ohne abzusetzen, nach Wunsch in die Blase einlaufen zu lassen und aus der Blase zu entleeren. Die Flüssigkeit muß eine Temperatur haben, die von der Haut der Hand als angenehm warm empfunden wird. Heiße Flüssigkeit wird schlecht vertragen, schlechter als laue. Als Flüssigkeit verwenden wir mit Vorliebe 3%iges Borwasser, jedoch kann man auch gewöhnliches gekochtes Wasser, destilliertes Wasser oder Kochsalzlösung verwenden.

Bei eitrigem Blaseninhalt gelingt es oft in der ersten Sitzung nicht, eine genügende Aufklärung der Blasenflüssigkeit zu erhalten. Hier ist es vielfach zweckmäßiger, wenn man kleine Portionen von ca. 30—50 ccm einlaufen und rasch wieder ablaufen läßt, als wenn man die Blase stets prall anfüllt.

Denn dadurch werden die in der Blase haftenden eitrigen Membranen und Klumpen losgelöst und immer wieder von neuem in das Medium hineingetrieben. Bei sanfter vorsichtiger Spülung können die Beläge haften und die Flüssigkeit kann ausreichend klar bleiben. Daß man pyonephrotische Säcke nicht vor der Untersuchung palpieren und ihren Inhalt in die Blase nach abwärts treiben soll, ist selbstverständlich. In gleicher Weise wie der Eiter kann eine Beimischung von Blut die Blasenflüssigkeit undurchsichtig machen. Bei starker renaler oder vesikaler Blutung, welche gewöhnlich zum Niederschlag von dicken Gerinnseln in der Blase führt, ist jeder Versuch zur Kystoskopie aussichtslos und nur eine unnötige Reizung. Hier ist die bereits geschilderte Behandlung solange am Platze, bis die Blutung nachläßt oder aufhört.

Dem Anfänger passiert es zuweilen, daß er bei der Einführung des Kystoskops eine Blutung hervorruft. Eine brüske Bewegung beim Durchdringen der hinteren Harnröhre kann die Schleimhaut stärker als notwendig quetschen und eine mehr oder minder starke Blutung am Blaseneingang veranlassen. Im günstigen Falle sieht man alsdann nach Einführung des Kystoskops, wie sich kleine Blutstropfen vom Blaseneingang loslösen und in die Blasenflüssigkeit eindringen, um sich dort zu vermischen und zu verschwinden. Gewöhnlich wird dadurch die Besichtigung nicht gestört, wenn man sich Mühe gibt, das Instrument möglichst ruhig zu halten und nicht durch stark rutschende Bewegung die Blutung zu verstärken. Unangenehmer wirkt ein von dieser Blutung ausgehendes, am Sphinkter haftendes und um den Kystoskopschnabel hin- und herwehendes dünnes Gerinnsel. Es kann nicht nur den basalen Teil des Sphinkters der Besichtigung entziehen, sondern sich auch um das Knie des Kystoskops wickeln und dadurch größere Teile des Blasenbodens verdecken. Sehr selten ist die Blutung ein vollkommenes Hindernis für die Kystoskopie, sei es, daß die Blasenflüssigkeit nachhaltig gerötet und undurchsichtig ist, oder daß flächenhafte Gerinnsel im größeren Umfang sich gebildet haben. Auch nach der Einführung des Kystoskops können Blutungen durch unvorsichtiges Anstoßen des Instruments an die Blasenwand oder plötzliche rasche Bewegungen des Patienten entstehen. Sie bringen entweder generalstreifenähnliche oder rundliche Extravasate hervor, oder auch wieder eine Blutung in Tropfenform. Bei jeder Blutung, welchen Ursprung sie auch haben mag, kann man durch Füllung und Spülung mit stark adrenalinhaltiger Flüssigkeit versuchen, blutstillend zu wirken und ein klares Medium zu erzeugen.

Für den Anfänger ist eine Mindestfüllung mit 100 ccm zu verlangen. Geübte können noch mit einer Füllung von 50 bis 70 ccm auskommen. Überdehnte Blasen soll man stark füllen, damit sie sich nicht in Falten legen und Teile der Wand der Beobachtung entziehen. So kann man Blasen von Prostatikern, von Kranken, welche lange Zeit unter einer Striktur zu leiden hatten, mit 400 und 500 ccm füllen. Auch weibliche Blasen erhalten oft erst bei dieser Füllung die nötige Ausdehnung. Ebenso kann es bei Blutungen sehr zweckmäßig sein, die Blase so stark als möglich zu füllen und dabei nie ganz zu entleeren, indem man immer einen Rest von 150—200 ccm zurückläßt und dauernd hinzufüllt und wieder ablaufen läßt, bis die Rötung der Blasenflüssigkeit aufhört.

Handhabung des Kystoskops.

Das Kystoskop ist eingeführt, die Blase gefüllt, die Kabelzange angelegt, aber ihr Lichtschalter noch nicht vorgeschoben. Der Untersucher setzt sich auf einen Schemel bequem vor seinen Patienten, erfaßt das Kystoskop und dreht den Spiegel bzw. den Knopf gegen den Blasenboden. Die linke Hand erfaßt und hält das Instrument zwischen Zeigefinger und Daumen dicht vor dem Okular. Die rechte Hand ergreift mit Zeigefinger und Daumen das Okular, so daß bei jeder drehenden Bewegung entweder der Zeigefinger oder der Daumen den Kystoskopknopf berührt und den Untersucher stets über die Lage des Kystoskops unterrichtet, ohne daß er genötigt ist, das Auge vom Okular zu entfernen und auf die Stellung des Kystoskops besonders zu achten. Sobald das Auge sich am Okular befindet, schaltet die linke Hand durch Druck auf den Schalterknopf das Licht ein. Sofort muß die gelbrote, von Gefäßen durchzogene Schleimhaut sichtbar sein. Ist das nicht der Fall, so ist entweder am Kystoskop oder an der Stellung des Kystoskops ein Fehler vorhanden, welcher behoben werden muß. Da das Kystoskop vorher geprüft und in Ordnung befunden wurde, kann die Störung am Instrument selbst nicht erheblich sein. Man sehe vor allem nach, ob die Optik sich nicht verschoben und mit dem Spiegel sich seitlich oder nach rückwärts gedreht hat, so daß die Sehfläche vom Kystoskopmantel bedeckt wird. Die Optik muß mit ihrem am oberen Rande angebrachten Stäbchen in den eigens für dasselbe eingelassenen Ausschnitt dicht hineinpassen. Wenn nicht völlige Dunkelheit beim Einblick durch das Kystoskop herrscht, sondern nur ein gleichmäßig rotes Licht leuchtet, so können zweierlei Fehler vorliegen. Entweder das Kystoskop ist noch nicht weit genug eingeführt und liegt zum Teil noch im Sphinkter, durch dessen dünne Schleimhaut die Lampe rötlich durchschimmert (s. S. 46), oder es ist eine Blutung entstanden, welche die Blasenflüssigkeit gerötet hat. Beide Fehler kann man beseitigen. Den ersteren dadurch, daß man das aus der Blase herausgeglittene Instrument sanft wieder nach vorn schiebt, die zweite dadurch, daß man die Optik herauszieht, von anhaftenden Blutflocken reinigt, oder die gerötete Blasenflüssigkeit herausläßt und durch klare ersetzt.

Seltener stellt sich während der Einführung eine tatsächliche Störung an dem kurz vorher geprüften Kystoskop ein. Sie besteht darin, daß die Lampe sich während der Einführung im Kontakt mit dem Kystoskop lockert und nicht leuchtet. Die Störung ist daran kenntlich, daß trotz richtiger Lage des Kystoskops völlige Dunkelheit herrscht und keine Spur von rötlichem Licht durchschimmert. Hier bleibt nichts anderes übrig, als das Instrument zu entfernen und durch festes Einschrauben der Lampe den Fehler zu beheben.

Wenn man kystoskopisch die Schleimhaut erkennt, aber die Einzelheiten der Struktur nicht deutlich, sondern wie durch einen Schleier getrübt sieht, so hat sich entweder das Medium durch eitrigen Niederschlag milchig verändert, oder die Optik sich beschlagen (s. S. 32). In beiden Fällen ist eine exakte Besichtigung unmöglich. Man muß entweder von neuem entleeren, spülen und füllen, die Optik reinigen oder durch eine andere ersetzen.

5. Kapitel.

Kystoskopische Untersuchung der normalen Blase.

Der Kystoskopiker muß sich vor allem darüber klar sein, daß nach Einführung des Instrumentes in die Blase das verlängerte oder gestielte Auge des Beobachters das kleine, im Kystoskop eingelassene Fenster ist. Nur mit Hilfe dieses Fensters kann der Beobachter sehen. Es ist deshalb durchaus notwendig für ihn, ständig zu wissen, nachdem die Lampe im Innern der Blase verschwunden ist, wo sich sein kystoskopisches Auge befindet. Zu diesem

Zwecke ist außen am Okular der kleine, runde Orientierungsknopf angebracht, welcher anzeigt, ob das kystoskopische Auge nach oben, unten, rechts oder links gerichtet ist. Die Orientierung in der Frontalebene wird dadurch gesichert.

Über die Sagittalebene gibt der Knopf keinen Aufschluß. Ob man, wenn z. B. der Knopf nach abwärts gegen den Blasenboden gerichtet ist, mit dem Kystoskop vorn den Sphinkter oder hinten die Hinterwand der Blase betrachtet, können wir an der Stellung des Knopfes nicht ersehen. Hier dient als Wegweiser das verschiedene und eigenartige kystoskopische Aussehen der einzelnen Partien der Blase, des Sphinkters, des Blasenbodens, der Ureterenleiste, des Blasenscheitels und die stellenweise sehr charakteristische Gefäßanordnung. Bevor wir hierauf näher eingehen, sind aber noch einige allgemeine Betrachtungen über das kystoskopische Sehen am Platze.

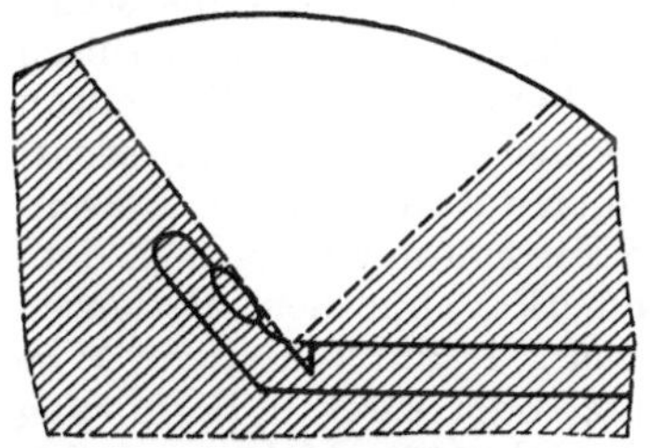

Abb. 38. Kystoskopisches Gesichtsfeld.

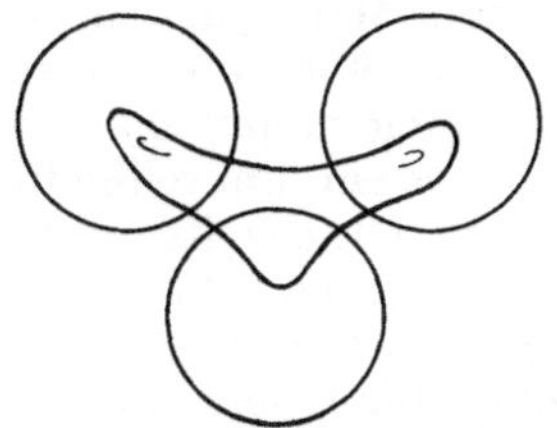

Abb. 40. Schema zur Betrachtung des Trigonum.

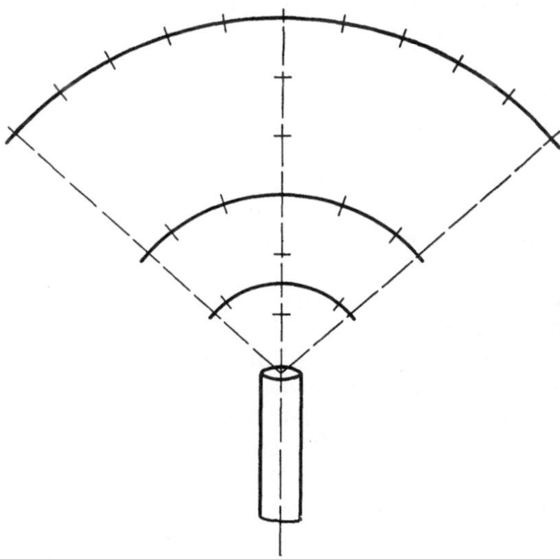

Abb. 39. Mit dem Kystoskop übersieht man aus der Nähe einen kleinen Abschnitt, aus der Entfernung einen großen Abschnitt der Blasenwand.

Die kystoskopische Beobachtung erfolgt durch einen zur Kystoskopachse nahezu senkrecht stehenden Sehkegel. Damit keine Stelle der Blasenhöhle der Beobachtung entzogen wird, muß sich ein Kegeldurchschnitt an den anderen reihen, oder besser, die Kegeldurchschnitte müssen sich an den Rändern gegenseitig überlagern.

Man wählt deshalb die Beobachtungskreise möglichst groß, d. h. man betrachtet aus großer Entfernung. Erst wenn man etwas Auffälliges bemerkt, geht man an die aufzuklärende Partie etwas näher heran und stellt sie sich zur Beobachtung der Einzelheiten groß ein. Würde man von Anfang an mit der Musterung der Blasenwand aus nächster Nähe beginnen und nur kleine Abschnitte aus nahem Abstand schrittweise beobachten, so würde die allgemeine Orientierung verloren gehen und sicher einzelne Partien der Blasenwand übersehen werden und sich der Beobachtung entziehen. Es ist deshalb besser, zunächst zwecks Beurteilung der gesamten Blasenhöhle auf die scharfe Einstellung kleiner Blasenteile zu verzichten und, nachdem der gesamte Überblick erreicht ist, auffällige Gebiete oder Teile, deren scharfe Beobachtung durch die klinische Untersuchung besonders gefordert wird, wie z. B. die Ureterenmündungen, die Gegend der Prostata usw., besonders in Augenschein zu nehmen, es sei denn, daß schwierige Verhältnisse, wie ein Blasenkrampf oder rasche Trübung der Blasenflüssigkeit durch Blut und Eiter eine bestmöglichste Ausnutzung der kurzen Beobachtungszeit und eine sofortige Besichtigung bestimmter klinisch verdächtiger Partien verlangt.

Die Art der kystoskopischen Besichtigung ähnelt demnach der mikroskopischen Betrachtungsweise, bei der man auch zuerst das ganze Objekt mit schwacher Vergrößerung übersichtlich mustert, um später Einzelheiten genauer mit stärkerer Vergrößerung in Augenschein zu nehmen.

Eine systematische Untersuchung der Blase beginne man stets am Blaseneingang mit nach unten gerichtetem Orientierungsknopf. Wenn das Kystoskop, in die Harnröhre zurückgezogen, dicht am basalen Teil des Orifiziums steht, durchleuchtet die Lampe den zarten normalen Sphinkter und bringt diaphanisch wirkend einen gleichmäßig roten, fast glühenden Ton hervor. Dieser Farbenton ist ein Beweis dafür, daß die Lampe des Kystoskops dicht am Sphinkter steht, und deshalb muß man, damit die Untersuchung auch tatsächlich am Blaseneingang ihren Anfang nimmt, verlangen, daß dieser Farbenton zunächst in dem ersten kystoskopischen Bilde vorherrscht, wohl gemerkt, ohne dem Patienten Schmerzen zu bereiten. Schmerz ist stets ein Beweis für die kaustische Wirkung der Lampe und ihre allzu dichte Annäherung oder direkte Berührung mit der Sphinkterschleimhaut. Sobald er bei leuchtend rotem Lichte auftritt, muß das Kystoskop blasenwärts bewegt und die Lampe vom Sphinkter entfernt werden. Der rotglühende Farbenton hat Ähnlichkeit mit dem Ton eines roten, von einer Kerze illuminierten Papierballons. In dem Maße, als man das Kystoskop langsam blasenwärts vorschiebt, ändert sich der Farbenton sowohl der Ausdehnung wie der Intensität nach. Der rote Vorhang nimmt erst zwei Drittel, dann die Hälfte, später ein Drittel des Gesichtsfeldes ein, um schließlich zu einem schmalen, mondsichelförmigen Segment zu werden. Gleichzeitig mildert sich der Farbenton in das Graurote. Er wird ungleichmäßig und läßt deutlich strotzende rote Gefäße unterscheiden. Der übrige Teil des Gesichtsfeldes ist scharf abgegrenzt und zeigt bei näherer Betrachtung nicht die flache barrièrenartige Gestalt des roten Sphinkters, sondern eine gelbe Farbe mit einem Stich ins Rote oder Braune und eine mehr ausgehöhlte sphärische Form, dazu noch eine sehr charakteristische Gefäßanordnung. Man sieht deutlich, daß der Sehspiegel in die Blase einzutreten beginnt und sich, je weiter er vordringt, desto mehr im Gesichtsfeld das Bild der eigentlichen Blasenhöhle entwickelt. Schließlich ist der Sphinkter völlig verschwunden. Das Kystoskop befindet sich in der Blase und zeigt ihre Schleimhaut in dem bekannten gelblichen Farbenton.

Der Grundton der Farbe der Blasenschleimhaut ist zweifellos gelb. Der Ton ist aber selbst unter normalen Verhältnissen nicht einheitlich und kann sich unter dem Einfluß rein äußerlicher Einwirkung in das Braungelbe, Rotgelbe, Braunrote, Dunkelrote oder auch ganz entgegengesetzt in das Weißliche wandeln. In das letztere schlägt er z. B. um, wenn die Lampe sehr hell brennt, so hell, daß die Metallfäden in der Gefahr stehen, durchzubrennen. Läßt durch Verstärkung des eingeschalteten Widerstands die Helligkeit der Lampe nach, so wird die Farbe der Schleimhaut wieder gelblich und schlägt bei weiterer Abschwächung des Lampenlichtes in das Rötliche und Braunrote um. Je heller die Blasenwand beleuchtet wird, desto weißlicher erscheint sie. Je schwächer sie belichtet wird, desto rötlicher. Nun ist aber die Beleuchtung der Blasenwand nicht allein von der Lampe abhängig. Vorspringende Muskelbalken,

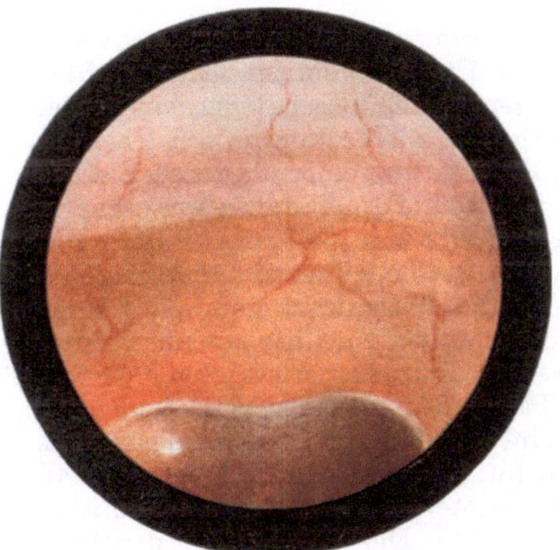

Abb. 41. Luftblase im Scheitel.

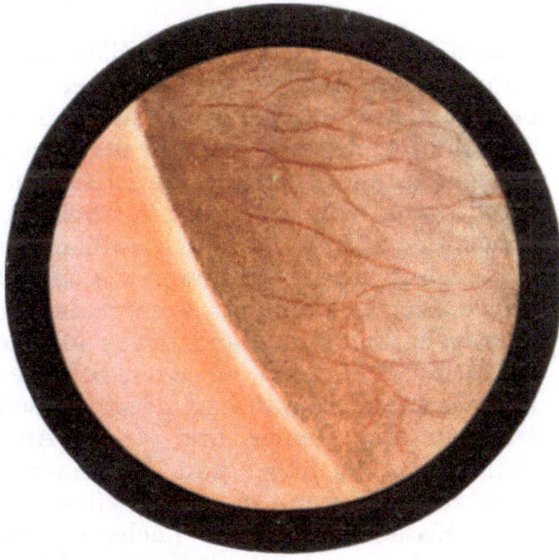

Abb. 42. Sphinkterfalte seitlich vorspringend.

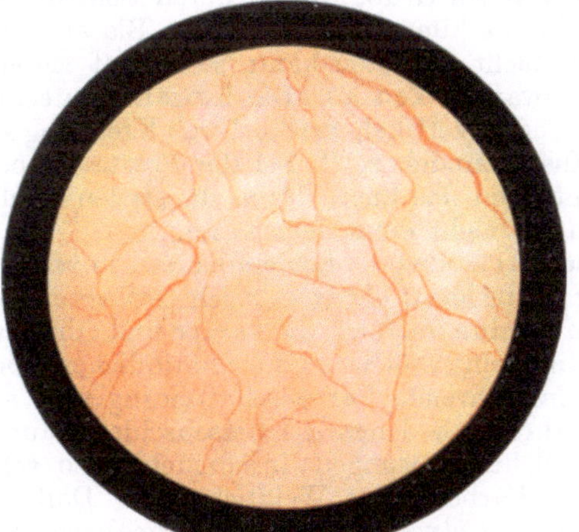

Abb. 43. Normale Gefäßzeichnung.

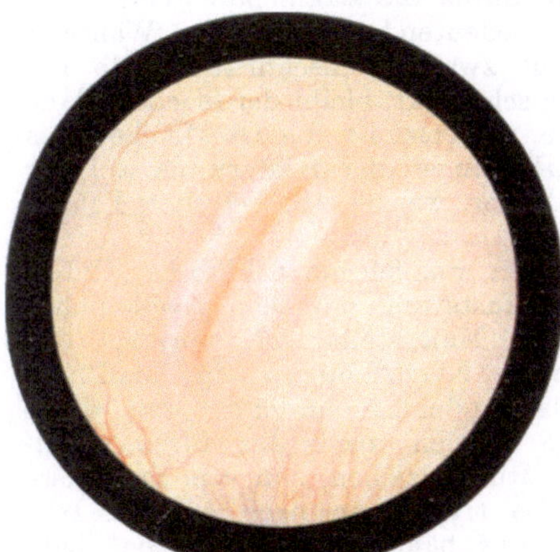

Abb. 44. Normale Uretermündung aus nächster Nähe gesehen.

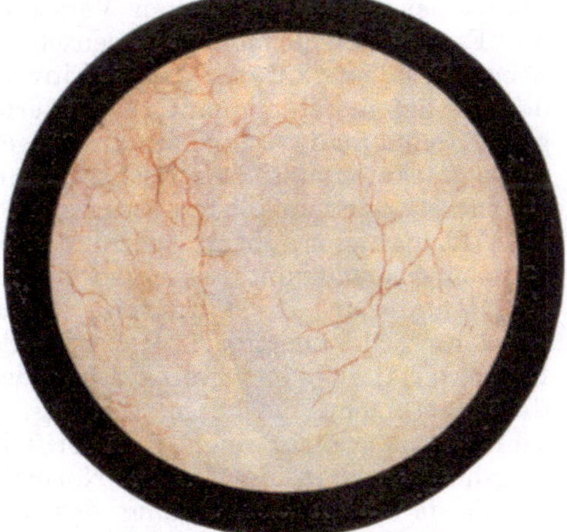

Abb. 45. Normale Blasenschleimhaut nahe dem Blasenscheitel.

natürliche Erhebungen des Blasenbodens, Vorbuchtungen der Blasenwand durch hinter ihr liegende Organe, z. B. den Uterus, können den Nachbarbezirken, welche hinter oder unter ihnen liegen, durch Beschattung einen Teil des Lampenlichtes entziehen und einen rötlichen oder braunroten Farbenton geben. Am meisten charakteristisch ist die Beschattung einer normalen Blasenwand durch eine hochragende Geschwulst, z. B. ein Papillom. Genau entsprechend der Projektion des papillomatösen Baumes hat die im Schatten der Geschwulst liegende Blasenpartie eine braunrote Farbe. Ebenso ändert sich die Farbe der Schleimhaut, wenn man dicht an die Blasenwand mit der Lampe herangeht und die Wand etwas ausbuchtet, weil die Nachbarpartien alsdann vielfach die Lampe überragen, Schatten werfen und den besichtigten Teil rötlich verdunkeln, während genau dieselbe Partie aus größerer Entfernung betrachtet zwar kleiner, und als ein Anteil eines größeren Beobachtungskreises, dafür aber viel heller und deutlicher erscheint. Diese Erfahrung macht man z. B. sehr oft, wenn man die weit abliegende Ureteröffnung zwecks Einführung eines Katheters sich aus nächster Nähe einstellt. Die vorher sehr deutliche Uretermündung wird alsdann dunkler und verschwommen, der strichförmige Ureterschlitz zu einer roten Grube, durch deren Schleimhaut die Kystoskoplampe diaphanisch durchschimmert. Wird eine Blasenpartie so überschattet, daß überhaupt kein Licht eintreten kann, so nimmt sie einen dunkelbraunen oder geradezu tiefschwarzen Ton an. Die Eingänge zu echten Divertikeln und die vielgestaltigen Pseudodivertikel, welche durch Kreuzung stark vorspringender hypertrophischer Muskelbündel, z. B. bei der Prostatahypertrophie entstehen, sind schwarz gefärbt, weil das Licht durch die steilen beschattenden Nachbarwände behindert in sie nicht eindringen kann.

Schließlich ist die Verfärbung der Schleimhaut noch von der Farbe der Blasenflüssigkeit abhängig. Eine leicht blutige, rötlich verfärbte Blasenflüssigkeit wirkt wie ein roter Schirm verdunkelnd auf die Lampe und gibt der gesamten Schleimhaut durch Abblendung einen rötlichen oder bräunlichen Ton. Diese auf äußere Zufälligkeiten zurückzuführende Farbenschattierung tritt an Häufigkeit gegen den Farbenwechsel zurück, welchen die Blasenschleimhaut unter dem Einfluß allgemeiner oder örtlicher Störungen durchmacht. So schlägt z. B. bei allgemeiner Anämie die Farbe in das Weißliche um. Daß es sich hierbei nicht um eine Zufälligkeit, wie etwa um die übernormal gesteigerte Helligkeit der Lampe als Ursache handelt, läßt sich an dem schwach entwickelten Gefäßnetz kontrollieren, welches hinter der normalen, durch die strahlende Energie der Lampe leicht hyperämischen Verzweigung bedeutend zurücksteht. Während die Farbe der normalen Blasenschleimhaut zwar durchschnittlich gelb ist, aber unter dem Einfluß äußerer Einwirkung schwankt, bleibt der feuchte Glanz der normalen Schleimhaut immer erhalten. Ebenso ist die Oberfläche stets glatt, wenn man von leichten welligen Erhebungen der Hinterwand auf der Basis stärkerer muskulärer Entwicklung absieht, welche sich bei alten Leuten zu vorspringenden Leisten steigern können.

Will man den ganzen Sphinkter betrachten, was ich am Schluß der Untersuchung niemals unterlasse, so kann die Musterung mit dem gewöhnlichen Kystoskop nur abschnittsweise geschehen. Man stellt sich zunächst den basalen Teil bei nach unten gerichtetem Kystoskop so ein, daß die Sphinkterfalte etwa zwei Drittel des Gesichtsfeldes einnimmt und dreht das Instrument in dieser Stellung, ohne es mehr nach der Blase vorzuschieben oder mehr nach dem Orifizium zurückzuziehen, langsam im Kreise ringsherum um seine Achse. Normalerweise tritt dann nach Art der Irisblende je nach der Stellung des Kystoskops bald links, bald oben, bald rechts, bald unten im Gesichtsfeld die scharfe dünne Sphinkterfalte hervor.

Ihr Rand ist im Normalzustand zart, dünn, gleichmäßig, ohne Unebenheit oder Buckelung und leicht konkav geformt. Ihre Farbe ist im basalen Teil mehr rot, an den Seiten und namentlich nach oben mehr grau, eine Veränderung, die offenbar von den verschiedenen Stellungen der Lampe abhängig ist, deren Licht sich bald durch die Schleimhaut diaphanisch durchdrängt, bald direkt auffallend reflektiert wird. Im letzteren Falle erscheint die Falte mehr graurot und zeigt deutlich eine Gefäßstruktur, die im ersten Falle bei durchfallendem Licht nicht in Erscheinung tritt.

An die Besichtigung des basalen Sphinkterabschnitts schließt sich bei nach unten gerichtetem Knopf die Besichtigung des Blasenbodens an.

Wir wollen uns denselben prinzipiell in zwei Teile zerlegen, in das Trigonum Lietaudii, das vom Blaseneingang und den beiden Ureterenmündungen begrenzte Dreieck, und den übrigen Teil des Blasenbodens, welcher seitlich und nach hinten vom Blasendreieck gelegen ist. Von beiden ist das Trigonum nicht nur der wichtigere, sondern überhaupt der für die kystoskopische Betrachtung wichtigste Teil des Blasenbodens, an welchem eine ernstere Erkrankung gewöhnlich nicht spurlos vorübergeht. Zum Verständnis der kystoskopischen Erscheinung des Trigonum sind einige anatomische Betrachtungen notwendig.

Das Trigonum (s. S. 45, Abb. 40) wird gebildet von drei Punkten, dem Blaseneingang und den beiden Ureterenmündungen. Es liegt mit seiner Spitze nach dem Penis zu. Seine Hypothenuse, die Verbindungslinie zwischen den Harnleiteröffnungen, ist dorsalwärts gerichtet. Das Dreieck[1]) hat ungefähr folgende Größenmaße: die Hypothenuse, d. h. die Ureterendistanz, beträgt bei mittlerer Füllung in der erwachsenen Blase durchschnittlich 3 cm; die Entfernung der inneren Harnröhrenöffnung von der Ureterlinie, die Höhe des Dreiecks im Mittel $2^1/_2$ cm. Das Dreieck ist also räumlich recht klein und kann in zwei bis drei Gesichtsfeldern bequem aus einiger Entfernung gemustert werden.

Die Grenzen des Dreiecks sind nicht geradlinig, sondern nach seiner Mitte zu leicht konvex geschwungen. Die Hypothenuse ist etwas länger als die Ureterenlinie und ragt an beiden Ecken ein kleines Stück über jedes Ureterostium heraus. Das Trigonum liegt etwas schief zur Körperachse, mit seiner Spitze tiefer als mit seiner nach hinten gerichteten Hypothenuse.

Wir müssen uns über die Kleinheit des Raumes im klaren sein und uns vergegenwärtigen, daß nur geringfügige kystoskopische Bewegungen zu seiner Besichtigung notwendig sind, da bei mittlerer Einstellung der kystoskopische Gesichtskreis durchaus nicht klein ist und nach Nitze zwischen einem Zweimarkstück und einem Fünfmarkstück schwankt. Wenn wir auch für gewöhnlich das Trigonum nicht auf einmal übersehen und beide Ureteren nicht gleichzeitig in ein Gesichtsfeld bringen können, so sind doch die Entfernungen von Ureter zu Ureter und namentlich vom Sphinkter zum Ureter so kurz, daß wir sie mit geringfügigen Bewegungen des Kystoskops ausgleichen können. In Ausnahmefällen können die Ureteren sogar so nahe zusammenrücken, daß beide gleichzeitig in einem Gesichtsfeld erscheinen. Häufiger dagegen wird ein Teil des Sphinkters und gleichzeitig eine Ureteröffnung sichtbar, weil die Entfernung zwischen diesen beiden Partien, die Kathete des Dreiecks, beträchtlich kürzer ist als die Hypothenuse, die Entfernung der Ureteren voneinander. Diese anatomische Tatsache, speziell die kurze Entfernung zwischen Sphinkter und Ureterostien, wird von dem Anfänger nicht genügend berücksichtigt, welcher die Öffnung weit ab vom Sphinkter nahe der Hinterwand der Blase mit viel zu weit blasenwärts geführtem

[1]) Nach Joessel.

Instrument vergeblich zu erkennen sucht. Wenn sich der Untersucher an die Vorstellung gewöhnt, daß der Abstand zwischen Sphinkter und Ureter ganz kurz ist, daß der Ureter gar nicht so selten sichtbar wird, wenn der Sphinkter noch nicht ganz verschwunden ist, so erleichtert er sich wesentlich das Auffinden der Ureterenöffnung.

Uretermündungen.

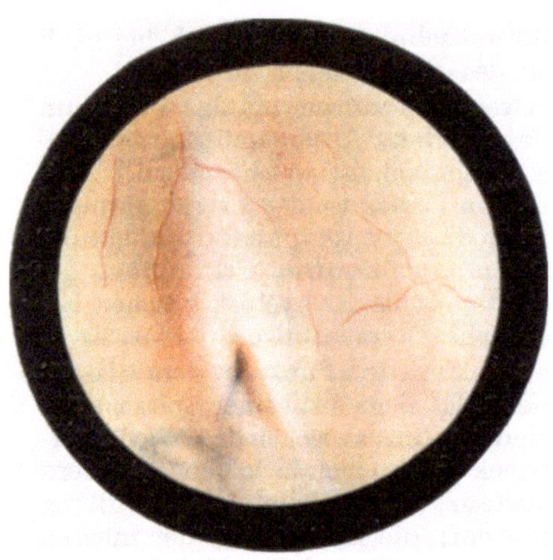

Abb. 46. Normale Uretermündung. Beginnende chromokystoskopische Ausscheidung. Anämische Blasenschleimhaut.

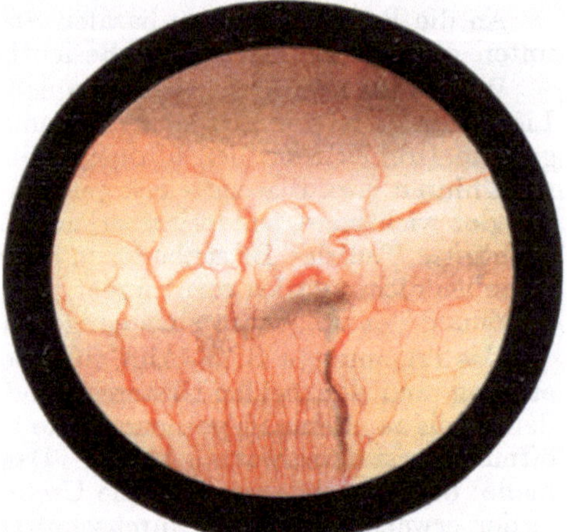

Abb. 47. Normale Uretermündung mit der üblichen kräftigen Gefäßentwicklung am Übergang der Ureterleiste zur anstoßenden Blasenwand.

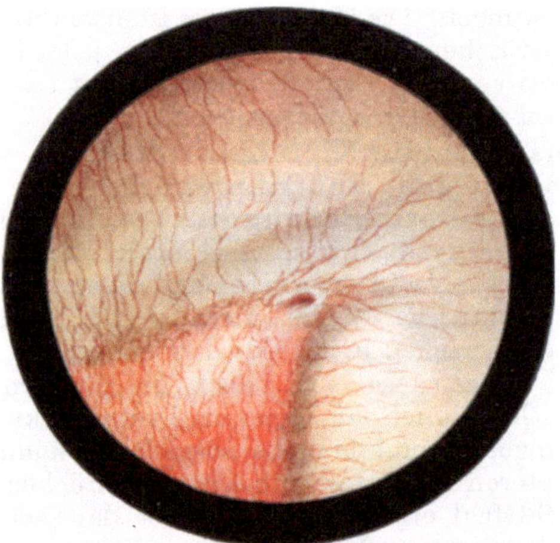

Abb. 48. Die linke Ecke des Trigonum mit der Uretermündung. Der Trigonum hebt sich durch seinen Reichtum an Gefäßen scharf von der übrigen Blasenwand ab. Die Hyperämie ist nicht entzündlichen Ursprungs, sondern durch die strahlende Wärme der Kystoskoplampe verursacht.

Gewöhnlich ist das Trigonum so gestaltet, daß die Höhe des Dreiecks, die Senkrechte, welche man vom Orifizium aus auf die Ureterenmündung fällt, klein ist und die Ureterenöffnungen mehr vorn in der Nähe des Blaseneingangs, als hinten in der Nähe der Hinterwand gelegen sind. Ausnahmsweise kann die Höhe des Blasendreiecks beträchtlich und die Ureterenöffnung dementsprechend mehr nach hinten versetzt sein. Noch seltener ist das Dreieck unregelmäßig schief, so daß die eine Ureteröffnung mehr nach der Mitte zu, die andere über das normale Maß hinaus links oder rechts gelegen ist.

Uretermündungen.

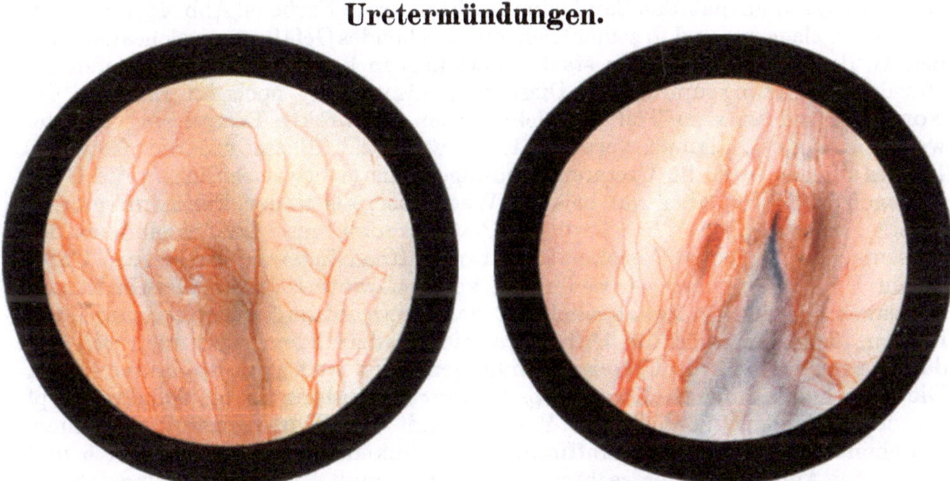

Abb. 49. Knopfförmige Uretermündung.

Abb. 50. Doppelte Uretermündung. Aus der lateralen Mündung entleert sich blaugefärbter Urin. Da die innere Uretermündung trotz langdauernder Beobachtung keine Farbe liefert, ist anzunehmen, daß sie nur die äußere Andeutung eines rudimentär entwickelten, in einen Bindegewebsstrang umgewandelten Harnleiters darstellt. Dementsprechend konnte ein in die zweite Harnleitermündung eingeführter Ureterkatheter nicht vorwärts dringen.

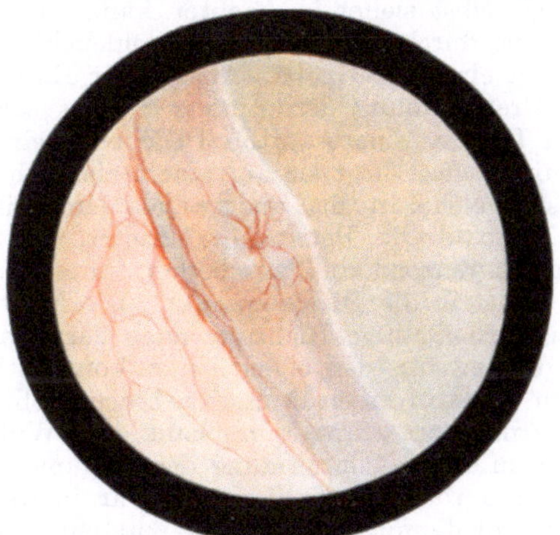

Abb. 51. Grübchenförmige Harnleitermündung mit feinem Gefäßnetz ähnlich den Ausläufern einer Ganglienzelle. Stark vorspringende Ureterleiste mit scharf abfallendem Rand. Anämische Blase. Blasser, gefäßloser Hintergrund.

Die Schleimhaut des Trigonum bietet vor der Schleimhaut der übrigen Blase bisweilen keinen Unterschied. Sie hat oft genau denselben Glanz und dieselbe Farbe, dieselbe glatte Beschaffenheit, wie die übrige Blase. Das Dreieck ist dann nur an dem Orifizium und den Ureterenöffnungen kenntlich. In anderen Fällen hat die Ureterleiste ein charakteristisches Aussehen. Sie leuchtet gewöhnlich viel heller als die Umgebung, weil sie aus derselben etwas in die Höhe strebt und vom Lichte besser getroffen wird. Dieses glänzend weiße Band läßt sich in seiner ganzen Länge abschnittsweise mit dem Kystoskop verfolgen. In anderen Fällen hat das Band eine leuchtend rote Farbe (s. Abb. 48) durch ein in ihm eingelagertes und in seiner Richtung strebendes Gefäßnetz, welches namentlich an den Ecken besonders stark entwickelt in konzentrischen Schleifen die Harnleitermündung umrahmt. Diese Hyperämie liegt noch im Bereiche des Normalen und ist zum Teil vielleicht durch die direkte Bestrahlung mit der warmen Kystoskoplampe verursacht. Sowohl die Blässe wie die Röte des Bandes pflegen über die Ureterenmündungen hinaus etwas seitlich in die Blase zu ragen. Sie sind aber nur solange Wegweiser, als weder Entzündung noch sonstige pathologische Umwälzungen Platz greifen und die Schleimhaut des Blasenbodens in einen gleichmäßig krankhaften Zustand versetzen. Unter diesen Umständen kann entweder gar kein charakteristisches Merkmal, oder höchstens eine leichte Erhabenheit für das Ligamentum interuretericum übrig bleiben. Trotzdem sind die Öffnungen leicht aufzufinden, wenn man sich nur daran erinnert, daß die Ureterenmündungen nicht weit vom Sphinkter liegen. Die typische Stellung des Kystoskops zu ihrer Auffindung ist die, daß der Knopf um den einfachen und beliebten Vergleich mit dem Uhrzeiger zu gebrauchen, zwischen 3 und 6 Uhr zur Auffindung der linken Seite und zwischen 6 und 9 Uhr zur Auffindung der rechten Seite stehen muß. Wenn man ungefähr in dieser Stellung das Kystoskop leicht hin- und herpendeln läßt und sich dabei in der Nähe des Sphinkters hält, wird man auf die Ureterenmündungen stoßen. Unterstützend kann eine Drehung des Schaftes in der Richtung auf das entgegengesetzte Bein, also zur Auffindung des rechten Ureters in der Richtung auf das linke Bein wirken. Diese Drehung bringt im Verein mit der richtigen Einstellung das Prisma dem Ureter so nahe, daß man die Ureterperistaltik und die Ureteröffnung selbst sicher beobachten kann. Letztere erscheint bei sehr starker Annäherung durch diaphanische Durchleuchtung der Schleimhaut als ein roter Fleck oder eine rote Grube. Aus großer Entfernung dagegen betrachtet macht die Ureteröffnung den Eindruck eines zarten roten Strichs, eines kleinen runden Loches, einer sanften Delle oder einer winkeligen oder dreieckigen Einkerbung. Meist liegt sie auf einem ziemlich stark in die Blase vorgetriebenen Wulst, welcher nichts anderes als ein Teil des Ligamentum intrauretericum ist. Sobald die Peristaltik einsetzt, erfaßt die kontraktile Welle zunächst den angrenzenden Blasenboden, unter dessen Schleimhaut das Ureterrohr sich schief in die Blase einsenkt. Die Kontraktion nimmt oft zuerst eine umgekehrte rückläufige Richtung nach der Hinterwand der Blase an, wie wenn der Ureter für den eigentlichen kontraktilen, in das Lumen der Blase gerichteten Vorstoß einen Anlauf nehmen wollte, dann erfaßt sie das Endstück des Harnleiters, stülpt es mitsamt dem Wulst vorwärts in die Blase, spreizt die lippenförmige Umrahmung des Ostiums und schleudert den Urin aus dem geöffneten rötlichen Schleimhautrohr in die Blasenflüssigkeit, wobei ein deutlicher schleifenförmiger Wirbel entsteht. Nachdem die Kontraktion eine Zeitlang angehalten hat, fällt die Ureteröffnung aus ihrer vorgestreckten Lage wieder zurück. Der schmale Ureterspalt stellt sich wieder her und liegt mit geschlossenen Lippen ruhig da. Über die Zahl der Kontraktionen und die Art der Urinejakulation werde ich an anderer Stelle berichten (s. Chromokystoskopie).

Wenn der Ureter in der beschriebenen Stellung bei leicht hin- und herpendelnder Bewegung des Kystoskops nicht auffindbar ist, bleibt nichts anderes übrig, als ihn in diesem Ausnahmefall entweder ganz dicht am Sphinkter oder weiter hinten mehr nach der Hinterwand der Blase zu aufzusuchen. Im ersteren Fall ist es günstig, das Kystoskop mehr nach der Mittellinie, d. h. stärker nach 6 Uhr, im letzteren Falle mehr nach der Seite, d. h. nach 3 Uhr oder 9 Uhr zu wenden, je nachdem der linke oder rechte Ureter verlangt wird. Bei völliger Unauffindbarkeit oder bei Unsicherheit über das Lumen, wenn andere Spalten und Gruben, durch sich kreuzende hypertrophische Muskulatur hervorgerufen, die Entscheidung erschweren, ist die Chromokystoskopie zur Sicherung des Befundes als Wegweiser heranzuziehen. Ohne dieselbe kann der Ureter, wenn er hinter einer Falte hypertrophischer Muskulatur versteckt, von entzündlichen Membranen oder Tumormassen überlagert ist, bisweilen selbst für den geübtesten Beobachter nicht erkennbar sein.

Ein Teil des Harnleiterbandes, auf welchem die Harnleitermündung sitzt, wird wegen seiner in die Blase vorspringenden kegelförmigen Form als Harnleiterwulst bezeichnet. Ganz zutreffend ist diese Bezeichnung nicht, denn der Ureterwulst ist eigentlich nichts anderes als ein prominent entwickelter Teil des Ligamentum intrauretericum, und nicht einmal das Ende des Bandes, da es sich seitlich und nach hinten von der Uretermündung noch ein Stück weit in die Blase fortsetzt. Der sogenannte Ureterwulst ist mehr ein Buckel in der sonst gleichmäßig verlaufenden Ureterleiste, als ein isolierter Hügel. Als solcher tritt er nur dann hervor, wenn die Ureterleiste, schwach entwickelt, sich kaum über das Niveau des Blasenbodens erhebt. In diesem Falle pflegt die Uretermündung wulstartig vorzuspringen. Durchschnittlich aber ist der Ureterwulst nichts anderes als eine mamillenartige Vorbuchtung, knopfartige Erhebung oder halbkugelige Anschwellung der Ureterenleiste. Selten ist der Ureterwulst tütenartig vorgestülpt oder so schwächlich gestaltet, daß er kaum über das Niveau der Blase hinausragt.

Die sehr verschieden geformte Harnleitermündung liegt nicht immer auf der höchsten Höhe des Wulstes, sondern öfters etwas nach hinten und unten von der höchsten Höhe, häufig auch am Seitenabhang des Hügels, manchmal ganz nach vorn oder ganz nach hinten, im letzteren Falle sowohl für die Besichtigung der Ureterkontraktion, als auch für die Ausführung des Katheterismus ungünstig. Unter pathologischen Bedingungen können der Ureterhügel und die Ureteröffnung ihre Form erheblich ändern (Cystocele, Tuberkulose usw.).

Die Ureteröffnung hat aus großer Entfernung betrachtet zumeist das Aussehen eines zarten roten Strichs, eines Punktes oder eines kleinen Lochs. Geht man näher mit der beschriebenen Bewegung an sie heran, so ändert sie erheblich ihre Form und ihre Farbe. Sie bekommt ein rötliches Aussehen, weil das Licht jetzt auf die innere Auskleidung der Schleimhaut des Ureters auffällt. Man erkennt jetzt deutlich, daß das Gebilde, welches aus der Entfernung wie ein Punkt, Loch oder Strichelchen erschien, in der Nähe betrachtet ein Spalt ist, welcher geradlinig verlaufen, kommaartig geschweift sein kann, oder die Form eines Winkels oder einer Pfeilspitze ($\wedge$) hat. Meistens ist die Blasenwand auf der höchsten Höhe des Ureterhügels rings um die Uretermündung leicht eingedellt. So entsteht auf der Höhe des Ureterwulstes ein sanft abfallender Krater, in dessen Grund die Uretermündung liegt. Der Rand des Kraters kann rund, oval oder in Hufeisenform nach einer Seite geöffnet sein. An der normalen Harnleitermündung liegen die Harnleiterlippen, wie man die Schleimhautränder des Ostiums bezeichnet, dicht aneinander und öffnen sich erst bei jeder Kontraktion und Urinentleerung, oder bei dem eigentümlichen Leergehen des Harnleiters, jenen wirkungslosen Kontraktionen, bei denen die Harnleiterperistaltik genau so vor sich geht, wie bei der echten Urinentleerung, ohne daß es aber zur Ausstoßung von Urin kommt.

Der übrige Teil des Blasenbodens hinten und seitlich vom Trigonum hat wesentlich geringere Bedeutung. Bei der Frau ist er gewöhnlich tiefer ausgebuchtet als beim Manne und kann sich bei allgemeiner Senkung der Unterleibsorgane sackartig nach den Seiten und nach unten ausbilden. In diesem Falle werden gar nicht selten noch ein Teil des Trigonums und bisweilen die Uretermündungen in den Prolaps, der einen Teil der Blase als Cystocele umfaßt, hineingezogen. Dort sind sie der Beobachtung nur sehr schwer zugänglich. Gewöhnlich gelingt es aber durch Reposition des Prolapses, durch ausgiebige Tamponade der Scheide, starke Füllung der Blase die Cystocele auszugleichen und den Blasenboden mitsamt den Ureteröffnungen annähernd in das Niveau des Sphinkters zu heben und dadurch einer besseren Beobachtung zugänglich zu machen.

Der Blasenscheitel ist außer an der Stellung des Knopfes an der leicht hin- und hertanzenden Luftblase kenntlich. Sie ist stets rundlich, stark lichtbrechend, transparent und läßt deshalb Gefäße und Wandung der Blase durchscheinen. Ihre Form ist kugelig oder schüsselartig (s. S. 47, Abb. 41). Die Luft kann sich in einzelne kleinere oder größere Perlen zerteilen und ein sehr zierliches Bild erzeugen, namentlich wenn sich die Perlen an Eiterflocken oder Blutgerinnsel ansetzen.

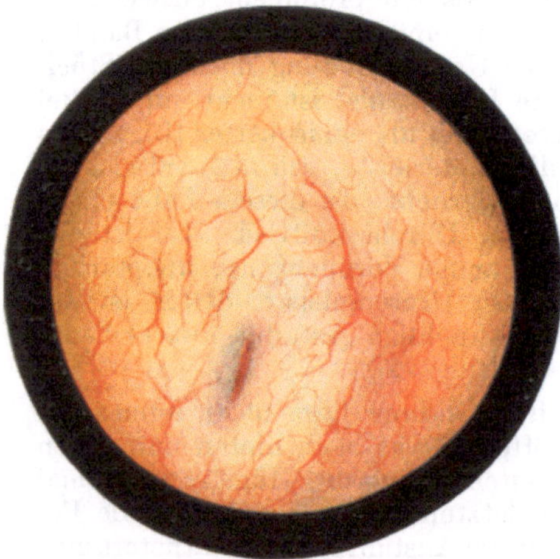

Abb. 52. Groß eingestellte, aus der Nähe gesichtete Harnleitermündung mit kräftigem umrahmenden Gefäßnetz.

Der Blasenscheitel und die hintere Blasenwand können durch den benachbarten Uterus eingebuckelt und in der Richtung auf die Vorderwand vorgetrieben werden. An dieser Stelle sieht alsdann die Blasenwand rötlicher und dunkler aus. Auch der Blasenscheitel hat diagnostisch nicht entfernt die Bedeutung des Sphinkters oder Trigonum. Wenn der Urachus offen geblieben ist, so kann man gelegentlich durch den Nabel einen Katheter nach abwärts bis in die Blase führen, wo er im kystoskopischen Bilde hinter dem Blasenscheitel mit seiner Spitze sichtbar wird, wie ich in einem von S. Jacoby photographierten und veröffentlichten, später von mir operierten Falle nachweisen konnte. Auch bei der Blasentuberkulose wird der Scheitel erheblich in Mitleidenschaft gezogen, weil die geschwürige Blase sich krampfartig zusammenzieht, den Scheitel gegen den Blasenboden preßt und die überspringende Infektion durch Kontakt den ersteren infiziert.

Den Scheitel aus nächster Nähe groß einzustellen, gelingt nur bei starker Senkung des Kystoskops nach unten. In dieser Stellung können dort sitzende Geschwülste, meist Rezidivknoten nach Sectio alta, intravesikal angegriffen und beseitigt werden.

Die Gefäßstruktur der Blase tritt bei Betrachtung durch das neue optische System (Zeiß-Kollmorgen) besonders deutlich hervor. Man kann Ringleb ohne Vorbehalt zustimmen, daß das neue System die Gefäße besonders scharf bis in ihre feinsten Ausläufer und Verzweigungen zeigt und sogar das Körperliche des dicht unter der Schleimhaut verlaufenden Gefäßrohrs wiedergibt. Die Gefäßanordnung am Sphinkter, durch welche die beschriebene gleichmäßige, namentlich bei Besichtigung aus der Nähe auffällige Röte hervorgerufen wird, und die Gefäßanordnung der Ureterenmündungen sind in der normalen Blase sehr charakteristisch und ein Wegweiser zur Orientierung, der leider bei entzündlicher Hyperämie in der allgemein flammenden Röte der Schleimhaut versinkt.

Besonders in der Nähe der Harnleitermündung sind die Gefäße typisch angeordnet. Feine ovale oder spitz zulaufende Gefäßschleifen umrahmen die Ureteröffnung. Als Wegweiser für die Auffindung der Ureteren kommen noch dickere, schwach verzweigte Gefäßstämme, besonders an der Seite und oberhalb des Harnleiterhügels am Übergang der Ureterenleiste in die hinteren Teile zum Vorschein und geben der ganzen Gegend ein charakteristisches Aussehen (s. Abb. 47 und 50).

6. Kapitel.

Akute Cystitis.

Man hat die akute Cystitis je nach ihrem Sitz in eine Cystitis colli, Cystitis trigoni und Cystitis marmorata, mit welchem Ausdrucke man das fleckweise Auftreten entzündlicher Herde hervorheben wollte, geschieden. Diese Einteilung hat vom Standpunkt des Ursprungs einiges für sich, insofern, als man die Cystitis colli und trigoni gewöhnlich als einen Aufstieg der Infection ex urethra auffassen kann. Im übrigen erscheint die Einteilung mir eben so unzweckmäßig, wie wenn man die Furunkel in Rücken- und Gesäßfurunkel einteilen will. Besser ist die Einteilung vom Standpunkt der Therapie in saure und alkalische Cystitis, da beide auf verschiedene Weise zu beeinflussen sind, die saure Cystitis durch Höllensteinpräparate und verwandte Mittel, die alkalische Cystitis durch Jodoform-Glyzerininjektionen (Freudenberg). Vom kystoskopischen und auch vom biologischen Standpunkt aus erscheint es mir am besten, die Cystitis nach den Erscheinungen, welche die Infektion in der Blase zeitigt, zu benennen und den Beinamen aus den am meisten hervorragenden Symptomen herzuleiten. So hat die Bezeichnung Cystitis acuta haemorrhagica oder Cystitis bullosa (Kolischer, Casper) oder Cystitis ulcerosa für jeden, dem die entsprechenden kystoskopischen Bilder im Gedächtnis haften, etwas Sinnfälliges. Sie gibt sowohl die Form wie die Schwere des Krankheitsbildes wieder.

Ich werde mich deshalb bei der Besprechung der akuten Cystitis an die Schilderungen der Erscheinungen halten, welche durch die Infektion in der Blase, wie an jeder anderen Körperstelle als Reaktion auf eingedrungene Schädlichkeiten hervortreten: 1. die Hyperämie, 2. das Ödem, 3. die eitrige Sekretion.

Hyperämie.

Die Hyperämie bringt, wenn sie stark auftritt, eine entzündliche Wallung über die kleinsten Kapillaren und verleiht damit der Blasenschleimhaut eine leuchtend rote Farbe. In der gleichmäßig entzündlichen Röte gehen die sonst so charakteristischen Gefäßbäumchen der normalen Blasenschleimhaut unter. Dieses Verschwinden der Gefäßbäumchen ist, wie Nitze hervorhebt, ein kystoskopisches Hauptsymptom der Cystitis, in demselben Maße, als die Wiederherstellung der Gefäßstruktur ein Zeichen für das Abklingen der Infektion ist.

Im Stadium der reinen Hyperämie ist der feuchte Glanz der Blasenschleimhaut noch erhalten und die entzündliche Röte das allein charakteristische Symptom. Sie läßt sich überall dort nieder, wo die Entzündung am heftigsten ist; nur

Akute Entzündung, Hyperämie und Blutung.

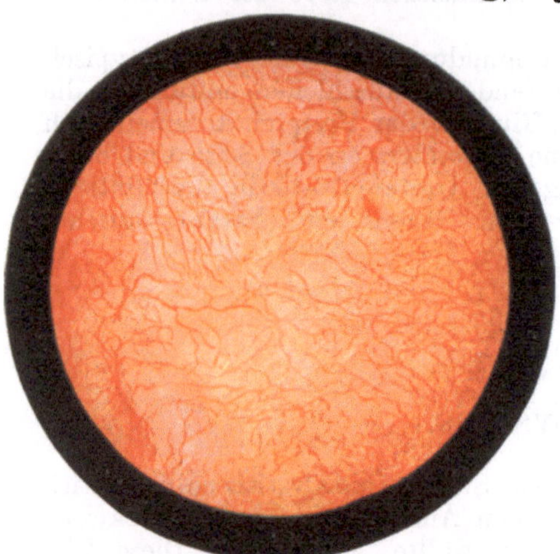

Abb. 53. Starke Überfüllung der kleinen Gefäße und Kapillaren infolge akuter Entzündung. Hierdurch entsteht eine erysipelartige Rötung der Schleimhaut.

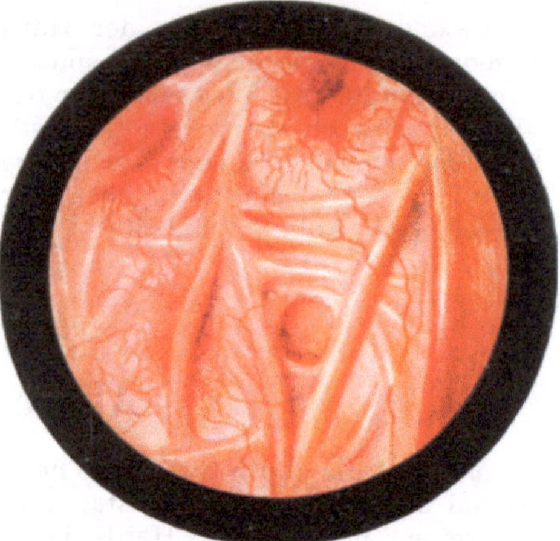

Abb. 54. Der entzündliche Blutandrang hat zur Zerreißung kleiner Gefäße und zur Blutung in die Schleimhaut geführt. Balkenblase (s. S. 74).

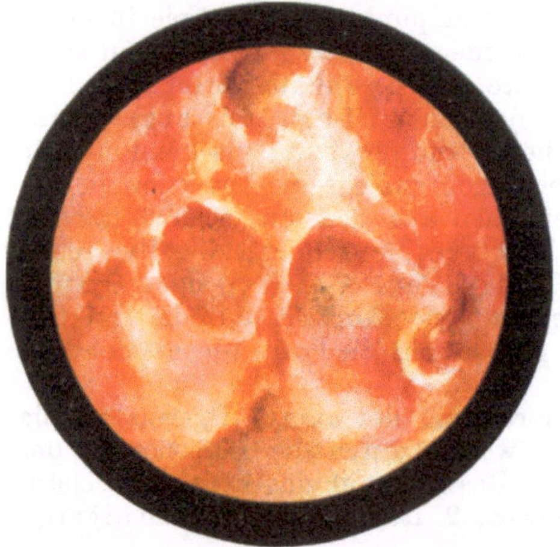

Abb. 55. Blutung in die mit eitrigen Membranen bedeckte Schleimhaut. An einzelnen Stellen sieht man durch Lücken in den Eitermembranen die rauhe, blutig infarzierte Schleimhaut.

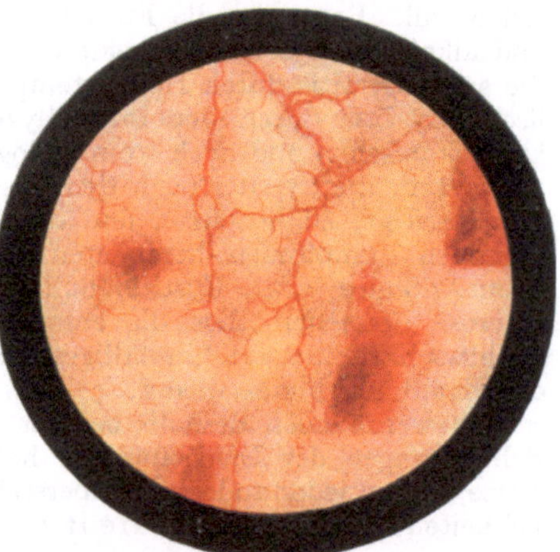

Abb. 56. Petechien ohne stärkere entzündliche Erscheinungen.

selten ergreift sie die ganze Blasenhöhle gleichmäßig; meistens nur einige Abschnitte, z. B. den Sphinkter, das Trigonum, die Hinterwand, und ist an den übrigen Teilen weniger ausgeprägt. Der Blasenscheitel ist gewöhnlich viel weniger injiziert als die übrige Blase. Die entzündliche Injektion kann so stark sein, daß es zum Blutaustritt in die Schleimhaut aus den platzenden Kapillaren kommt, daß die Blutung sogar recht heftig wird, nach außen in die Blasenhöhle erfolgt und zum Niederschlag grober Gerinnsel führt. In diesen schweren Fällen hat die Hyperämie gewöhnlich einen Stich ins Bläuliche oder Lila, weil im Kapillarsystem die venöse Stase vorherrscht. In anderen Fällen, in denen die offenbar mildere Infektion auch eine mildere Reaktion herausfordert, zeigt die hyperämische Röte nicht den gleichmäßig flammenden Charakter, sieht zarter und heller aus und faßt weiße Bezirke, in denen die Gefäße kaum verbreitert sind, zwischen sich. Auch in den leicht hyperämischen Stellen kann man bei scharfer Betrachtung deutlich die Vermehrung und Verbreiterung der Gefäße erkennen, welche sich noch nicht so verstärkt und vervielfältigt haben, daß sie aneinanderstoßen und die erysipelartige Röte erzeugen.

Die Blutung aus den zu stark gefüllten Kapillaren in die Mukosa erfolgt gewöhnlich in Form unregelmäßiger, stark gezackter Flächen. Kleine runde, punktförmige Blutungen sind bei akuter Entzündung selten, jedenfalls viel seltener als bei der Blasentuberkulose. Aus der Blutung entstandene Gerinnsel kann der Unkundige für Geschwülste halten, wenn nicht einerseits die Begleiterscheinungen der akuten Entzündung und andererseits die Farbe und der homogen strukturlose Aufbau gegen den Geschwulstcharakter sprechen würden. Später, wenn Entzündung und Blutung nachgelassen hat, nehmen die Gerinnsel, durch den Urin ausgelaugt, eine schmutziggraue oder bräunliche Farbe an, fasern auf und bedecken sich mit Eiterflöckchen, welche zum Teil aus dem Gerinnsel selbst durch Mazeration entstehen, zum Teil aus dem cystitischen Urin sich an dem Gerinnsel niederschlagen.

Entzündliches Ödem.

Die am meisten charakteristische Form des entzündlichen Ödems ist das sogenannte bullöse Ödem. Es wird durch runde Blasen in der Form von ganzen oder halben Kugeln gebildet, welche zu mehreren dicht aneinanderliegen, oder durch nur ganz schmale Schleimhautbrücken getrennt sind. In ihrer äußeren Gestalt gleichen sie Weintrauben oder Echinokokkusblasen. Je nachdem das Licht der Kystoskoplampe sie diaphanisch durchleuchtet oder von ihrer Wand abprallend reflektiert wird, je nachdem der Inhalt klar und wässerig, oder durch Trübung milchig oder gelb-bräunlich ist, erblickt man durchsichtige glasige oder weiße, gelbbraune, mehr solide aussehende Gebilde. Seltener nimmt das bullöse Ödem, namentlich in der Sphinktergegend, eine merkwürdig bizarre Form in Gestalt von handschuhfingerförmigen, bukettartigen oder polypenähnlichen Ausstülpungen an, welche bisweilen der Form nach echten, papillomatösen Neubildungen gleichen und mit ihnen verwechselt werden. Es passiert zuweilen, daß ein solches Pseudopapillom durch Sectio alta freigelegt wurde, welche eine völlig intakte Blasenschleimhaut nachweist. Gegen diese Verwechslungen ist man nur bei genauer Kenntnis der Unterschiede zwischen dem echten Papillom und dem bullösen Ödem geschützt. Das Papillom ist nicht transparent, macht meistens einen durchaus kernigen, fleischigen, soliden Eindruck und weist hin und wieder Gefäßbäumchen in seinen Verzweigungen auf. Das bullöse Ödem ist gefäßlos, weil die Zirkulation in ihm durch den Druck der wässerigen Exsudation eingeengt wird. Es ist bei durchscheinendem Licht stellenweise transparent. Das Papillom sitzt auf einem mehr oder weniger breiten Stiel und ist, abgesehen von den seltenen, malignen flächenhaften Geschwulstrasen, niemals über so breite Flächen verteilt, wie das bullöse Ödem. Der gestielte Charakter des Papilloms kann zwar durch überhängende Zotten verdeckt werden. Aber auch dann erkennt man an dem Schlagschatten auf der Blasenwand, oder durch Berührung der Geschwulst mit dem Harnleiterkatheter, welche man in toto wie einen jungen Baum nach der Seite biegen kann, den papillären Aufbau. Ferner haben das bullöse Ödem und der Tumor

Bullöses Ödem.

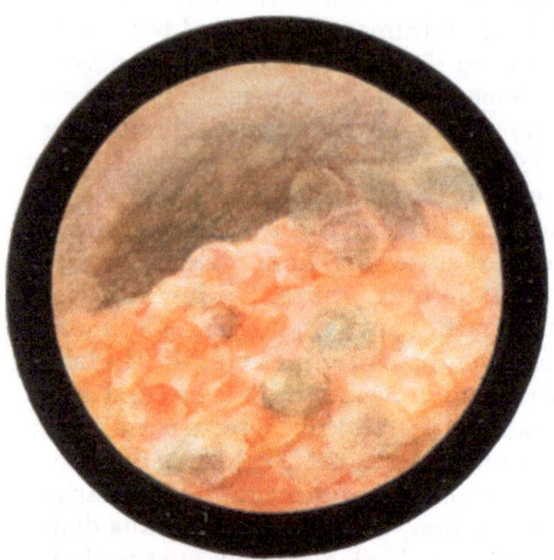

Abb. 57. Oedema bullosum aus der Entfernung gesichtet. Die Erhebungen erscheinen zum Teil blasig, zum Teil als fleischige Höcker.

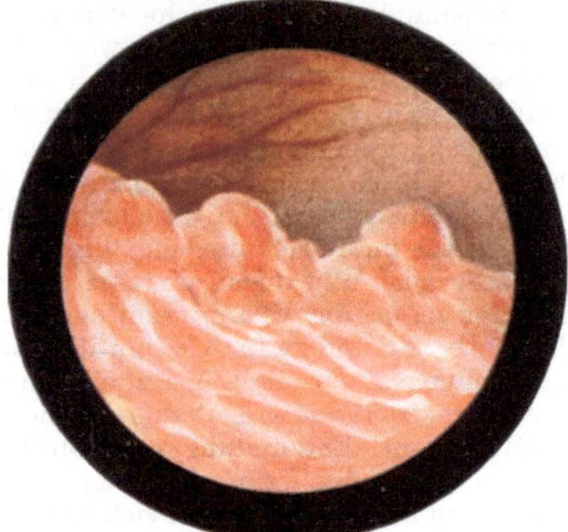

Abb. 58. Entzündliches Ödem am Sphinkter.

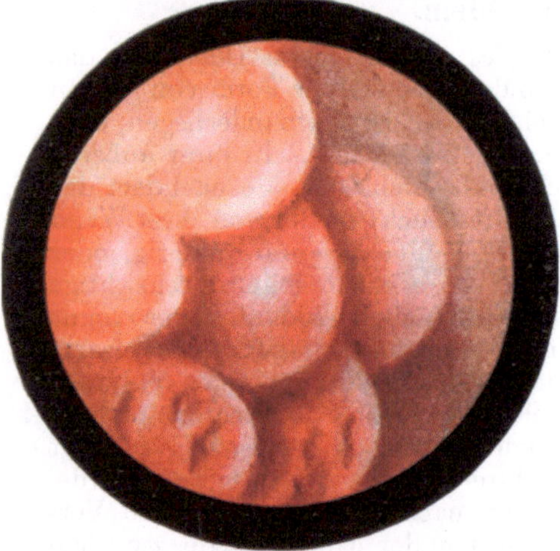

Abb. 59. Entzündliches bullöses Ödem aus nächster Nähe eingestellt in einer stark infizierten Blase.

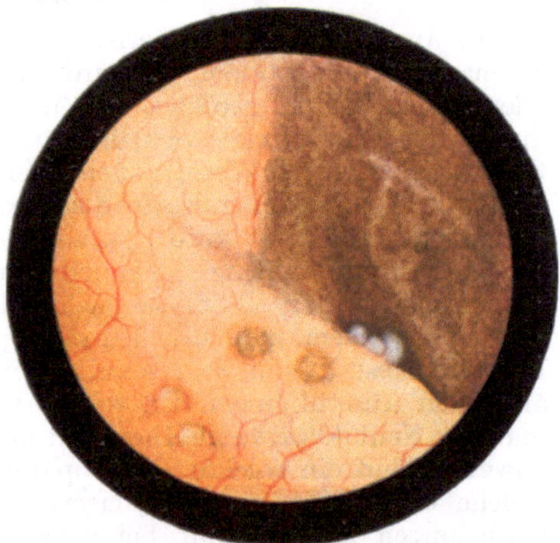

Abb. 60. Herpesbläschen in einer im übrigen normalen Blase. Je nachdem sie vom Lampenlicht getroffen werden, erscheinen sie transparent oder weißlich solide.

an verschiedenen Stellen der Blase ihren Lieblingssitz. Das bullöse Ödem sitzt mit Vorliebe am Sphinkter, den es ringförmig vollkommen austapezieren kann, eine Bekleidung, welche das Papillom niemals zustande bringt. In der Uretergegend, wo das echte Papillom mit Vorliebe aufkeimt, ist das bullöse Ödem seltener und gewöhnlich nur bei Tuberkulose des unteren Ureterendes oder bei Einklemmung eines Steines nahe dem Ureterostium zu finden, also unter Umständen, welche durch andere kystoskopische Erscheinungen den Charakter der entzündlichen Schwellung klarlegen. Gerade darin besteht der Hauptunterschied, daß das Papillom gewöhnlich in einer normalen, mit zarten Gefäßen ausgestatteten Blasenschleimhaut aufwächst, während das bullöse Ödem aus einer zum mindesten örtlich gereizten Blase hervorquillt und deshalb stets von anderen Zeichen der Entzündung, Hyperämie, fibrinöser Ablagerung begleitet ist.

Schwierig wird die Unterscheidung, sobald sich in der Umgebung einer echten Geschwulst bullöses Ödem bildet, eine nicht häufige, aber für den Anfänger besonders schwer erkennbare Kombination von richtiger Geschwulstbildung mit richtiger Entzündung. Die Begleitung der Geschwulst durch bullöses Ödem erklärt sich dadurch, daß das bullöse Ödem, wenn es auch am häufigsten das Produkt einer infektiösen Entzündung ist, kein ausschließlich entzündliches Erzeugnis, sondern die Folge einer mechanischen, nicht entzündlichen Zirkulationsstörung sein kann, durch welche es zum Austritt von Serum aus dem behinderten Gebiet in die Schleimhaut kommt. So kann der Druck einer Geschwulst, eines Steins, einer hypertrophischen Prostata bullöses Ödem erzeugen, und so kündigt sich z. B. eine von der Nachbarschaft der weiblichen Genitalien nach der Blasenwand zu vorstoßende Geschwulst, noch bevor sie durchgebrochen ist, durch bullöses Ödem an. Später bricht der Tumor durch, und nun liegt echter markiger Tumor inmitten eines Kranzes von bullösem Ödem, welches nur eine Folgeerscheinung der durch das Eindringen des Tumors in die Blasenwand hervorgerufenen Zirkulationsstörung ist. Ebenso kann ein ausgedehnter Blasentumor das Auftreten von bullösem Ödem in der Nachbarschaft durch Erschwerung der Gefäßzirkulation herbeiführen. Der letztere Fall ist leichter zu deuten als der erstere, weil hier der Tumor bei weitem überwiegt und das Ödem hinter ihm zurücktritt, während im ersten Fall das Ödem den Tumor fast ganz verdeckt und ihn nur für einen sehr erfahrenen und aufmerksamen Beobachter hervortreten läßt. Ich glaube aber, daß in der großen Mehrzahl der Fälle der Unterschied von bullösem Ödem und Tumor nicht schwer fallen kann, besonders, wenn man sich bemüht, nachzusehen, ob noch andere örtliche Entzündungserscheinungen vorhanden sind. Der allerschwierigste Fall ist der, wenn ein maligner, jauchiger, von Eiter und Inkrustation bedeckter Tumor, dessen Geschwulstcharakter durch die begleitende Infektion verwischt ist, die Blasenwand entzündet und bullöses Ödem als Folge der Entzündung erzeugt. Dann ist es auch dem Geübten zunächst nicht möglich, eine sichere Diagnose zu stellen. Er wird erst die Reinigung der Blase durch längere Behandlung mit regelmäßiger Spülung und antiseptischer Installation abwarten müssen, bis die Entzündungserscheinungen sich etwas zurückgebildet haben und dadurch die Möglichkeit gegeben ist, das fragliche Gebilde als Tumor zu erkennen und das gleichzeitig bestehende bullöse Ödem als eine gemeinsame Folgeerscheinung von Entzündung und mechanischer Zirkulationsstörung zu deuten.

Das rein statische, z. B. durch Verwachsung der Blasenwand mit einer malignen Geschwulst erzeugte Ödem unterscheidet sich von dem rosa oder rot gefärbten entzündlichen Ödem durch seine auffällige Blässe.

Sticht man die Ödemblasen mit einer Thermokoagulationssonde an, so fallen sie durch Entleerung ihres wässerigen Inhalts zusammen.

Die allgemeine Entstehungsursache des bullösen Ödems liegt in einer Zirkulationsstörung, sei es mechanischen, entzündlichen oder traumatischen Ursprungs. Deshalb stellt sich bullöses Ödem auch in der Umgebung eines Ulcus cystoscopicum ein, welches durch die Berührung der Blasenwand mit der kaustisch wirkenden Kystoskoplampe entsteht, oder im Anschluß an die therapeutische

Behandlung von Blasentumoren mit Thermo- oder Chemokoagulation. Der Kundige wird in diesen Fällen sofort das bullöse Ödem als reaktive Entzündungserscheinung deuten, der Unkundige es für eine Propagation, einen örtlichen Vorstoß des ursprünglichen Tumors solange halten, bis er die Wahrnehmung macht, daß es sich nach einiger Zeit von selbst zurückbildet, ohne Spuren an der Blasenwand zu hinterlassen.

Andere Formen des Ödems, wenn man von der sulzigen Verdickung der Blasenwand bei chronischer Entzündung absieht, kommen nicht vor. Marion schildert noch eine Form, bei welcher das Ödem in einzelnen zerstreuten Bläschen tauperlenartig auftritt. Da die Blase aber keinerlei Zeichen von Entzündung in der näheren oder weiteren Umgebung dieser Gebilde zeigt, muß man sie nach Viertel besser als kleine Cysten oder, nach Orth, als Herpes vesicae auffassen. Jedenfalls stehen diese Gebilde der später beschriebenen Cystitis cystica nahe.

Eiterung.

Das dritte Zeichen der Entzündung, die Eiterung, das sekretorische Produkt der entzündeten Schleimhaut, findet sich gewöhnlich erst in einem vorgeschrittenen Stadium des Prozesses, in welchem das Erblassen der Schleimhaut, das Verschwinden der Gefäßinjektion, das Erlöschen des Schleimhautglanzes infolge sulziger Infiltration der Blasenwand als Anzeichen des Überganges in das chronische Stadium hervortritt. Wenn die akute Entzündung in ihrer ersten vollen Blüte steht, die erysipelartige Färbung der Schleimhaut das kystoskopische Bild beherrscht, ist die Eiterung entweder überhaupt noch nicht vorhanden, oder ganz schwächlich in Gestalt zahlreicher feinster, an der Schleimhaut locker haftender Flocken bemerkbar. Kristallinisch glänzend liegen die feinen Gebilde auf der Blasenschleimhaut. Ein Wechsel der Spülflüssigkeit wäscht sie von ihrem Platze, fegt sie durch das Kystoskoprohr nach außen, oder schwemmt sie an anderen Stellen der Blase ganz nach Zufall zusammen. Die Eiterflocken können auch wie kleine Wollfusel an der Blasenwand festklebend, oder hin- und herflottierend, nicht so leicht abgeschwemmt werden. Später ballt sich der Eiter zu größeren, dicken, watteähnlichen oder handtuchartigen, unregelmäßigen Platten zusammen. Diese sitzen regellos, wie sie der Zufall gerade hinführt, oder am häufigsten der Statik nach am Übergang des Blasenbodens zur Hinterwand. Gelegentlich können sie auch als offenbar sehr leichte, durch längeres Liegen im Urin mazerierte Gebilde im Vertex der Blase auf der eingebrachten Blasenflüssigkeit schwimmen. Diese Formen der Eiterung hat man wegen ihres lockeren Zusammenhanges mit der Blasenwand als mobilen Eiter bezeichnet. Im Gegensatz dazu steht der immobile, der Blasenwand anhaftende zähe, dicke, klebrige, ziemlich feste Eiter. Er setzt sich entweder in derben Häuten und Bändern oder in dünnen, maschenförmigen Schleiern oder kompakten helmbuschähnlichen Eitermassen ab. Sie haften der Blasenwand fest an, sind auch durch wiederholtes Spülen nicht loszuwaschen und finden sich bei erneuter Untersuchung deshalb der Form und Lage nach im wesentlichen unverändert vor. Bisweilen sind die handtuchartigen Eiterflächen nichts anderes als die Beläge von Geschwüren, welche als Folge der nekrotisierenden Infektion sich mehr oder weniger tief in die Blasenwand hinein erstrecken. Die Beläge sind oft sehr schwer zu entfernen. Ich glaube auf Grund einiger, allerdings noch nicht zahlreicher Erfahrungen zu ihrer Lösung das Vucin (Klapp) empfehlen zu können. Es befördert die Abstoßung der Membranen und Reinigung der Geschwüre und leistet deshalb sowohl für die Diagnose wie für die Behandlung gute Dienste. Sehr charakteristisch und diagnostisch bedeutsam sind die langen runden, wurstförmigen Eitergerinnsel. Sie stammen meistens aus pyonephrotischen Säcken und schlängeln sich, den Ureter entlang gleitend, langsam als zahnpastenartige Kringel aus der Ureteröffnung heraus. Durch Palpation der erkrankten Niere von seiten eines Assistenten während der Kystoskopie bei genauer Einstellung des zugehörigen Ureterostiums kann man die Auswanderung

Eiter in der Blase.

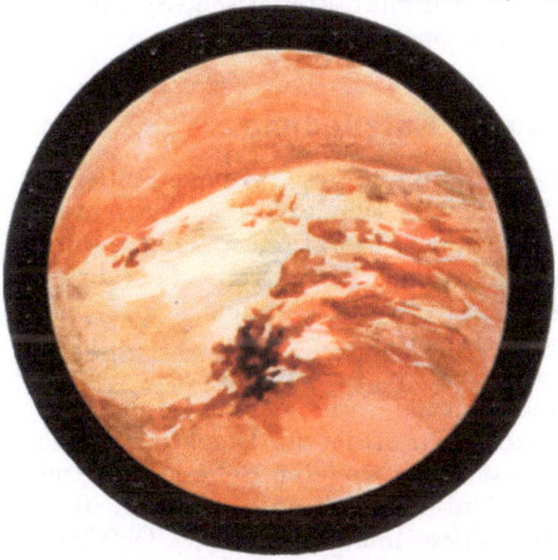

Abb. 61. Eiterige Membran, links gleichmäßig derb, rechts schleierförmig durchbrochen. Petechien. Stark entzündete Schleimhaut.

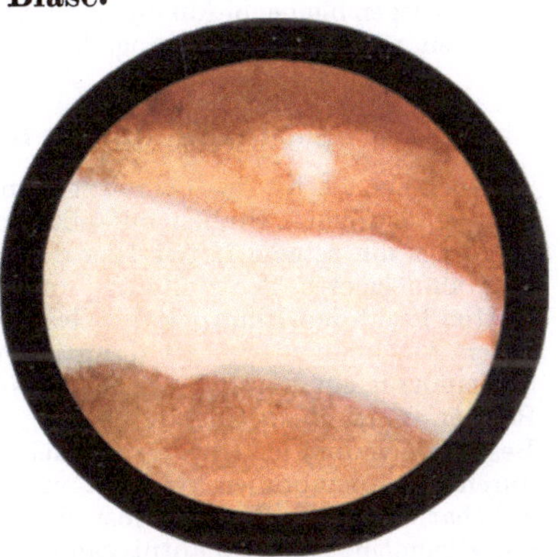

Abb. 62. Dickes breites Eiterband. Oberhalb eine Eiterflocke. Stark entzündete Schleimhaut.

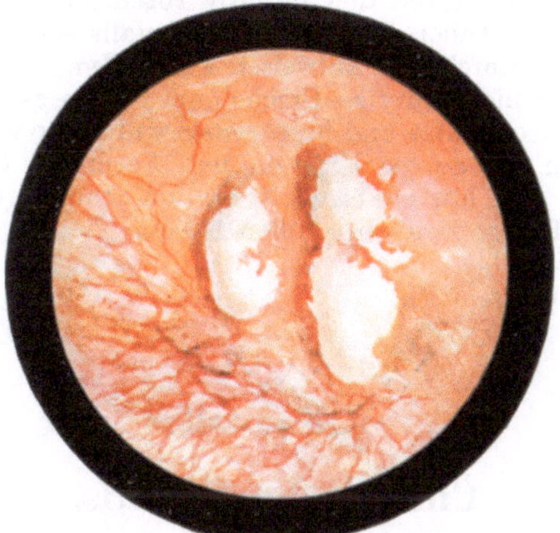

Abb. 63. Dicker, watteförmiger, mobiler Eiter. Die Schleimhaut ist leicht entzündlich injiziert.

der Eiterwürste aus der Niere künstlich herbeiführen und ihren Austritt aus dem Ureterlumen in die Blase beobachten. Sich langsam in Spiralen aufwickelnd, wie wenn Zahnpaste aus der Tube gedrückt wird, verläßt der Eiter die Harnleiteröffnung (s. Abb. 111, 112, 113). Mit dieser Beobachtung ist die Existenz der Pyonephrose sichergestellt und die Indikation zur Entfernung des schwerkranken, durch Produktion toxischer Stoffe den Haushalt schädigenden Organs gegeben, vorausgesetzt, daß der Beweis für eine ausreichende Funktion der anderen Niere erbracht wird. Die langen, aus dem Ureter sich ringelnden Eiterwürste brechen schließlich ab und sammeln sich in makkaroniartigen Stücken in den abhängigen Partien der Blase an. Merkwürdigerweise stören diese dicken, eitrigen Gebilde die Beobachtung meist nicht, weil sie sich nicht mit der Blasenflüssigkeit vermischen und als unlösliche Gebilde nach Art eines Fremdkörpers liegen bleiben. Auf dieses ebenso wichtige wie charakteristische Symptom kommen wir bei Besprechung der Ureteraktion noch einmal zurück.

Geschwürsbildung bei akuter Entzündung.

Noch ehe die Eiterung einsetzt, kann die gerötete und geschwollene Schleimhaut an einzelnen Stellen aufsplittern, platzen und sich ablösen. Man muß allerdings mit seinem Urteil über das Bestehen einer Ulzeration vorsichtig sein, weil aufgelagerte Schleimfäden und Schleimmassen, emporstrebende Fibrinplatten leicht den Eindruck der Geschwürsbildung erwecken können. Von einer Ulzeration können wir erst dann reden, wenn inmitten der stark entzündeten Schleimhaut ein Defekt, welcher gewöhnlich unregelmäßig gezackt und dessen Ränder in frischem Zustand blutig suffundiert sind, mit seinem infolge der Beschattung dunklen Untergrund sichtbar wird. Sehr oft ist der Defekt zunächst durch Eitermembranen verdeckt und wird erst nach längerer Behandlung frei sichtbar. Oder die Nekrose löst sich von der Unterlage ab und hebt sich über das allgemeine Schleimhautniveau empor, eine Vorwölbung, statt eines Defektes vortäuschend. Der Lieblingssitz des nicht tuberkulösen, eitrig infektiösen Ulkus ist nach meiner Erfahrung die Sphinktergegend und die sich ihr anschließende Blasenpartie. Außer durch die Lokalisation unterscheidet sich das nicht tuberkulöse Ulkus durch den intensiv roten, etwas stumpfen Schleimhautglanz, welchen das tuberkulöse Ulkus jedenfalls seltener, gewöhnlich nur bei Zutritt einer Mischinfektion, aufweisen kann. Im ganzen ist das einfache infektiöse Ulkus eine nicht häufige Erscheinung, wenn es auch in letzter Zeit anscheinend öfters beobachtet und beschrieben wurde, so wird man bis zur Abstoßung der eitrigen Beläge die Existenz und Form des Ulkus mehr erraten als sicher erkennen. Das letztere ist meist erst im Stadium der Reinigung möglich, nachdem die Beläge sich abgestoßen haben.

7. Kapitel.

Chronische Cystitis.

Nicht jede akute Cystitis muß sich notgedrungen bis in das Stadium der Eiterung entwickeln. Viele gelangen namentlich bei richtiger Behandlung nur bis in das Stadium der entzündlichen Hyperämie oder des Ödems und bilden sich dann wieder zur Norm zurück. Bei einigen kommt es zu einer schwachen Sekretion, ehe die Rückbildung einsetzt. Wenn die Eiterung längere Zeit anhält, entsteht unter dem Einfluß der beharrlichen Infektion eine Umwälzung in dem Charakter der Blasenschleimhaut. Sie verliert das intensiv entzündliche Rot und schlägt in das Rotbraune oder Gelbbraune um. Sie sieht wie beschlagen und rauh aus. Sie verliert ihren glatten glänzenden Schimmer und macht einen derben, verhärteten, wie vielfach gesagt wird, samtartigen, nach meinem Gefühl mehr epidermisähnlichen Eindruck. Durch diese Umwandlung geht die Gefäßzeichnung der normalen Blase verloren, weil die feinen Äste durch die verdickte sulzige Mukosa nicht mehr durchschimmern können, von ihr überlagert, verdeckt und

Cystitis.

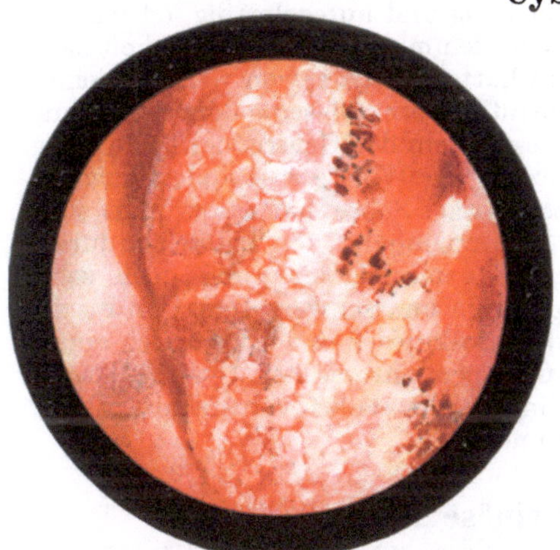

Abb. 64. Geschwulstartige Auftreibung der Blasenschleimhaut. Am Rande rechts erysipelartige Verfärbung, welche nach der Mitte zu von kleinen dunklen punktförmigen Blutungen begrenzt wird. Daran anschließend eine mit eitrig fibrinösen Netzwerk bekleidete Anschwellung, welche leicht erhaben ist und einen Schlagschatten wirft.

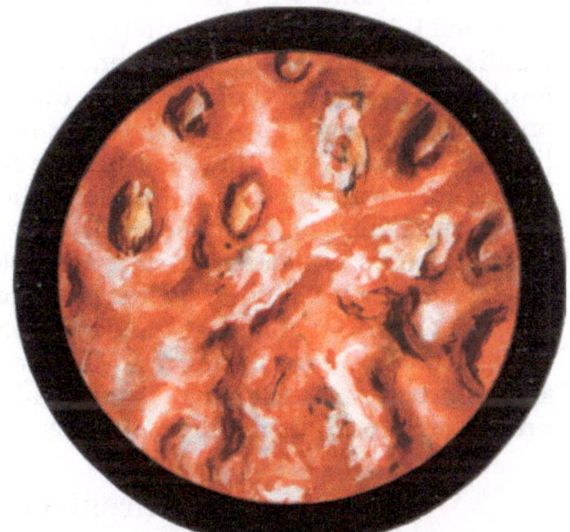

Abb. 65. Gehirnartige Cystitis. Balkenblase mit schwerster, eitriger Infektion. In den Vertiefungen zwischen den Muskelbalken hat sich dickes eitriges Sekret in Form von Klumpen und Flocken festgesetzt. Rotbraune, samtartig stumpfe Veränderung der Schleimhaut.

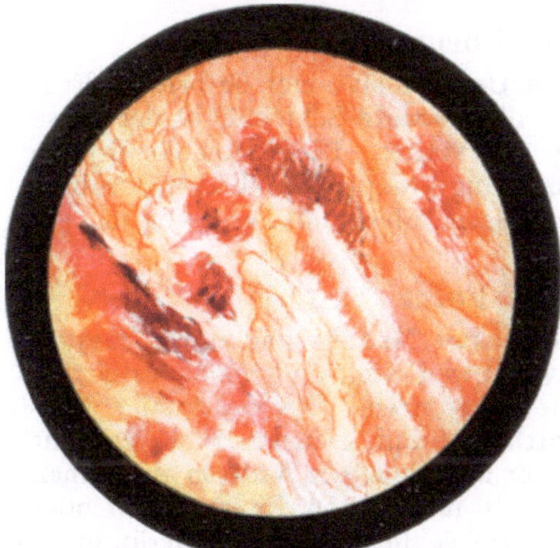

Abb. 66. Fibrinöse, membranartige Ausschwitzung mit warzenähnlichen Gebilden von fleischigem Aussehen.

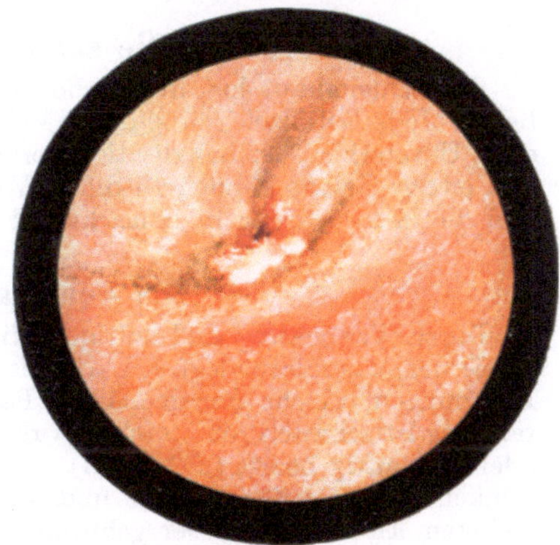

Abb. 67. Feine Eiterflocken auf der roten entzündeten Blasenwand. Unterhalb der Mitte eine dicke Flocke mit kleinerem hämorrhagischem Anhang.

damit unsichtbar werden. Wie durch das Leukom der Kornea oder durch den Katarakt die Gefäße der Retina nicht durchschimmern, so werden auch durch die Trübung und Verdickung des Mukosaepithels die Gefäße der Blasenschleimhaut unsichtbar. Die Schleimhaut wird an der Oberfläche buckelig und unregelmäßig, oder auch rauh und körnig wie Schmirgelpapier, mit dem sie um so größere Ähnlichkeit hat, als die einzelnen Körnchen einen ungemein harten Glanz zeigen. Die Schleimhaut kann sich in Wülste legen, die, namentlich am Blasenboden besonders entwickelt, durch ihre gewundene kurze Gestalt ein der Gehirnoberfläche ähnliches Bild erzeugen. In den durch die Kreuzung der Wülste entstandenen rundlichen oder winkligen Buchten bleibt dickes, eitriges Sekret haften, welches sich zu festen Klumpen oder lockeren Fetzen zusammenballt. So entstehen durch Zusammentreffen verschiedener Komplexe sehr mannigfache und doch sehr charakteristische Bilder. Durch die langjährige und schwere Infektion bis in die Tiefe ergriffen, nimmt die Blasenwand kystoskopisch und histologisch einen völlig anderen Charakter an. Folgende Gruppen chronischer Cystitis lassen sich hierbei unterscheiden, welche allerdings nicht scharf voneinander abgegrenzt sind und ineinander übergehen können.

Die chronisch fibrinöse Form.

Die Blasenwand ist austapeziert mit großen weißen, festhaftenden Membranen und dicken, eitrigen Büscheln. An den unbedeckten Stellen erscheint sie stumpf, rauh, gelbrot, braunrot. Bei dieser Form ist darauf zu achten, ob sich nicht hinter den Belägen der Blasenwand eine Tuberkulose oder ein jauchiger Tumor versteckt. Der wahre Charakter des Leidens tritt oft erst nach längerer Behandlung des Blasenhohlraums hervor, wenn die Reinigung und Abstoßung der eitrigen Produkte erfolgt ist.

Die samtartige Form.

Die Schleimhaut hat die Farbe und die Unebenheit einer halbreifen Erdbeere. Jede Gefäßzeichnung fehlt. Meist ist die gesamte Schleimhaut der Blase ohne Unterschied der Lokalisation derartig umgestaltet. Blutungen, Geschwüre und eitrige Beläge können zu dieser Veränderung komplizierend hinzukommen und die Entscheidung in Hinsicht auf eine Blasentuberkulose erschweren.

Die gehirnartige Form.

Durch Verdickung und sulzige Infiltration der Mukosa und durch Hyperplasie der Muskulatur legt sich die Blasenwand in Falten und bildet wallartige Erhebungen, welche unregelmäßige Räume umgrenzen. Die wulstartige Umrandung ist schwach rot bis intensiv rot gefärbt, stumpf, glanzlos, rauh, gekörnt oder auch eitrig belegt (s. Abb. 65). Die Täler zwischen den Wülsten erscheinen dunkel, braunrot bis schwarz und sind erfüllt mit dicken Eiterwürsten oder lockeren Eiterflocken. Der gehirnartigen Form schließt sich die entzündliche Balkenblase an, welche durch ein Zusammentreffen von Infektion und chronischer Retention zustandekommt.

Einem Widerstand in der Harnentleerung, verursacht z. B. durch Harnröhrenstriktur oder Prostatahypertrophie, sucht die Blase durch vermehrte Anspannung der Muskulatur entgegenzuarbeiten und den Inhalt mit gesteigerter Kraft auszutreiben. Unter dem Einfluß dieser Tätigkeit verstärken sich die Muskelbündel der Blase und springen nach Art von Balken in den Hohlraum vor, zwischen sich Räume von dreieckiger, länglicher, runder oder vieleckiger

Form fassend. Die Wände dieser Vertiefungen sind nichts anderes als die hypertrophischen Muskelbalken. Sie überschatten den Blasengrund und erzeugen, das Licht der Kystoskoplampe abblendend, tiefschwarze Spalten und Löcher. Man hat diese Vertiefungen in der Blasenwand als erworbene Divertikel be-

Cystitis.

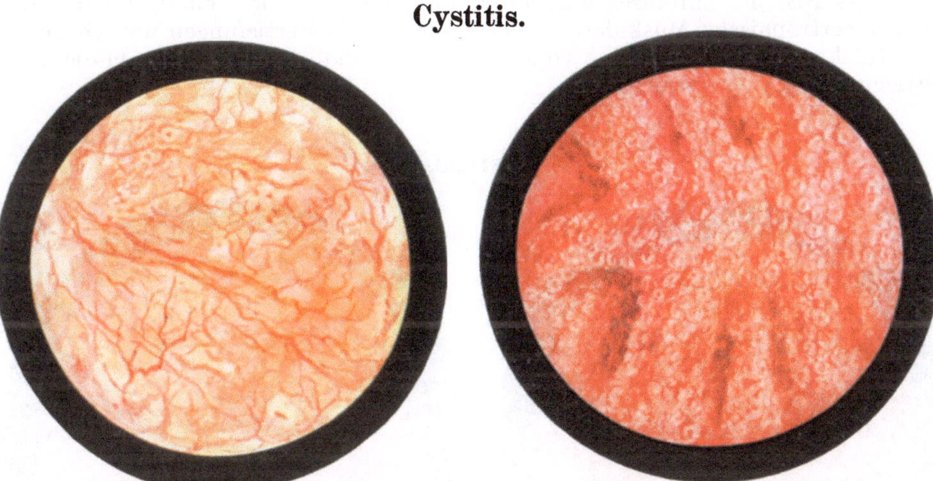

Abb. 68. Leichte entzündliche Injektion der Blasenschleimhaut.

Abb. 69. Rauhe, verdickte, gekörnte Blasenschleimhaut. Die normale Gefäßstruktur ist verschwunden. Die Gefäße werden von der verdickten Schleimhaut überlagert und verdeckt und sind deshalb unsichtbar.

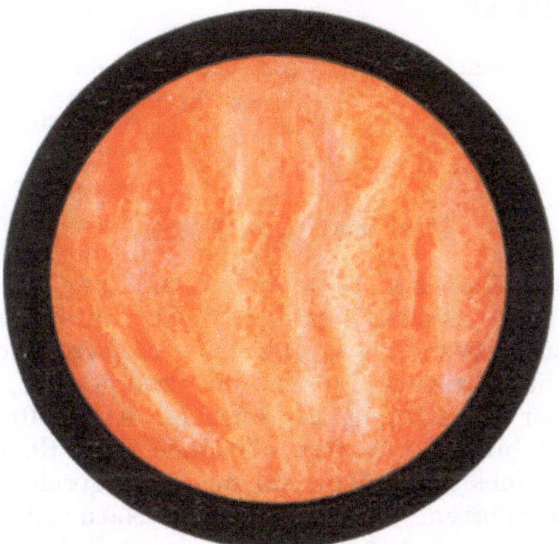

Abb. 70. Chronisch entzündete, verdickte Blasenschleimhaut.

zeichnet. Dieser Ausdruck hat eine kystoskopische, aber keine anatomische Berechtigung, da die intermuskulären Räume bloße Vertiefungen, aber keine richtigen Säcke, wie die echten Divertikel sind. Kystoskopisch erscheinen beide, sowohl das erworbene, wie das angeborene Divertikel, infolge des Mangels an Belichtung ziemlich gleich als schwarze, lichtlose Spalträume. Auf die

Unterschiede, welche beide Formen, das erworbene und das angeborene Divertikel, voneinander trennen, kommen wir an anderer Stelle noch zurück. Hier haben wir die Entstehung und Form der Divertikelblase nur deshalb geschildert, weil sie im Verein mit der Infektion, welche sich mit Vorliebe in dem Stauungsharn und der überdehnten Blase einstellt, das sehr charakteristische kystoskopische Bild der chronisch infizierten Balkenblase bildet, ein Gemisch, in dem hypertrophische Muskulatur, dementsprechende Vertiefungen und chronische Infektion in allen Stadien vom leichten entzündlichen Rot bis zum dicken eitrigen Belag sich vermengen.

Cystitis.

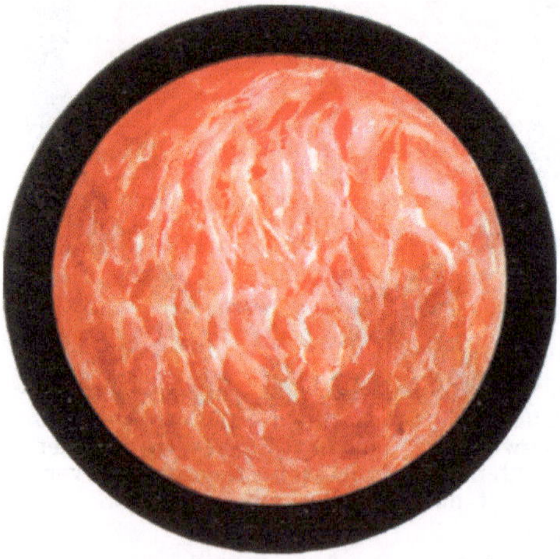

Abb. 71. Rauhe entzündete Schleimhaut.

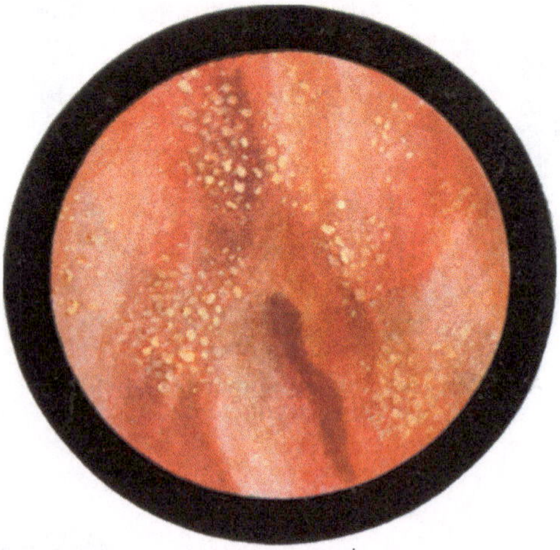

Abb. 72. Braunrot verfärbte Schleimhaut mit sandigem, aufgestreutem Belag von gelben Kristallen.

Die warzige Form.

Durch entzündliche Ausschwitzung und Verdickung der Mukosa entstehen auf der Blasenwand warzige oder raupenähnliche, unregelmäßige Gebilde von dunkelroter oder rotbrauner Farbe, zugleich erhaben über das Niveau der umgebenden Schleimhaut, welche im übrigen zwar gerötet, aber gut erhalten, kein Zeichen ulzeröser Zerstörung aufweist (s. Abb. 66). Dieser Umstand beweist, daß diese Gebilde keine Granulationen sind, da sie in diesem Falle als Teile und Inhalt eines Ulkus von einem scharf geschnittenen, wallartigen Rande umgeben sein müßten. Wenn auch ihre Natur histologisch nicht klar ist, so erscheint mir gerade in Anbetracht dessen, daß die umgebende Schleimhaut zwar verdickt, aber in ihrer Kontinuität erhalten ist, die fibrinös exsudative Natur dieser eigenartigen und ziemlich seltenen Gebilde wahrscheinlich. Infolge des Mangels einer exakten pathologischen Identität nennt man diese Form der Cystitis am besten nach ihrer äußeren Erscheinung Cystitis verrucosa. Ihr verwandt ist offenbar eine andere Form, bei welcher die Schleimhaut kleine, dicht aneinandergedrängte, an das bullöse Ödem erinnernde Erhebungen in der Anordnung scharf vorspringender Leisten oder rundlicher Herde aufweist.

Cystitis cystica oder nodularis.

Diese Form der Blasenentzündung ist sowohl pathologisch wie anatomisch gut bekannt.

Kystoskopisch liegen innerhalb der erkrankten Partie zahlreiche Knötchen ziemlich dicht aneinandergedrängt, so daß man bei Betrachtung von oben

Cystitis cystica und verwandte Veränderungen.

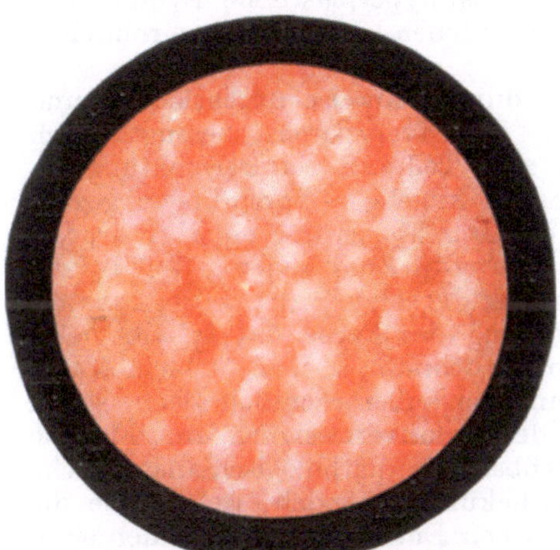

Abb. 73. Cystitis cystica (nodularis). Die Schleimhaut ist mit flachen Höckern, von denen einer an den andern stößt, austapeziert.

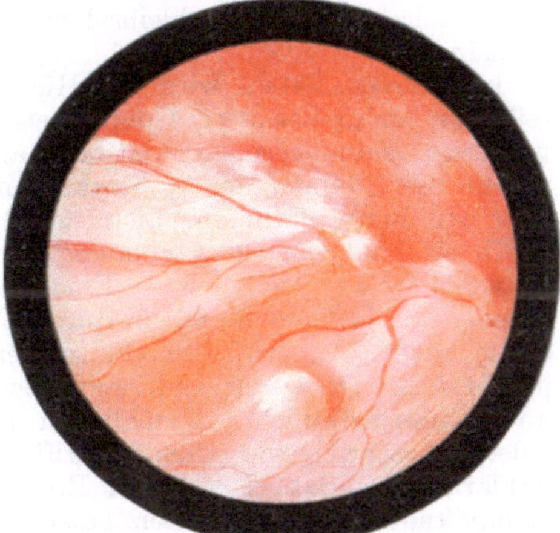

Abb. 74. Zystenartige Gebilde in einer entzündeten Blase.

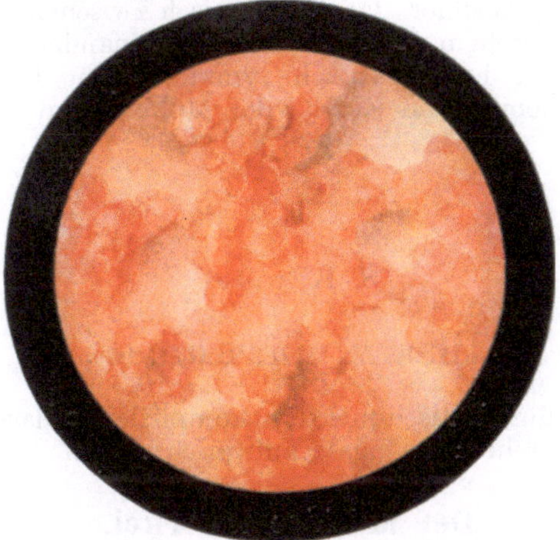

Abb. 75. Cystitis cystica. Einige Erhebungen sehen bläschenartig aus. Andere Erhebungen sind mehr schuppenartig neben- und übereinander angeordnet.

wie auf eine hügelige Landschaft heruntersieht, zwischen deren einzelnen Erhebungen schmale und normale Schleimhautleisten verlaufen. Auch die Hügel selbst sind von normaler oder höchstens leicht injizierter Schleimhaut überzogen. Man findet die Erkrankung bei lange bestehenden chronischen oder abgeheilten Leiden mit Vorliebe verbreitet am Sphinkter, ferner am Blasenboden und dem angrenzenden Teil der Hinterwand der Blase. Die kleinen

Erhebungen sind verschieden als Halbkugeln oder flache schildartige Buckel ausgeprägt. Sie können so dicht aneinander stoßen, daß sie größere Bezirke der Blase einnehmen, ohne voneinander durch normale Schleimhaut getrennt zu werden. In diesem Falle liegt Buckel an Buckel dicht beieinander. Da die Gefäße der Blasenschleimhaut auch auf der Höhe der Hügelung deutlich durchschimmern, muß man annehmen, daß die Schleimhaut selbst normal ist und der Prozeß sich unter der Schleimhaut abspielt. Dementsprechend sind pathologisch - anatomisch diese Erhebungen als hyperplastische Lymphknötchen nachzuweisen, Überbleibsel einer abgelaufenen langwierigen chronischen Entzündung.

In anderen Fällen wird die Hügelung durch teilweise durchsichtige und teilweise undurchsichtige Gebilde erzeugt. Die Transparenz, bedingt durch wässerige, submucöse Exsudation, hängt zum Teil von der Beleuchtung ab, welche die Stellung der Kystoskoplampe den kugeligen Vorsprüngen gegenüber einnimmt. Fällt das Licht wie bei der Durchleuchtung einer Hydrocele durch sie hindurch, so erscheinen sie transparent. Zum anderen Teil ist die Transparenz der Gebilde durch Eindickung oder die solide Struktur des Inhaltes vereitelt. Die Gebilde sehen durch Wandlung der Farbe des Inhalts gelbbraun, wie cholestearinhaltige Flüssigkeit, oder rotbraun, aber nicht mehr transparent aus. In wieder anderen Fällen sind sie außerordentlich flach, solide und schuppenähnlich und schließen sich der Gefäßverzweigung an. Für die zuletzt beschriebenen Gebilde trifft offenbar die pathologisch-anatomische Erklärung zu, daß es sich um Epithelverdickungen handelt, welche wie die Lymphknoten durch den Reiz einer chronischen Entzündung entstanden sind. Deshalb kann man sie mit der Pachydermie der Kehlkopfschleimhaut vergleichen. Ihre Transparenz ist nach den histologischen Untersuchungen durch Verflüssigung des Epithelbreies, welcher ihren Inhalt bildet, zu erklären. Kystoskopisch erscheint es plausibler, daß ein Gemisch zwischen chronischer Epithelverdickung und chronischem Ödem, welches miteinander abwechselt, vorliegt. Im Gegensatz zu der hyperplastisch lymphatischen Form überlagern die schuppenähnlichen Gebilde die Gefäße der Mukosa und verdecken zum Teil die Gefäßstruktur.

8. Kapitel.

Blasentuberkulose.

Die reine, nicht durch Mischinfektion komplizierte Blasentuberkulose kann folgende charakteristischen Merkmale aufweisen:

Der miliare Tuberkel.

Er ist ein absolut sicheres, aber nicht häufiges Symptom. Ich glaube, daß man ihn schätzungsweise in höchstens 20 % der Fälle findet. Es ist deshalb nicht angängig, seine Abwesenheit gegen die Annahme einer tuberkulösen Infektion zu verwenden.

Andererseits bietet der miliare Tuberkel kystoskopisch einen für die spezifische Infektion so charakteristischen Anblick, daß die Natur des Leidens durch sein Erscheinen sicher erwiesen ist und die Existenz des Tuberkels weitere mühevolle Untersuchungen, wie die Anstellung eines Tierexperimentes zum Nachweis der Bazillen erübrigt.

Der Lieblingssitz des miliaren Tuberkels ist die Uretermündung und ihre nächste Nachbarschaft, offenbar weil das von der Niere herabrinnende tuberkulöse Sekret dort in der konzentriertesten Form auftritt und am längsten

Miliarer Tuberkel.

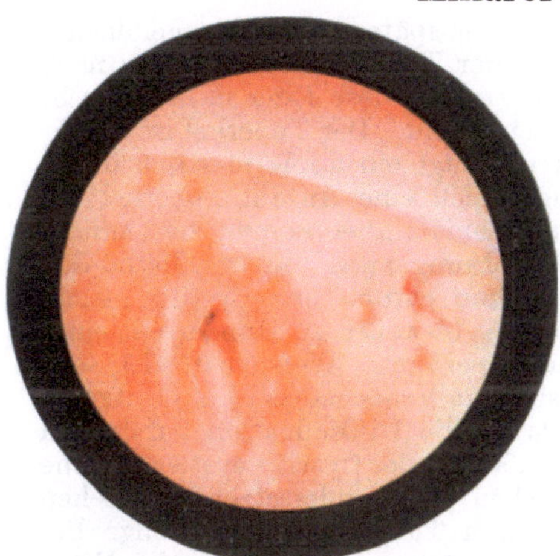

Abb. 76. Miliare Knötchen um eine starre ausgefranste Uretermündung angeordnet. Die Schleimhaut ist leicht entzündlich gerötet.

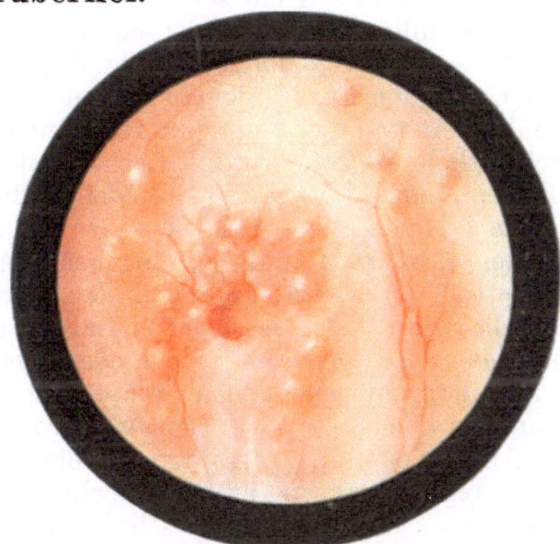

Abb. 77. Miliare Knötchen aneinanderstoßend und sich zum Konglomerattuberkel entwickelnd dicht neben einer starren, offenstehenden, lochförmigen Uretermündung. Die Schleimhaut ist im übrigen unverändert.

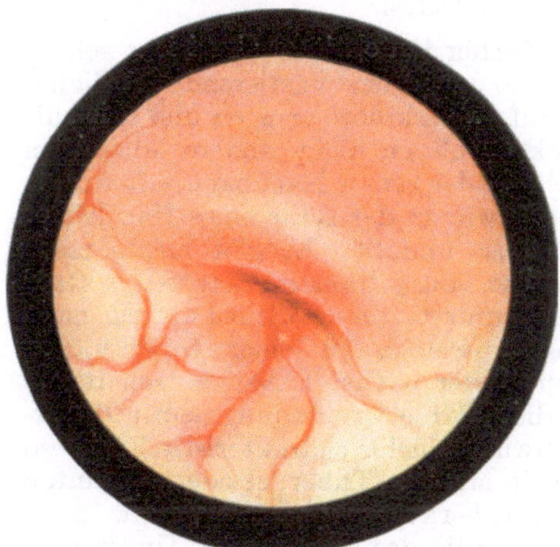

Abb. 78. Betrachtung aus nächster Nähe. Harnleiter inmitten leicht entzündeter Schleimhaut gelegen. Unterhalb von ihm an einer Gefäßverzweigung ein isoliertes miliares Knötchen.

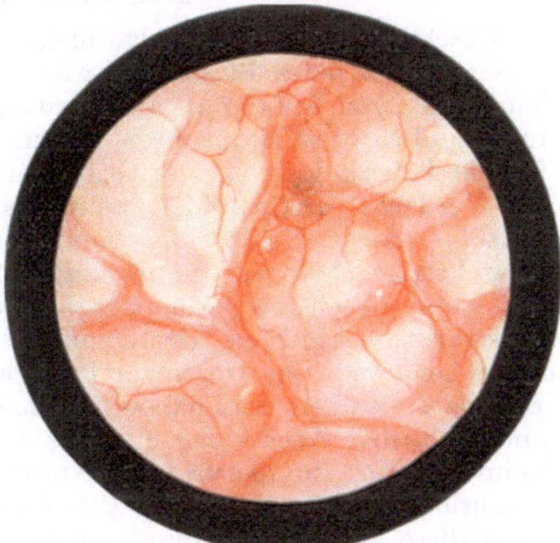

Abb. 79. Betrachtung aus nächster Nähe. Miliare Knötchen nahe den Gefäßschlingen.

mit der Blasenwand in Berührung bleibt. Auch oberhalb und seitlich von den Ureterenmündungen und am Blasenscheitel ist der miliare Tuberkel anzutreffen, wenn auch nicht ganz so häufig wie in der Gegend des Ureters. Selten tritt der miliare Tuberkel als vereinzeltes Knötchen auf. Meistens findet sich eine Reihe solcher Knötchen über eine größere Fläche zerstreut und durch Schleimhautbrücken voneinander getrennt mehr oder weniger eng zusammen. Bisweilen stoßen sie so eng aneinander, daß eine Verschmelzung der Knötchen und durch ihren Zerfall, wie Marion es beschreibt, ein Ulkus eintritt. Jedoch ist diese Entstehungsweise des Ulkus im Vergleich zur Häufigkeit der tuberkulösen Ulzeration ein seltener Vorgang.

Der miliare Tuberkel ist ein milchweißes, in späteren Stadien gelbliches, leicht erhabenes Knötchen. Die Eigenschaft der Transparenz besitzt er nach meiner Beobachtung niemals, selbst wenn der tuberkulöse Eiter in ihm durchschimmert und das Knötchen reif zum Platzen macht. Der Tuberkel ist durchschnittlich so groß wie ein Stecknadelkopf und ragt ein wenig plastisch in die Blasenschleimhaut empor. Zuweilen drängen sich eine Anzahl Tuberkel auf einen kleinen Raum kranzartig zusammen; niemals aber kommt der miliare Tuberkel an Zahl und Gedrängtheit der Anordnung auch nur annähernd den Lymph- und Epithelknötchen der gewöhnlichen chronischen Cystitis gleich, welche wir soeben beschrieben haben, und die, bisweilen zu Hunderten, eines an das andere gedrängt, die Blasenwand austapezieren. Wenn man viel, sehr viel miliare Tuberkel in einer Blase sieht, so sind es allerhöchstens 2 bis 3 Dutzend, zumeist aber sehr viel weniger. Jedenfalls ist die Dissemination auf keinen Fall so bedeutend, daß Bilder, wie bei den Knötchen der Cystitis cystica, welche sich regelmäßig in ununterbrochenen Reihen aneinandersetzen, entstehen können. Sehr charakteristisch für den miliaren Tuberkel ist seine enge Beziehung zu dem Kapillarnetz der Blase. Die Knötchen liegen häufig der Wandung der feinen Gefäße dicht an; die einzelnen Gefäßbäumchen können an ihren feinen Verzweigungen Knötchen tragen, wie ein Obstbaum Früchte trägt, nur viel spärlicher.

Das tuberkulöse Ulkus.

Geschwürsbildung als Folge nicht spezifischer infektiöser Cystitis ist selten. Deshalb muß jedes Blasengeschwür, wenn es nicht ein ulzerierender maligner Tumor ist, von Anfang an den Verdacht auf Tuberkulose erregen und die Aufmerksamkeit des Beobachters dahin lenken, ob er nicht andere Anzeichen für die Tuberkulose an dem Geschwür selbst oder seiner Nachbarschaft findet. Der Verdacht verstärkt sich, wenn das Geschwür in der Nähe eines Harnleiters liegt und sogar die Harnleitermündung selbst umfaßt. Es gibt nichts mehr Charakteristisches, als diese kraterförmigen, ausgefransten, starren, offenstehenden, durch die perinephritische und periureteritische Schrumpfung nach rückwärts verlagerten Ureterenmündungen, welche zu einer tuberkulösen Niere gehören. Das Geschwür kann auch in der nächsten Nachbarschaft des Harnleiters seinen Sitz haben, während die Harnleitermündung selbst unverändert bleibt. Wenn der Sitz des Geschwüres nicht charakteristisch ist, so kann es durch die gleichzeitige Anwesenheit miliarer Tuberkel oder der unten beschriebenen punktförmigen Petechien als tuberkulös erwiesen werden. Aber auch diese Begleiterscheinung ist zur Erkenntnis des spezifischen Ursprunges nicht unbedingt notwendig. Schon der Umstand, daß man in der Blase sonst keine schwereren akut entzündlichen Veränderungen findet, muß den Beobachter veranlassen, das Geschwür in der Richtung auf Tuberkulose zu verfolgen. Denn nur ganz schwere infektiöse Cystitiden geben ausnahmsweise Anlaß zur Geschwürsbildung. Ohne Begleitung schwerster Cystitis ist jedes Ulkus auf Tuberkulose dringend verdächtig.

Im Anfang, den man allerdings nur selten beobachtet, hat das Geschwür Ähnlichkeit mit einer Pustel, deren dicker Eiter eingetrocknet ist. Man sieht einen schneeweißen, leicht prominenten Pfropf, und um ihn herum einen roten

Hof verbreiterter Kapillaren. Solcher Stellen finden sich 2 oder 3, mehrere oder auch nur eine einzige innerhalb der im übrigen annähernd normalen Blase.

Tuberkulöse Ulcera.

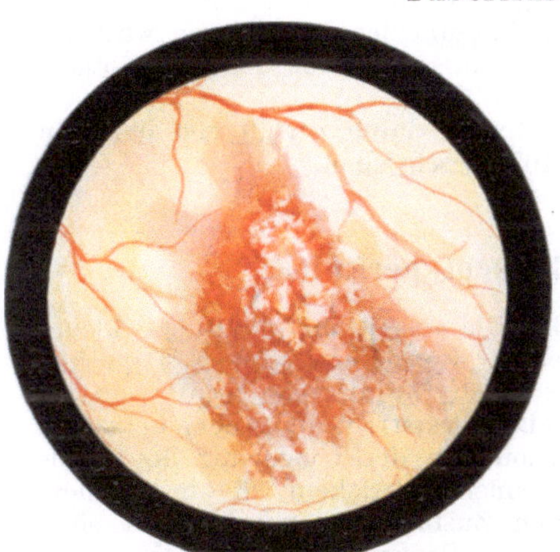

Abb. 80. Betrachtung aus der Nähe. Frisches, beginnendes tuberkulöses Ulkus. Fibrinbeläge. Aufschilferung der Schleimhaut und entzündliche Rötung im Umkreis. Die Schleimhaut der Nachbarschaft ist ganz normal. Gerade diese Unversehrtheit ist für den beginnenden tuberkulösen Prozeß sehr charakteristisch.

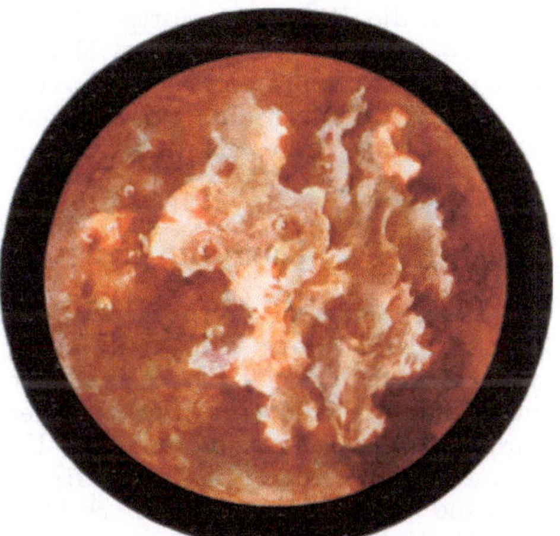

Abb. 81. Altes, schweres, tuberkulöses Ulkus inmitten einer tiefroten, samtartigen Blasenschleimhaut. Auf dem Ulkus lagert zum Teil gelöst und gefaltet eine dicke eitrige Membran.

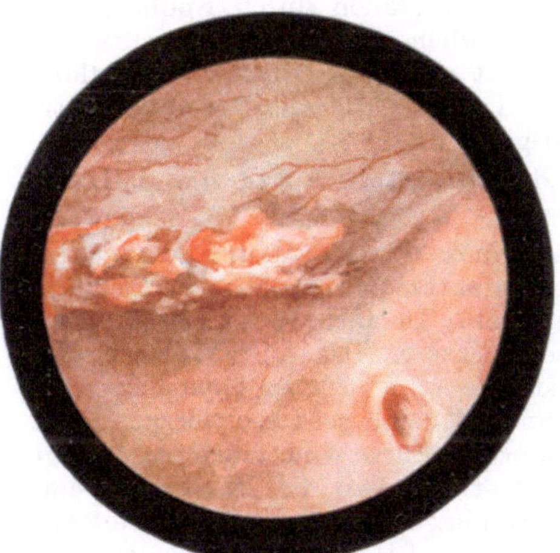

Abb. 82. Tuberkulöses Ulkus neben einer starren Uretermündung.

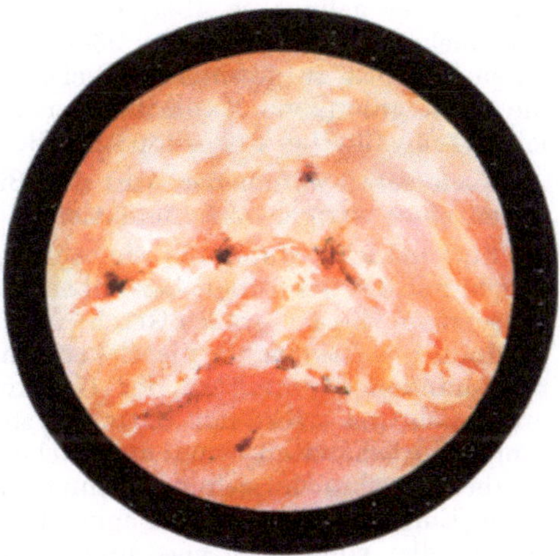

Abb. 83. Stark entzündete Uretermündung. Darüber Fibrinmembran mit Petechien.

Später läßt die entzündliche Injektion nach, dafür erweitert sich die knopfförmige Nekrose ins Längliche oder Runde. Sie stößt sich zum Teil ab und es bleibt eine graue oder braune, leicht erhabene, oder auch leicht unterminierte ungleichmäßig gerandete Geschwürsfläche übrig. Ihre Farbe kann gleichmäßig grau speckig oder käsig sein. Sie kann aber auch ungleichmäßig rot und weiß gesprenkelt sein, wenn die eitrige Geschwürsfläche von schmalen Brücken entzündeter, aber noch nicht angedauter Schleimhaut durchquert ist, welche der peptischen Wirkung noch nicht zum Opfer fiel. Selten gräbt sich das Geschwür sehr tief in die Mukosa ein, im Gegenteil, die Mukosa strebt meistens etwas in die Höhe. Im fortgeschrittenen Stadium der Erkrankung wird das Geschwür von dicken, eitrigen Membranen überlagert, nach deren Abstoßung erst sein wahrer Charakter hervortritt.

Die Entstehung des tuberkulosen Geschwürs durch Zerfall von bullösem Ödem ist auf Seite 82 (Abb. 101 und 102) beschrieben.

Komplikationen bei Blasentuberkulose.

Die Blasentuberkulose gibt leicht Anlaß zu Blutaustritt innerhalb der Schleimhaut. Die Blutung erfolgt in Form kleiner, etwas verwaschener Stippchen von Stecknadelkopf- bis zu Erbsengröße, deren Gestalt man nicht recht ermitteln kann. Die Stippchen sind über die Blase verstreut und stehen in keinem direkten Zusammenhang mit der Ulzeration. In der Umgebung des Ulkus können sich gröbere, flächenhafte Suffusionen entwickeln, die in frischem Zustand tiefrot, im älteren, verblassenden Zustand braunrot gefärbt sind. Die Verfärbung kann sich von der Geschwürsfläche auf die Umgebung ein Stück weit fortsetzen.

Die beschriebenen sehr charakteristischen Erscheinungen verwischen sich bei weiterem Fortschritt des Krankheitsprozesses. Die anhaltende Eiterproduktion erzeugt wie bei der chronischen Cystitis breite, derbe, der Geschwürsfläche aufliegende, festhaftende oder locker aufsitzende flatternde Membranen, welche die Orientierung und Erkennung des tuberkulösen Charakters erschweren. Fast immer gelingt es aber, allmählich die Membranen durch Spülung und Vucinbehandlung langsam zu lösen und schließlich einen klaren, kystoskopischen Einblick zu gewinnen. Gleichzeitig hebt sich durch die Vorbehandlung die stark gesunkene Kapazität der Blase. Damit tritt eine wesentliche Erleichterung für die kystoskopische Besichtigung ein.

Noch verschwommener wird das Bild der Blasentuberkulose durch Hinzutreten einer eitrigen Mischinfektion.

Entzündliche Röte und Schwellung, fibrinöse Ausschwitzung können im Verein mit der ursprünglichen tuberkulösen Infektion die erheblich verkleinerte Blase in ein einziges großes Geschwür verwandeln. In einem so vorgeschrittenen Stadium des Leidens ist die Erkenntnis sehr schwer. Das Auffinden der Ureterenmündungen inmitten der Geschwürsfläche ohne Chromokystoskopie ist unmöglich und selbst mit Chromokystoskopie oft noch sehr schwierig. Durch sanfte Vorbehandlung und mehrfache schonende kurze Untersuchung gelingt es aber gewöhnlich, sich vollkommen zu orientieren und die für einen operativen Eingriff notwendige diagnostische Grundlage zu gewinnen. Zweifellos gehört die vorgeschrittene und mischinfizierte Blasentuberkulose zu den schwierigsten kystoskopischen Problemen, nicht so sehr um die Art des Leidens herauszufinden, über welches der Erfahrene bald ins klare kommt, als vielmehr um eine genaue Diagnose über die befallene Seite, zu stellen. Erschwert wird die Untersuchung noch dadurch, daß die stark gereizte Schleimhaut bei Annäherung der warmen Kystoskoplampe leicht zu Blutungen neigt.

9. Kapitel.

Hypertrophie der Blasenwand (Balkenblase).

Den Anblick der hypertrophischen Balkenblase haben wir bereits bei der gehirnartigen Cystitis und chronischen infizierten Retentionsblase erwähnt. Auf der Basis einer andauernden Behinderung der Urinpassage entwickelt sich eine Hypertrophie der Blasenmuskulatur, welche durch verstärkte Kraft den Urin über die verengte Stelle hinwegzupressen versucht. Die Erschwerung des Abflusses kann durch verschiedene Zustände, wie Harnröhrenstriktur, Prostatahypertrophie usw. verursacht werden oder auch, der eigentlich anatomisch-mechanischen Grundlage entbehrend, auf nervöser Basis zustande kommen (Tabes, Myelitis, spastische Spinalparalyse). Im ersten Stadium, in welchem noch die Blase durch vermehrten Muskeldruck das Hindernis zu überwinden trachtet, tritt die Hypertrophie kystoskopisch am vollkommensten hervor, während im zweiten Stadium, wo trotz vermehrter Arbeitsleistung die Blase sich nicht genügend entleeren kann und eine bedeutende Menge Restharn sich anhäuft, die Überdehnung der Blase und Auffaserung ihrer Wand sich stärker bemerkbar macht.

Die normale Blasenschleimhaut erscheint gleichmäßig glatt und zeigt nur ganz geringfügige Erhebungen im retroureteralen Teil des Blasenbodens und beim Übergang vom letzteren zur Hinterwand. Diese Erhebungen können sich bei vorgerücktem Alter namentlich in der männlichen Blase zu balkenartigen Vorsprüngen steigern und damit der gleich zu besprechenden pathologischen Muskelhypertrophie ähneln. Die Muskelbalken, welche der Blase ein eigenes Aussehen und eigenen Namen geben, entstehen als Folge der Arbeitshypertrophie zur Überwindung eines der Urinentleerung entgegenstehenden Hindernisses mechanischer oder spastischer Natur. Anfangs zeigt sich die Hypertrophie in Gestalt leicht vorspringender Leisten, welche vorzugsweise hinter den Ureteren und am unteren Teil der Blasenhinterwand auftreten. Sie sind im ersten Beginn halbrunde helle, dicht unter der normalen Schleimhaut gelegene Bänder, verlaufen zunächst einander parallel und gewöhnlich in der Längsrichtung des Organs. Die Schleimhaut selbst über ihnen ist normal, häufig sogar auffallend blaß und gefäßarm. Später nehmen die Bänder an Stärke und an Zahl zu, springen steil und schroff als scharfe Leisten in die Blase vor, auf dem Kamm weiß, an den abfallenden Seitenflächen durch Beschattung dunkel. Gleichzeitig hypertrophiert auch die in querer Richtung verlaufende Muskelschicht, so daß ein Netzwerk sich kreuzender Balken entsteht, zwischen denen Einsenkungen liegen. Die eingefriedeten Räume sind je nach der Schnittrichtung der umgrenzenden Muskelbalken eckig, polygonal oder rund und je nach der Höhe der umgrenzenden beschattenden Balken dunkelrot bis schwarz. Wegen ihrer Tiefe bezeichnet man sie im letzteren Falle als Pseudodivertikel. Die Pseudodivertikel können so zahlreich sein, daß sie dicht nebeneinander liegen und der Blasenwand ein wabenartiges Aussehen geben. In diesem vorgeschrittenen Stadium verändert sich auch die Schleimhaut, selbst wenn sie, nicht von Infektion befallen, aseptisch bleibt. Sie wird gleichfalls hypertrophisch dicker, wechselt aus dem Weiß des ersten Stadiums in ein Graurot über und enthält stärkere Gefäße als früher. Tritt eine Cystitis hinzu, so entsteht das Bild der infizierten Retentionsblase mit allen ihren mannigfachen Erscheinungen, eitrigen Belägen und Klumpen, welche sich mit Vorliebe in den Vertiefungen zwischen den hypertrophierten Muskelbalken niederschlagen, mit Verdickung und Rauhigkeit der Schleimhaut, intensiver Röte, Verschwinden der Gefäßstruktur usw. Wenn kein mechanisches Hindernis als Ursache der Balkenblase auffindbar ist, muß man an Tabes denken, bei welcher die Muskelhypertrophie der Blase oft als Frühsym-

Balkenblase.

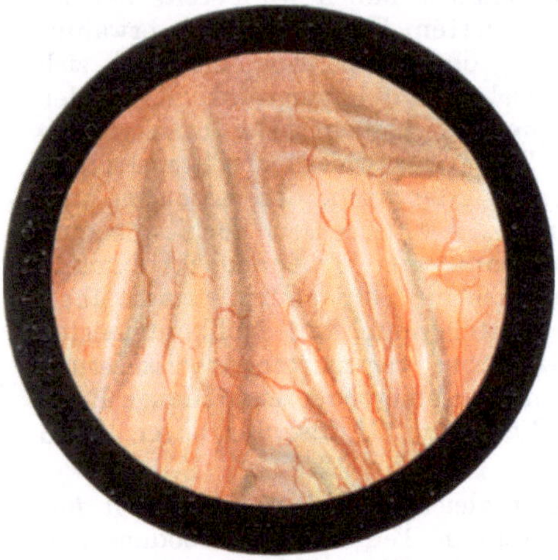

Abb. 84. Beginnende Balkenblase bei Tabes. Aufblätterung der verdünnten und überdehnten Muskulatur.

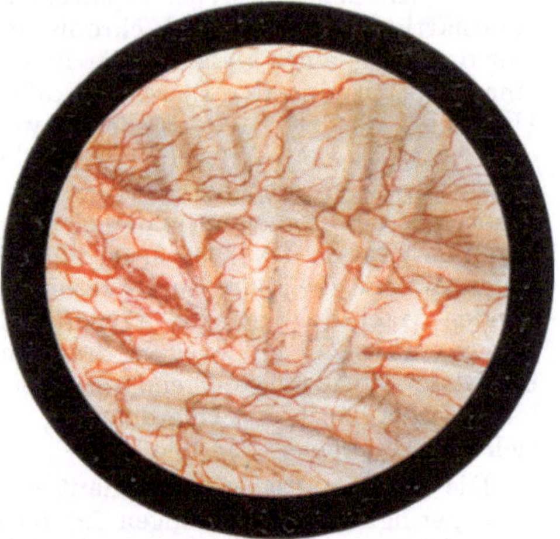

Abb. 85. Stärkere Entwicklung der Muskulatur und des Gefäßnetzes bei beginnender Prostatahypertrophie.

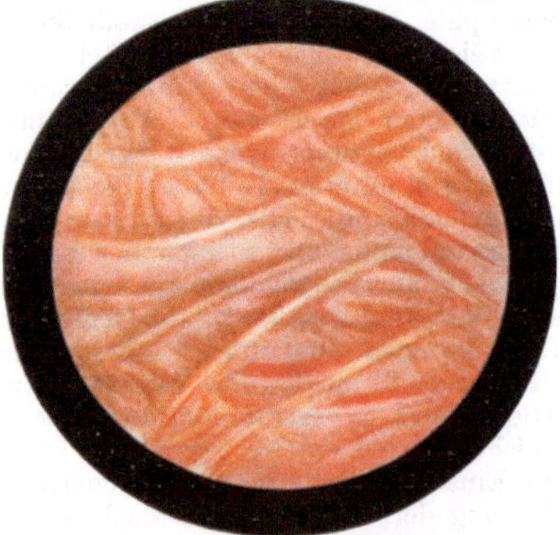

Abb. 86. Balkenblase mit entzündlicher Injektion der Blasenschleimhaut.

ptom auftritt, ehe andere Anzeichen die Krankheit verdeutlichen. Hier in der Großstadt erweisen sich in jedem Jahr eine Anzahl falscher Prostatiker als Tabiker.

Da bei der Tabes die Überdehnung der Blase für den Patienten beschwerdelos verläuft und ihn nicht zu vermehrter Arbeitsleistung reizt, so zeigt das kystoskopische Bild im ersten, nicht infizierten Stadium nach meiner Ansicht weniger eine Hypertrophie, als eine Aufblätterung der Blasenmuskulatur mit außerordentlich feinen, dünnen, fast fadenartigen, sich kreuzenden Bündeln. Dementsprechend erscheinen die zwischenliegenden Partien als seichte Täler in leichter brauner Abtönung, aber nicht schwarz wie echte Divertikel.

Bei der echten Balkenblase kann sich ein Pseudodivertikel an das andere reihen und der Blasenwand ein wabenähnliches Aussehen geben. Die Orientierung ist in der Balkenblase insbesondere bezüglich der Uretermündungen sehr erschwert, welche einem Divertikel ähneln oder von einem vorspringenden Muskelbalken verdeckt sein können. Seltener zeigt sich die Balkenblase in Form eines Flechtwerks mit leicht geschwungenen, untereinander verschlungenen, rundlich verlaufenden Muskelfasern.

Balkenblase.

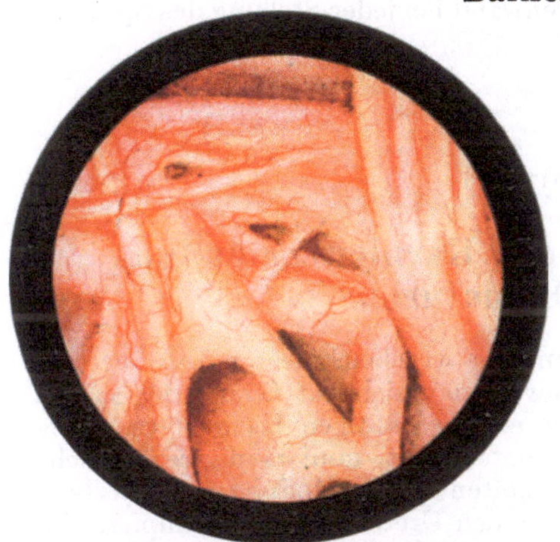

Abb. 87. Mächtige Muskelbalken. Die Einfriedigungen zwischen den Muskelbalken (erworbene oder Pseudodivertikel) werden überschattet und erscheinen dunkel.

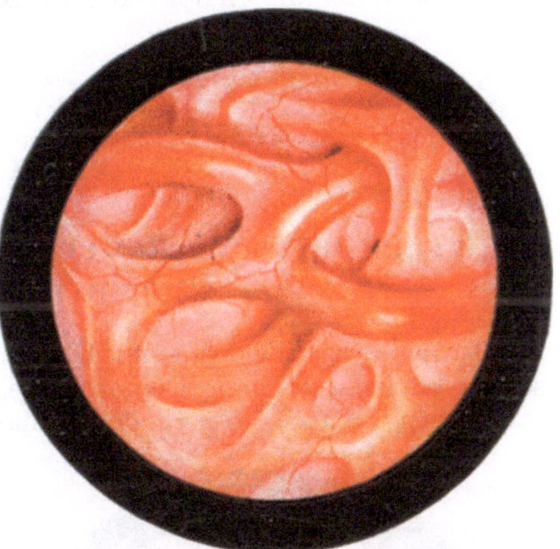

Abb. 88. Flechtwerk am hypertrophischen Muskelbalken. Entzündliche Injektion.

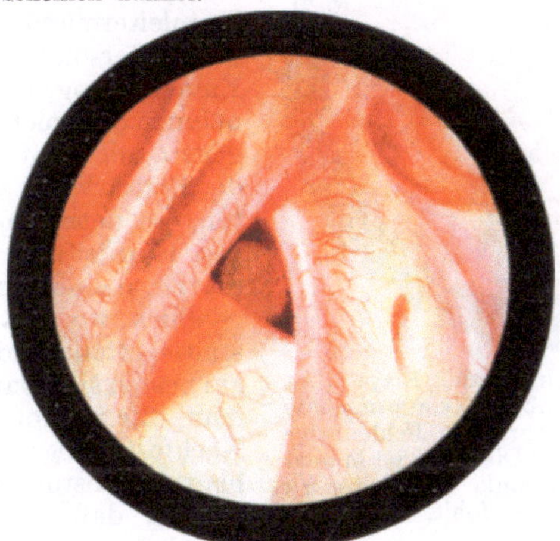

Abb. 89. Muskelbalken aus der Nähe betrachtet. In der linken Hälfte des Gesichtsfeldes eine Harnleitermündung.

Die Balkenblase ist unverkennbar und mit anderen Zuständen nicht zu verwechseln. Bei mangelhafter Füllung der Blase kann die normale Schleimhaut sich in Falten legen und Vorsprünge erzeugen, welche auf den ersten Blick an Balkenbildung erinnern. Die Erhebungen sind aber in diesem Falle keine scharfen Leisten, sondern mehr breite, flache Wülste. Außerdem erkennt man die mangelhafte Ausdehnung der Blase leicht an der engen Gestaltung des Blaseninnern, an der geringen Ureterendistanz und an der Nähe der Blasenwand bei jeder Stellung des Spiegels.

10. Kapitel.

Krankhafte Veränderung der Harnleitermündung. Pyurie und Hämaturie.

Das einseitige Fehlen einer Uretermündung ist ebenso selten wie der einseitige kongenitale Mangel einer Niere. Bevor man sich auf Grund der kystoskopischen Beobachtung zu der Annahme eines einseitigen Harnleitermangels entschließt, muß man alle Möglichkeiten zur Auftindung eines verborgenen Ureterostiums erschöpfen. Es ist notwendig, mit großer Sorgfalt nach den Harnleiterwülsten auszuspähen, die Flächen der Hügel genau zu betrachten und Stellen, die einer Harnleitermündung ähneln, mit der Harnleitersonde anzugehen zwecks Entscheidung, ob sie die Sonde aufnehmen oder nicht. Ferner wird man genau auf kontraktile Bewegungen der Blasenwand an den Stellen achten, an denen man der Lage nach den Harnleiter vermuten sollte, da die Harnleitermündung in dem Augenblick, wo sie von der Ureterperistaltik erfaßt und aufgesperrt wird, am besten sichtbar ist. Endlich wird man die Chromokystoskopie zur Nachforschung heranziehen, dem blauen Urinstoß folgen und bisweilen finden, daß, wenn die Harnleitermündung auch hinter einer Falte, einer Geschwulst oder einem entzündlichen Hügel unsichtbar verborgen ist, man doch aus dem sekretorischen Urinstoß auf ihre Existenz und die einer arbeitenden Niere schließen kann.

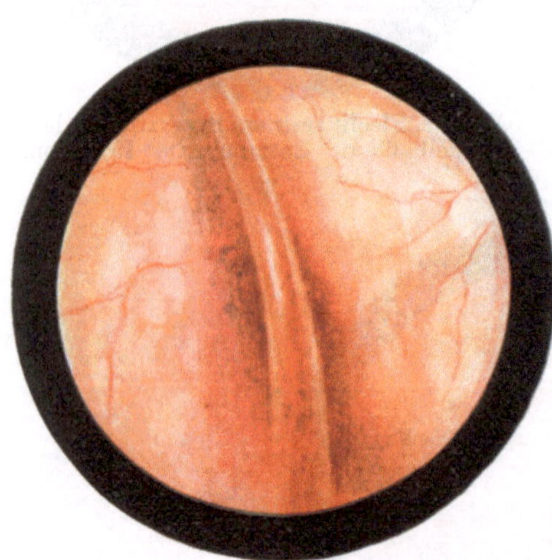

Abb. 90. Eigentümlich in die Blase vom Scheitel nach dem Blasenboden vorspringende scharfe Falte bei angeborenem Fehlen der linken Harnleiteröffnung. Die Falte ist in dem Teil ausgebildet, wo der linke Harnleiter zu suchen ist, aber fehlt.

Viel häufiger als das Fehlen einer Harnleitermündung ist ihre Verdoppelung oder Vervielfachung. Zwei wohl ausgebildete Uretergrübchen können nebeneinander gelegen, die Ausgänge eines völlig gedoppelten oder eines nur in seinem unteren Abschnitt gegabelten Harnleiters darstellen. Von dem doppelten Ostium wird blaugefärbter Urin ausgestoßen, und zwar gleichzeitig, wenn ein

Harnleiter einen doppelten Ausgang besitzt, abwechselnd, bald durch das eine, bald durch das andere Ostium, wenn die Harnleiter in ganzer Länge gedoppelt sind und zu einem doppelten Nierenbecken gehören. Unter diesen Umständen kann die Sekretion aus den beiden Ostien zeitlich ganz verschieden in Intervallen von 20 und 30 Sekunden erfolgen. Im übrigen lassen sich diese anatomischen Variationen durch Röntgenaufnahme bei eingeführtem Wismuthkatheter und Pyelographie sicherstellen. Wenn aus dem einen Ostium gar keine Sekretion erfolgt, so müssen wir annehmen, daß es obliteriert und nur als Grübchen angedeutet, aber keine echte Harnleitermündung ist, wie ihre benachbarte Schwesteröffnung (s. Abb. 50). An tatsächlichen und echten Harnleitermündungen sind auf einer Seite drei und mehr beobachtet worden, ein allerdings überaus seltenes Ereignis.

Häufiger, obwohl immer noch selten, ist die angeborene Verengerung eines oder beider Ureterostien. Die Folge dieser Stenose ist, daß der Urin sich in dem Harnleiter unmittelbar vor der Blasenmündung staut und den unteren Teil des Harnleiters zystenartig ausweitet. Oder es kann unter dem Druck des gestauten Harnes zu einem Vorfall der Schleimhaut kommen, welche sich während der Ureterkontraktion wie eine Schusterkugel oder eine Schweinsblase glasig, rund und leicht bläulich schimmernd, aus der Uretermündung vorwölbt. Der Urin tritt aus einem kleinen Schlitz, welchen die Kugel aufweist, in dünnem Strahl unsichtbar heraus. Nach der Kontraktion und der Urinentleerung fällt die Schleimhaut in das Ureterrohr wieder zurück und bleibt dort wie ein zusammengefallener Sack liegen. Diese blasenartige Ausstülpung aus dem Ureterostium findet sich nur in weit vorgeschrittenen Fällen. Im ersten Beginn ist nur eine beträchtliche, sackartige Erweiterung des intramuralen Ureterabschnittes während der Ureterkontraktion nachweisbar. Zu einem kugelartigen Schleimhautvorfall kommt es im Anfangsstadium nicht. Da die Ursache der zystischen Erweiterung, die zu kleine Ureteröffnung für das Auge wie für die Thermokoagulationssonde des Kystoskopikers gut erreichbar ist, so genügt zur Beseitigung dieses nicht selten doppelseitigen und für die Existenz der Nieren infolge der Rückstauung von Urin höchst bedrohlichen Leidens eine Spaltung des Harnleitermundes. Sobald der Urin sich ungehindert aus dem erweiterten Harnleiter entleeren kann, wird der Schleimhautsack nicht mehr vorgetrieben. Damit ist auch die Gefahr des Rückschlages in das Nierenbecken und die Nierenkelche und der Druckatrophie und Infektion ausgeschaltet.

Am häufigsten greifen Infektionen aus dem Blasenhohlraum durch direkten Kontakt auf die Harnleitermündung über. Sowohl bei akuter wie bei chronischer Cystitis sieht man häufig die Schleimhaut in der Umgebung der Harnleitermündung entzündet, gerötet, geschwollen oder eitrig belegt. Wenn man bei der Kontraktion des Harnleiters unter diesen Verhältnissen in das Ureterrohr hineinblickt, so fällt dem Beobachter die intensive Röte der Harnleitermukosa auf. Trotzdem ist ein Aufsteigen des infektiösen Prozesses in das Ureterrohr und in das Nierenbecken sehr selten, weil die Urinsekretion der Ansiedlung von Bakterien herausschwemmend entgegenwirkt. Erst wenn die Harnleitermündung längere Zeit durch entzündliche Prozesse verschwollen und verengt ist, wenn die Aktion des Ureters sich nicht regelmäßig abwickeln kann, und durch die Schwellung erschwert wird, wenn es zu Stauung des Urins im Harnleiter und Nierenbecken kommt, wird der Auftrieb der Infektion in die Niere begünstigt. Ebenso können langwierige, Jahre und Jahrzehnte anhaltende zystitische Prozesse sklerosierend auf die Harnleitermündung übergreifen und der Infektion die Tür zum Aufstieg in die Niere öffnen. Wir finden alsdann den Harnleiter weit geöffnet mit auseinanderstehenden Lefzen, welche sich auch in der Ruhepause nicht zusammenlegen, dick gewulstet und leicht gebuckelt sind, wie die Schleimhaut der chronischen Cystitis. In dem offenen Harnleiterrachen erblickt man ebenfalls eine braunrote, verdickte Schleimhaut. (s. Abb. 94.) Oder die Harnleitermündung erscheint selbst im Ruhezustand wie der Eingang zu einem erworbenen Divertikel, d. h. tiefschwarz. Da sich solche

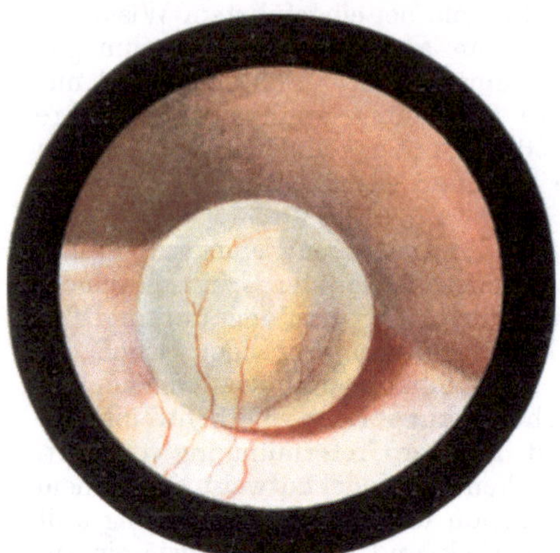

Abb. 91[1]). Zystischer Prolaps des Harnleiters. Im Augenblick der Ureterkontraktion und des austretenden Urinstrahls wird die Schleimhaut nach Art einer Schusterkugel vorgewölbt. Auf der Kugel ist die kleine Uretermündung sichtbar.

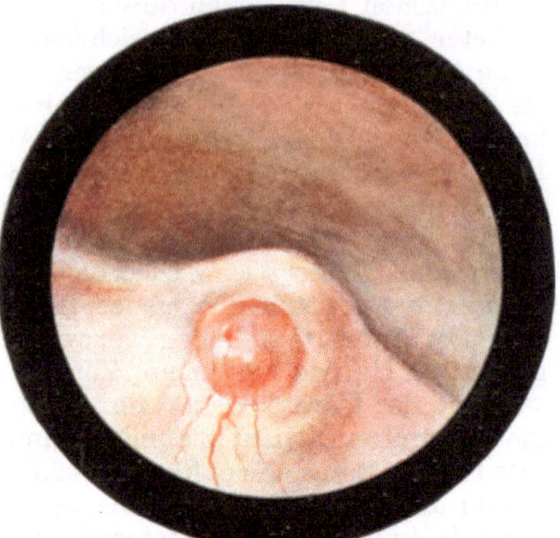

Abb. 92. Dieselbe Harnleitermündung in Ruhestellung. Der ganze Prolaps ist in die stark erweiterte Harnleiteröffnung zurückgesunken. Man sieht in das rote Schleimhautrohr hinein.

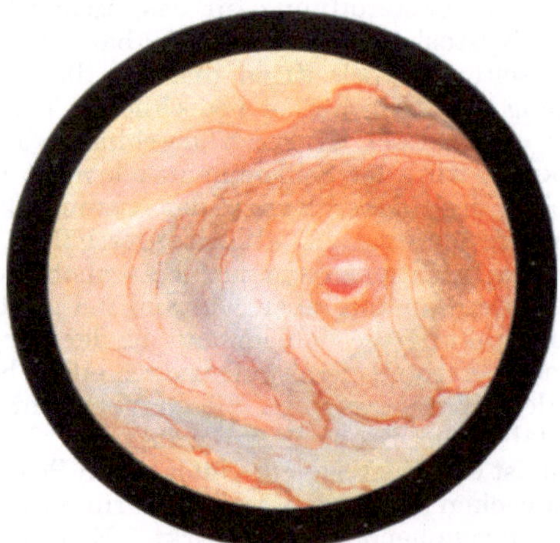

Abb. 93. Beginnender Prolaps einer Uretermündung.

Erkrankungen des Harnleiterendes auf der Basis einer Cystitis mit Vorliebe in den Retentionsblasen von Tabikern, Strikturkranken oder Prostatikern entwickeln, in denen die Bildung erworbener Divertikel sehr häufig ist, so ist es vielfach unter den zahlreichen Öffnungen, welche das Auge des Kystoskopikers

[1]) Ich verdanke die Beobachtung dieses ungewöhnlich charakteristischen Falles Herrn Dr. Felix Jacobi.

im Blasengrunde vorfindet, zunächst unmöglich, die stark erweiterte Harnleitermündung herauszufinden. Solange sie durch den Entzündungsprozeß noch nicht erstarrt, sondern bewegungsfähig und kontraktil geblieben ist, wird ihre Auffindung gelegentlich der Uretertätigkeit für ein geübtes Auge möglich sein. Ist sie aber bereits zu einem klaffenden, unbeweglichen, harten Spalt erstarrt, von zahlreichen Divertikeln umgeben, von chronischen Entzündungsprozessen um- und überlagert, von vorspringenden Muskelbündeln verdeckt, so kann ihre Auffindung sehr schwierig und ohne Färbung des Urins durch Indigkarmin unmöglich sein. Einmal aufgefunden, ist ihr Aussehen sehr charakteristisch und sehr lehrreich und ein Wegweiser für andere gleich schwierige Fälle. Wer wiederholt derartige Fälle gesehen hat, dem wird die Beobachtung durch zunehmende Erfahrung und die Auffindung der Harnleiter, welche anfangs für unmöglich gehalten wird, leichter erscheinen. Man gewöhnt sich

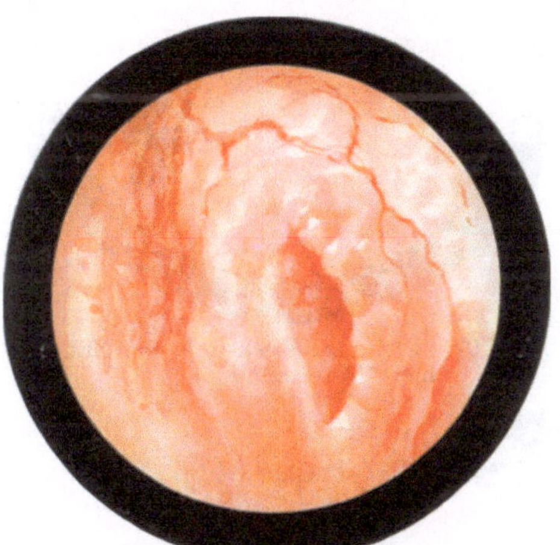

Abb. 94. Lange bestehende chronische Zystitis und Pyelitis. Der Ureter steht klaffend auf und zeigt sein rötliches Schleimhautrohr. Die Wand des Rohrs ist starr und infiltriert.

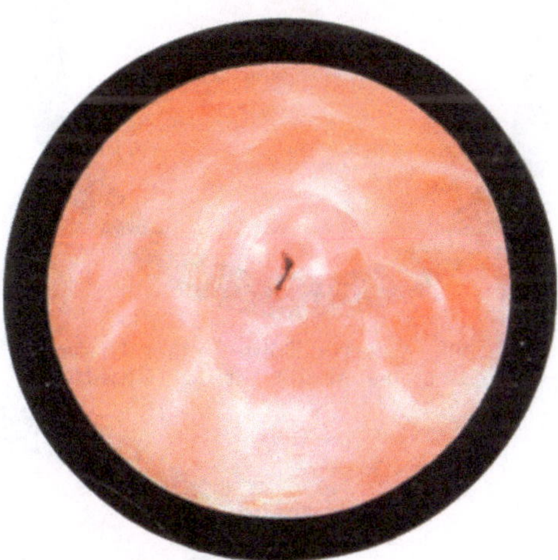

Abb. 95. Subakute Zystitis. Die Ureteröffnung selbst ist nicht verändert.

daran, unter den vielen zunächst anscheinend gleichmäßigen und gleichförmigen Vertiefungen die Harnleitermündung an einer Spur von Kontraktion, an einem leicht dunkelroten Schimmer des inneren Schleimhautrohrs, an den Flüssigkeitsschleifen des herabströmenden Urins ausfindig zu machen.

Seltener greifen akute infektiöse Erkrankungen der Niere auf die Harnleitermündung über. Es ist ganz auffällig, wie großen, jahrelang bestehenden Pyonephrosen ganz normale zarte Harnleitermündungen ohne erhebliche Gefäßinjektion entsprechen können. Dagegen habe ich wiederholt bei der akuten Pyelitis eine frische, entzündliche Injektion des zugehörigen Ureterostiums gesehen.

Ganz anders oder vielmehr geradezu umgekehrt liegen die Verhältnisse bei der Tuberkulose der Niere. Hier kann bei beginnender geringfügiger Herderkrankung im Parenchym oder in den Kelchen bereits eine ausgesprochene ulzeröse Veränderung der Harnleitermündung bestehen. Das herabrinnende, tuberkulös-eitrige Sekret haftet offenbar lange und konzentriert in der Gegend des Ureterostiums und ruft dort Schleimhautzerstörungen, Entzündung, miliare Tuberkel oder Blutung hervor. Am häufigsten zeigt sich die Tuberkulose des

Ureterostiums als kraterförmige Erweiterung. Das Ostium verliert seine runde oder längliche Form, wird zackig, starr und dauerhaft klaffend. Der Ureterwulst verschwindet und die Uretermündung zieht sich, wie wenn von der Niere aus rückwärts an ihr gezogen würde, hinter das Niveau der Blase trichterartig

Uretermündungen.

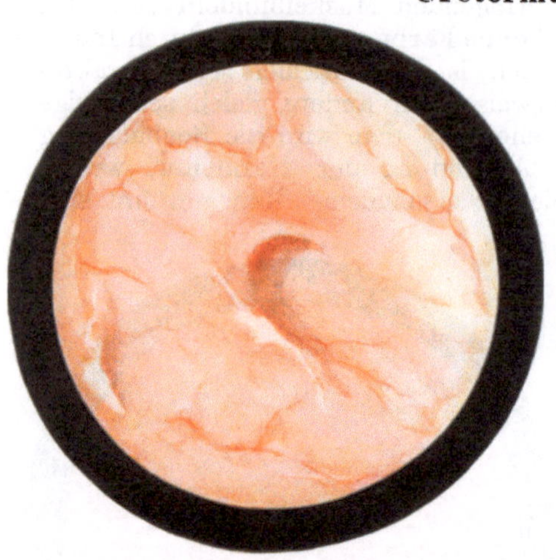

Abb. 96. Leichte Rötung einer Uretermündung bei akuter eitriger Cystitis.

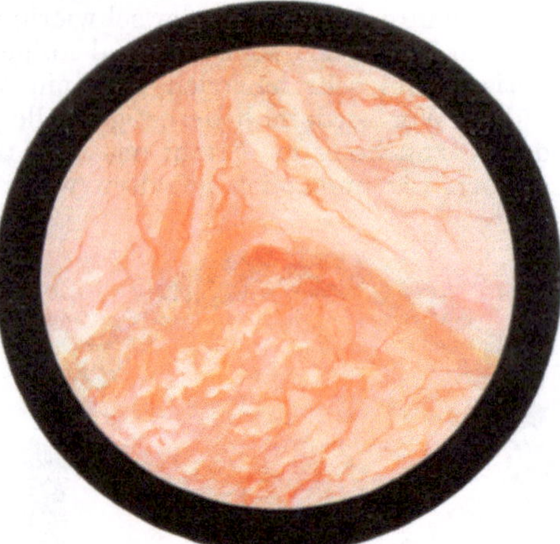

Abb. 97. Fibrinöse Flocken in der Nähe einer Uretermündung.

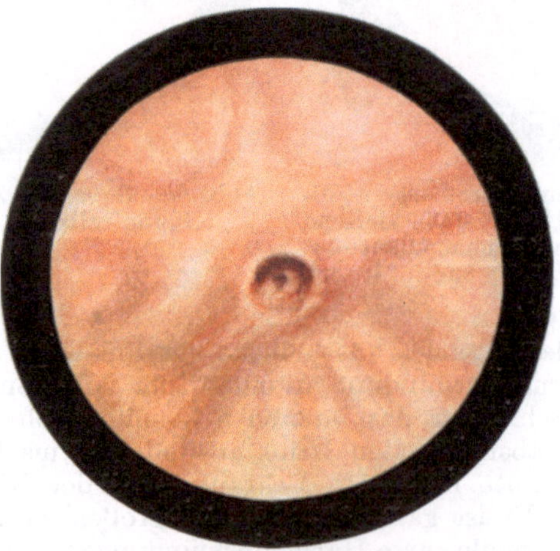

Abb. 98. Scharf ausgestanzte Uretermündung. Man sieht, daß dicht oberhalb dieser breiten Mündung das Ureterrohr nur ein kleines punktförmiges Lumen hat. Die Uretermündung gehörte zu einer Hydronephrose, welche exstirpiert wurde.

zurück (s. Abb. 76 u. 77). Dazu kommen noch die bereits beschriebenen für Tuberkulose charakteristischen Schleimhautveränderungen einzeln oder in ihrer Gesamtheit. Wer häufiger eine vorgeschrittene tuberkulöse Erkrankung des Ureterostiums gesehen hat, wird beim ersten Anblick keinen Zweifel über die Art der Erkrankung hegen. Schwieriger ist es schon, die tuberkulöse Erkrankung zu erkennen, wenn sie in atypischer Form auftritt. So zeigt sie sich bisweilen einzig und allein in einem umschriebenen bullösen Ödem des Ureterendes. Aber gerade diese eigentümliche Lokalisation des bullösen Ödems, dessen Ansiedelung sich auf den kleinen Raum einer Ureterenmündung und deren Umgebung beschränkt, muß den Beobachter stutzig machen. Wenn man Gelegenheit hat, einen solchen beginnenden Fall fortlaufend weiter zu beobachten, so klärt sich die Krankheit durch die Veränderung des kystoskopischen Bildes in den nächsten Monaten auf. Die Blasen des bullösen Ödems platzen auf, ihre Vorderwand fällt ab und es erscheint an Stelle der einzelnen Blase ein rundes oder ovales, napfartiges Ulkus, an dessen eitrigen Rändern noch die Fetzen der zerfallenen Vorderwand haften. Neben völlig intakten, durchsichtigen Ödemblasen kann, wie wenn sich Mottenfraß in ein Tuch eingenistet hat, ein der-

Uretermündungen.

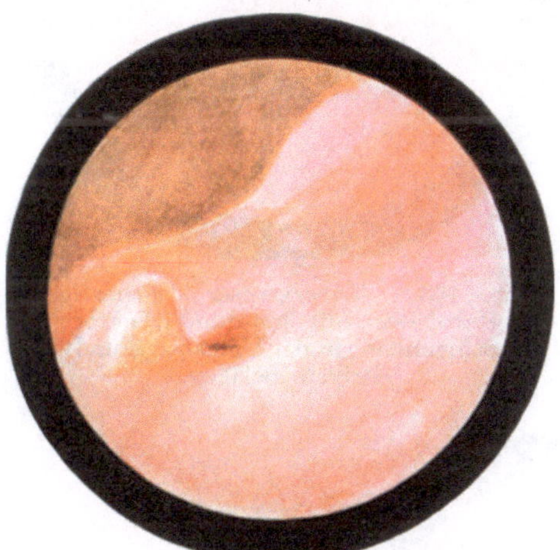

Abb. 99. Pyramidenähnliche Auftreibung neben der Uretermündung.

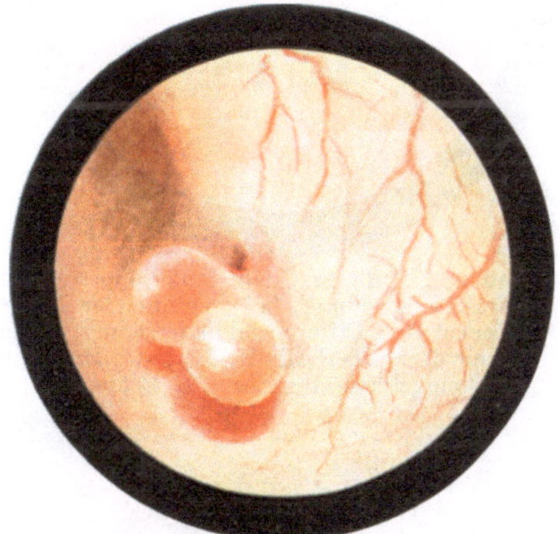

Abb. 100. Bohnenähnliches, polypöses Gebilde unterhalb der Uretermündung. Beide Neubildungen (in 99, 100) sind entzündlicher Natur und dem bullösen Ödem verwandt.

artiges Ulkus neben dem anderen liegen, welche sämtlich aus geplatzten und geschwürig zerfallenen Ödembläschen hervorgegangen sind Dazu gesellt sich noch die samtartige, sehr charakteristische Veränderung der Schleimhaut. So ulzeriert allmählich die Harnleitermündung mit ihrer Umgebung.

Seltener äußert sich die tuberkulöse Erkrankung des Harnleiterostiums als miliare Aussaat rings um eine im übrigen wenig veränderte Öffnung.

Ein ähnliches umschriebenes bullöses Ödem des Harnleiters und seiner Umgebung kann auch durch einen im unteren Harnleiterende eingeklemmten Stein verursacht werden. Selten ist er so gelegen, daß er mit der Spitze in das Blasenlumen hineinragt und gesichtet werden kann. Häufiger steckt er noch im intramuralen Teil und verursacht hauptsächlich durch den traumatischen Reiz und die Zirkulationsstörung das eigentümlich lokalisierte bullöse Ödem. Hier kann man differentialdiagnostisch gegenüber einer beginnenden Tuberkulose im Zweifel sein, wird aber mehr zur Annahme eines Steines dadurch hingelenkt, daß die Entzündungserscheinungen viel lebhafter und akuter bei der Steineinklemmung sind, als bei der beginnenden Tuberkulose. Im übrigen ist die bullöse Entartung des Ureterendes bei der Tuberkulose ungewöhnlich, so daß der Wahrscheinlichkeit nach der eingeklemmte Stein im Zweifelsfalle mehr als Ursache in Betracht kommt. Ein Symptom kann sofort

Blasen- und Harnleitertuberkulose.

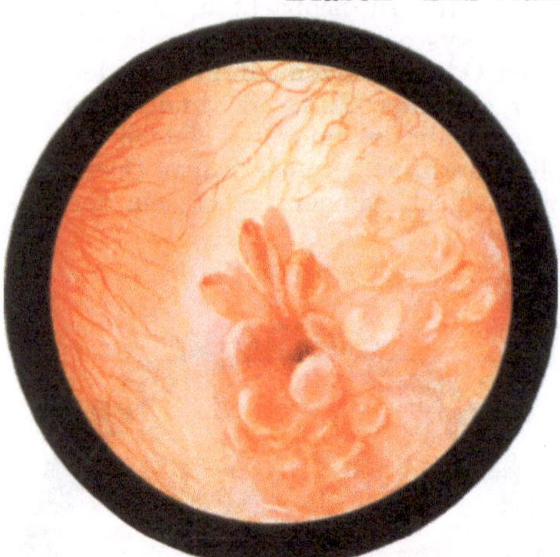

Abb. 101. Bullöses Ödem ganz isoliert um eine Harnleitermündung bei beginnender Nierentuberkulose. Differentialdiagnostisch kommt nur ein dicht oberhalb der Blase im Harnleiter eingeklemmter Stein in Betracht.

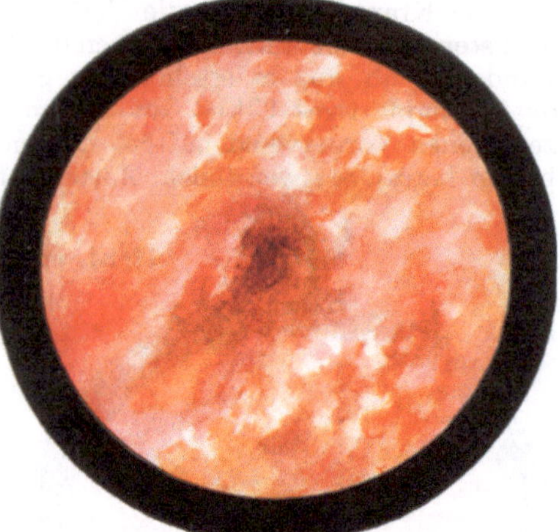

Abb. 103. Tuberkulöser, lochartiger Harnleiter mit blutdurchtränkter Schleimhaut in der Umgebung und eitrigen Belägen.

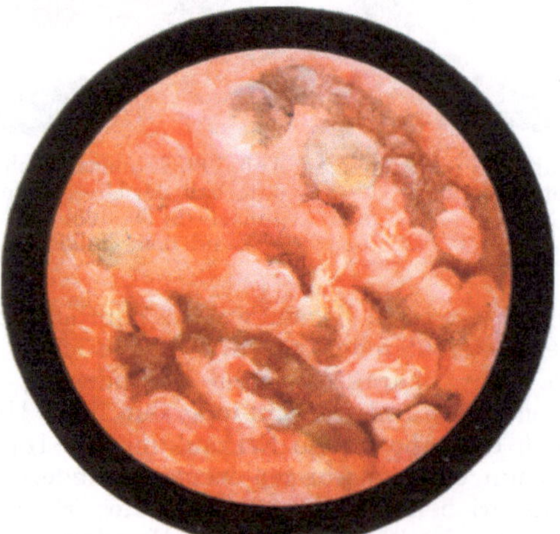

Abb. 102. Zerfall des bullösen Ödems bei Tuberkulose. Die vordere Wand der bullösen Kugeln ist zerplatzt. Die Fetzen vermischt mit eitrigem Sekret hängen aus dem durch das Abplatzen der vorderen Wand nunmehr napfförmigen Gebilde heraus. Im weiteren Verlaufe entwickelt sich an Stelle der ursprünglichen Blase ein regelrechtes Geschwür. In Abb. **101 und 102** sind alle Stadien, die gut erhaltenen Blasen, die eiternden Näpfe und die fertige Geschwürsfläche sichtbar.

die Steinklemmung unverkennbar machen: der entzündliche Vorfall der Ureterschleimhaut (s. Abb. 106). Ihn findet man bei der Steineinklemmung häufig, bei der Tuberkulose nie. Im übrigen wird die Röntgenaufnahme jeden diagnostischen Zweifel beseitigen können, während der Ureterenkatheterismus unter diesen Umständen gewöhnlich versagt, da sowohl der eingeklemmte Stein wie die Schwellung auf tuberkulöser Basis häufig der Einführung eines Katheters Widerstand entgegenbringen.

So selten primäre Geschwülste am unteren Teil des Harnleiters ihren Sitz haben, so oft wird die Harnleitermündung sekundär durch wachsende Blasen- oder Genitalgeschwülste in Mitleidenschaft gezogen. Die Papillome sprießen mit Vorliebe in der Harnleitergegend auf und umwachsen die Mündung (siehe Abb. 138), welche verdeckt nur durch den gefärbten Urinstrahl, wenn er mitten aus der Papillommasse herausspritzt, der Lage nach erkenntlich, aber selbst nicht gesichtet wird. Noch häufiger wird der Harnleiter vom Karzinom der Blase an seinem vesikalen Ende umwachsen und verdeckt.

Blasen- und Harnleitertuberkulose.

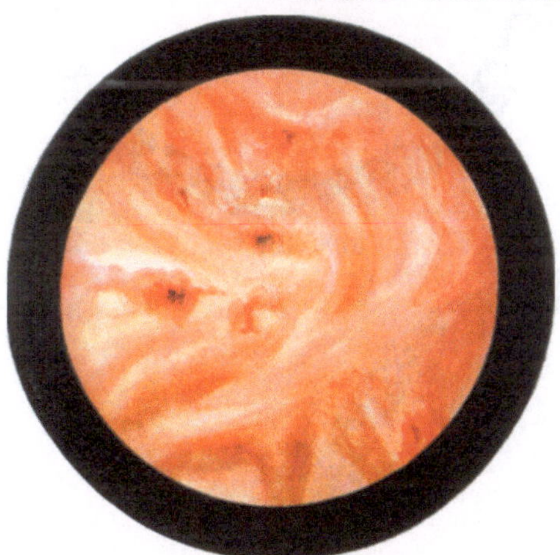

Abb. 104. In Heilung begriffene tuberkulöse Blasenschleimhaut mit beginnender Narbenbildung (links und im Zentrum) und kleinen Schleimhautblutungen.

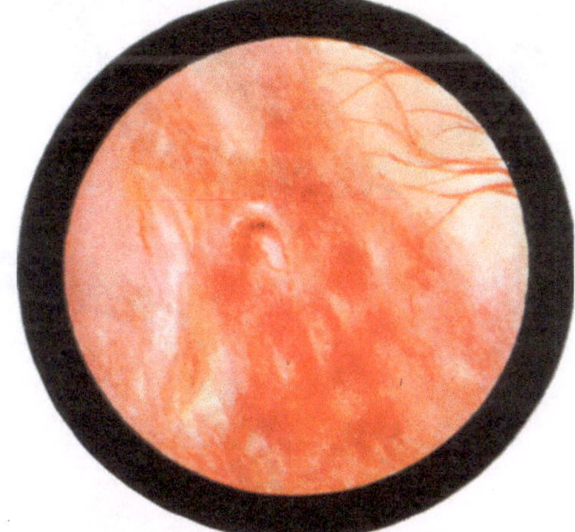

Abb. 105. Die in 103 abgebildete Harnleitermündung 4 Monate nach Entfernung der tuberkulösen Niere. Die Harnleitermündung nimmt ihre normale Form an. Die hämorrhagische Verfärbung schwindet. Die normale Gefäßinjektion stellt sich langsam ein.

Die Beseitigung von Papillomen, welche der Schleimhaut des Harnleiterwulstes aufsitzen, hinterläßt bisweilen deutliche und sehr verschieden geformte Spuren in der Wand des Harnleiters, bisweilen geht die Entfernung spurlos an der Schleimhaut vorüber. Weshalb diese offenbar auf narbige Degeneration zurückzuführenden Veränderungen einmal sich einstellen und das andere Mal ausbleiben, ist ebensowenig zu ermitteln wie die Ursache, weshalb Hautwunden nach chirurgischen Operationen sich das eine Mal glatt und zart gestalten, ein anderes Mal keloidartig wuchern. So geht auch an der Schleimhaut der Blase die Beseitigung eines Tumors durch Thermokoagulation häufig ohne Spuren vorüber, so daß der Uneingeweihte den früheren Sitz der Geschwulst nicht herausfinden kann. Andererseits können die narbigen Veränderungen nach Tumorbeseitigung sich deutlich in einer auffälligen gefäßlosen Blässe und strichartigen Riffelung der Schleimhaut äußern, die einen ähnlichen Eindruck macht, wie wenn man mit einem Rechen über weißen Sand fährt (s. Abb. 107). Umgekehrt kann ein gänzlich verändertes Bild auftreten. Der Harnleiterwulst ist von auffällig erweiterten Gefäßen bedeckt, offenbar Ektasien, welche sich an der Schleimhaut durch einen roten Schimmer bemerkbar machen (s. Abb. 108).

Pathologische Uretermündungen.

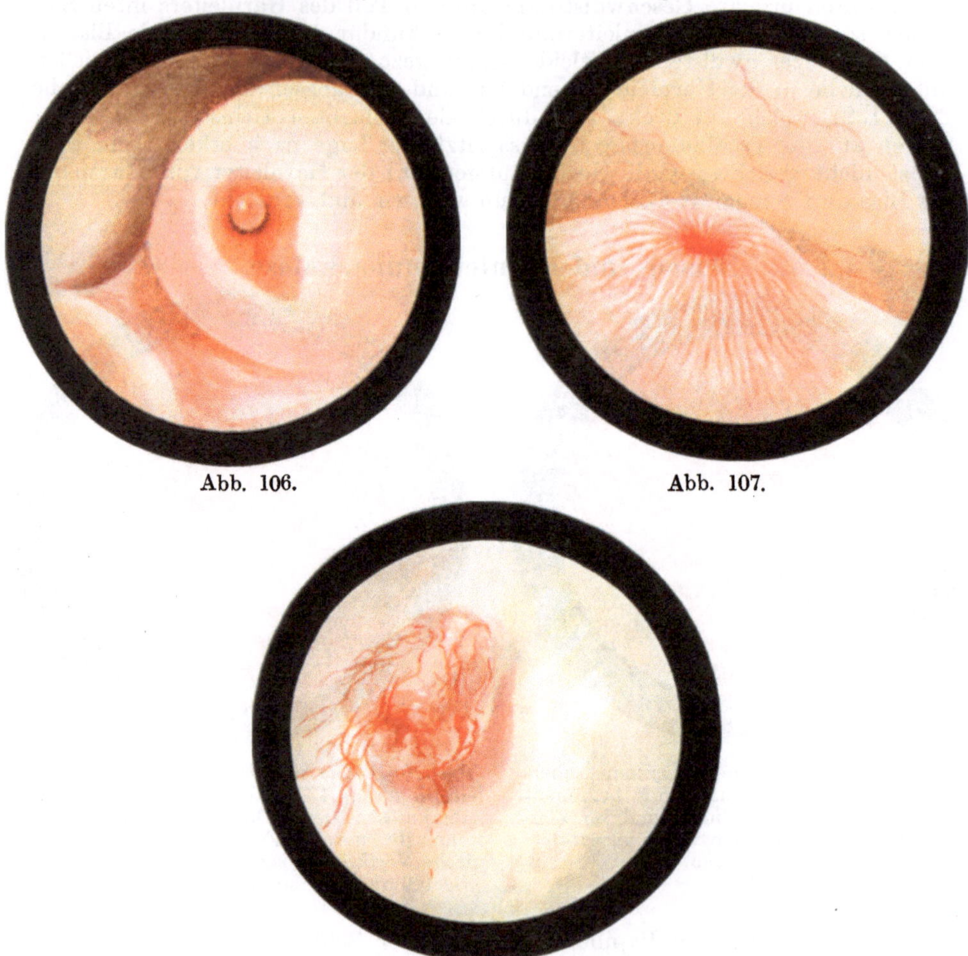

Abb. 106. Abb. 107.

Abb. 108.

Abb. 106. Im intramuralen Teil des Harnleiters ist röntgenologisch ein Stein nachweisbar. Der Ureter ist ballonartig aufgebläht infolge traumatisch entzündlicher Wirkung. Die glasig gequollene Schleimhaut ist wie eine Perle prolabiert.

Abb. 107. Durch Thermokoagulation veränderte Uretermündung, um welche ein Blasenpapillom gesessen hat. Die Schleimhaut ist durch Furchen, deren Entstehung auf narbige Veränderung zurückzuführen ist, durchzogen. Die Narbenkontraktion der äußeren Schleimhaut sperrt die Harnleitermündung leicht auf. Gefäße sind auf dem narbigen Ureter nicht mehr sichtbar.

Abb. 108. Durch Thermokoagulation eines Blasenpapilloms veränderte Uretermündung. Hier haben sich genau die umgekehrten Folgen eingestellt wie in Abb. 107. Die Uretermündung springt mamillenartig in die Blase vor und ist von einem abnorm entwickelten Gefäßsystem durchzogen.

Der Urin, welcher normalerweise aus dem Ureterostium austritt, ist an und für sich unsichtbar und nur an der Erschütterung erkenntlich, welche die Bewegung des Austrittes der Blasenflüssigkeit mitteilt. Viel mehr (s. S. 52) ist über die Sekretion des normalen Urins nicht zu sagen, weil man weder die Menge, noch die Stoßkraft des ungefärbten Urins wegen Mangels an Kontrastwirkung gegenüber der Blasenflüssigkeit beurteilen kann. Man sieht nur, wie in der Blasenflüssigkeit durch die Erschütterung farblose Schleifen entstehen. Durch pathologische Beimischung von Eiter und Blut tritt die milchig oder rot gefärbte Flüssigkeit deutlich hervor. Man erkennt, wie der abnorm gefärbte Strahl heraustritt, wie er in der Blasenflüssigkeit sich verteilt, über den Blasenboden hinzieht und dort zerstäubt. Die Blutbeimischung kann dem Urin einen zarten Rosaschimmer geben, der sich nur schwach von dem rötlichen Untergrund der Blasenschleimhaut abhebt. Bei starker Blutung aber färbt sich der Urin kontrastreich und intensiv wie rote Tinte. Durch die Beimischung wird die

Hämaturie.

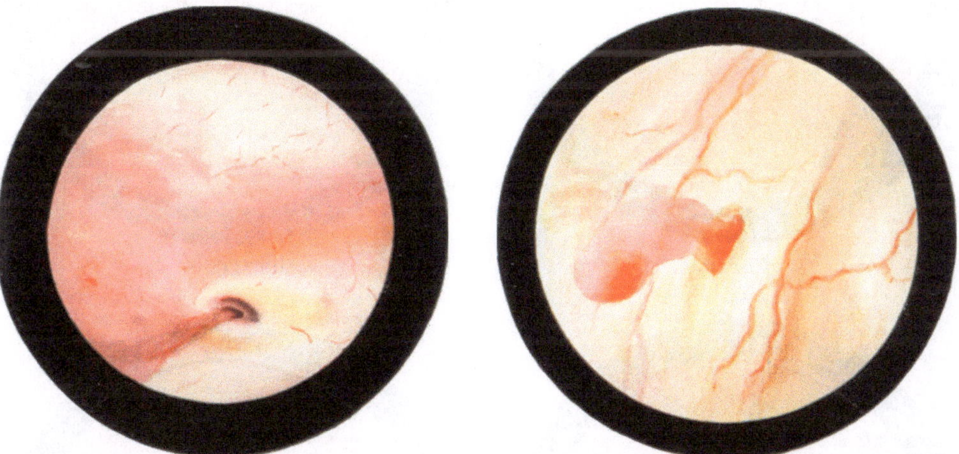

Abb. 109 u. 110. In beiden Bildern ist die Hämaturie wegen der starken Blutbeimischung deutlich sichtbar. Wenn der Urin leicht rosa verfärbt ist, hebt der Blutgehalt sich von dem rötlichen Hintergrund matt ab und ist nur für den erfahrenen Beobachter so lange erkennbar, als der Blaseninhalt noch nicht rötlich gefärbt ist. In Abb. 109 sieht man, wie der Blutstrahl gegen die Blasenwand prallt und von ihr zurückgeworfen im Hintergrund noch einmal durch das Gesichtsfeld zieht.

Schwungkraft, Richtung und Verteilung des Urinstoßes deutlich sichtbar. Seltener sieht man, daß eine dünne Blutflocke aus dem Ureterlumen heraushängt und bei jedem Urinstoß wie ein Segel im Winde zur Seite geschleudert hin- und herflattert.

Über die Entleerung des dicken, wurstförmigen, pyonephrotischen Eiters und die Möglichkeit, diese Entleerung während der kystoskopischen Beobachtung zu provozieren, haben wir bereits gesprochen. Schwieriger ist der dünnflüssige Eiter zu erkennen. Ganz leichte Trübungen sind überhaupt mit dem Kystoskop nicht wahrnehmbar und nur durch Auffangen mit dem Ureterkatheter nachzuweisen. Leicht milchiger Urin hebt sich, wenn die Blase klar gespült ist, von dem durchsichtigen Medium deutlich ab. Am besten sind eitrige Fetzen, welche im Urin suspendiert sind, für das Auge des Kystoskopikers zu erkennen. Ein solcher, mit festen Partikeln beladener Urinstoß bietet in der Blase dem Beschauer ein ganz eigenartiges Bild (s. Abb. 114). Man hat den Eindruck, als ob der Sturm über die trockene Straße fegend Lumpen und Schmutz vor sich herweht. Dabei kann man aber sehr gut erkennen, daß in dem Urinstoß Fetzen enthalten und aus dem Harnleiter in die Blase getragen werden, im Gegensatz zu den Flocken, welche der Urinstoß beim Anprall gegen den entzündeten Blasenboden, wo die Eiterflocken hafteten, aufwirbelt.

Pyurie der Niere.

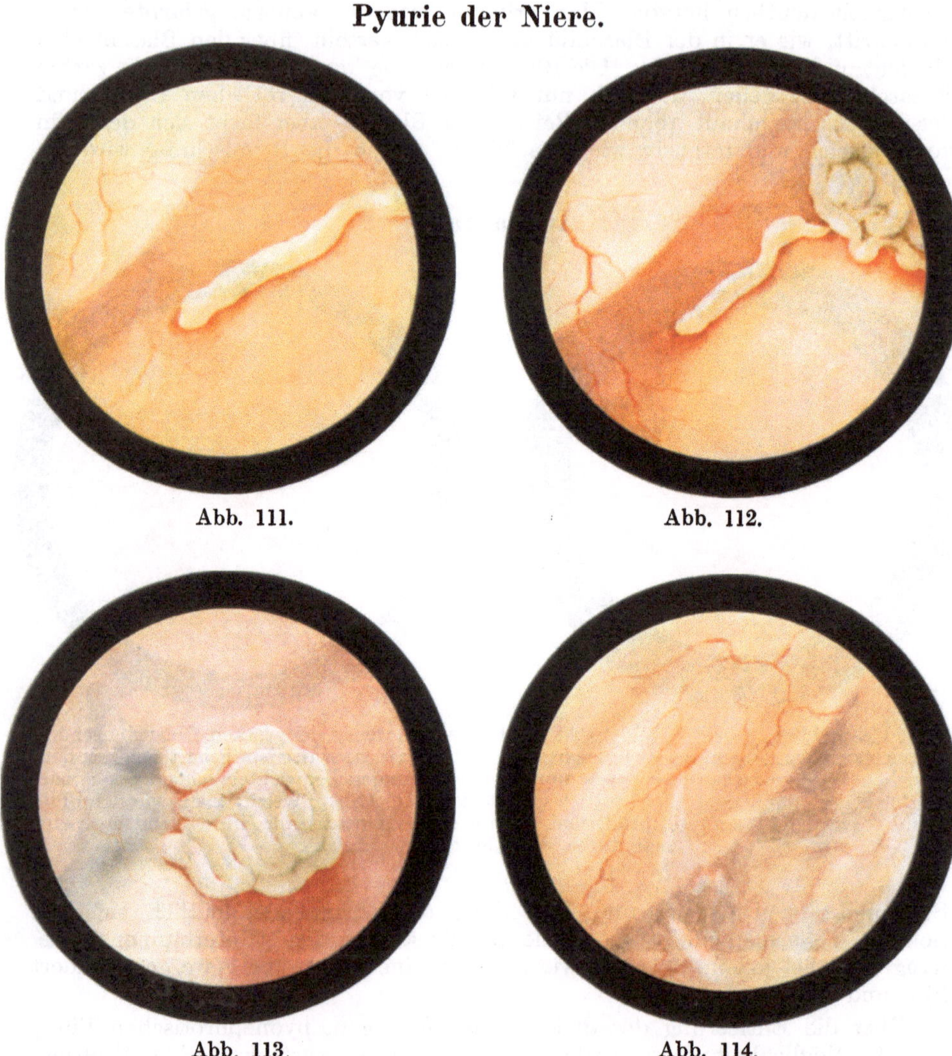

Abb. 111. Abb. 112.

Abb. 113. Abb. 114.

Abb. 111, 112 u. 113. Dicker Pyonephroseneiter zahnpastenartig aus dem Ureter herausquellend. Wenn man während der Kystoskopie den Assistenten veranlaßt, die Geschwulst abzutasten, läßt sich das Zahnpastenphänomen künstlich erzeugen. Dabei stört es die Beobachtung nicht, weil der dickflüssige ölige Eiter sich nicht mit der Blasenflüssigkeit vermischt. Der Eiter sammelt sich in Kringeln an, welche nach Art der Makkaroni in der Blase liegen bleiben (Abb. 112 u. 113).

Abb. 114. Dünnflüssige, dickere Fetzen enthaltender Eiter. Wenn der Eiter aus der Harnleiteröffnung ausgestoßen wird, hat man den Eindruck, wie wenn der Wind auf der Straße Staub und Papierfetzen vor sich her weht.

11. Kapitel.

Angeborene Blasendivertikel.

Das angeborene Blasendivertikel (Pseudodivertikel s. S. 75) unterscheidet sich vom erworbenen Divertikel:

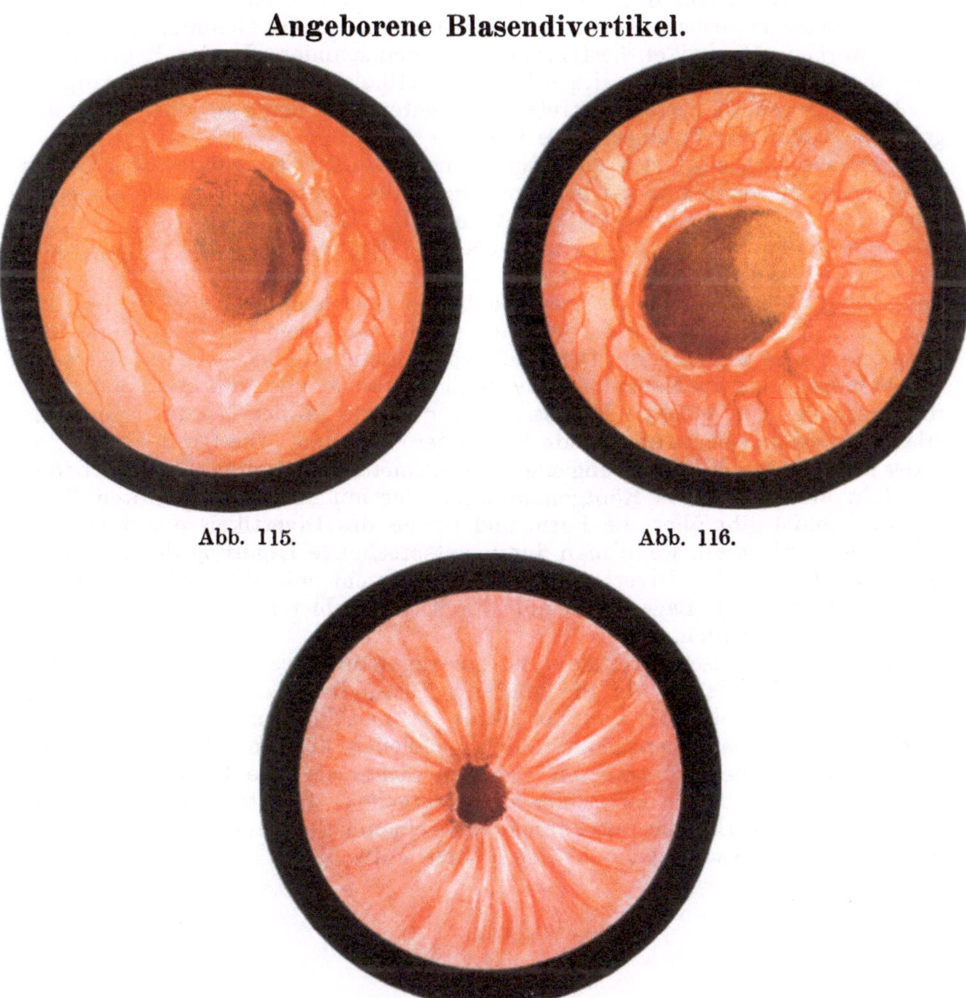

Angeborene Blasendivertikel.

Abb. 115. **Abb. 116.**

Abb. 117.

Abb. 115, 116 u. 117. Aus dem äußeren Anblick des bei angeborenen Divertikeln meist rundlichen Eingangs läßt sich kein Rückschluß auf die Größe des Divertikels ziehen, da die Aussackung sich seitlich oder nach hinten entwickeln kann. Für die Beurteilung der Größe des Divertikelsackes ist das Röntgenbild maßgebend (s. **Abb. 3 u. 4**). In Abb. 117 hat sich die Blasenwand um die Divertikelöffnung kontraktil gefaltet. Daher erscheint die Öffnung klein und unregelmäßig.

1. Durch seine Lage. Es findet sich am häufigsten, entwicklungsgeschichtlichen Gesetzen folgend, neben und seitlich von den Ureteröffnungen, seltener

am Blasenscheitel, wo sich erworbene Divertikel so gut wie nie finden, als Rest oder Andeutung des Ligamentum umbilicale; noch seltener hinter dem Ligamentum intrauretericum (Blum).

2. Durch das Fehlen von hypertrophischen Muskelbalken. Nur wenn die Ursache des Divertikels, z. B. ein kongenitales Hindernis, wie eine angeborene Stenose der Urethra, während des Lebens unverändert fortbesteht, kann sich zu einem echten Divertikel Muskelhypertrophie und durch die Muskelhypertrophie wieder erworbene Divertikel hinzugesellen. Beide Gebilde, angeborene und erworbene Divertikel, bestehen dann nebeneinander. In der Regel findet sich aber in der Umgebung des echten Divertikels keine Muskelhypertrophie.

3. Durch sein isoliertes Auftreten, nur selten kommen zwei oder mehr angeborene Divertikel in einer Blase vor.

Kystoskopisch zeigt sich das angeborene Divertikel als rundes oder ovales Loch, meistens nahe und seitlich von einem der Ureterenostien als einzelner Hohlraum ohne begleitende Balkenbildung. Die Öffnung kann klein sein, ist aber gewöhnlich an Umfang größer als die Öffnung erworbener Divertikel. Bisweilen ist sie schief gestellt. Deshalb kann man an dem einen Teil des Randes den Grund des Sackes in rötlichem Schimmer oberflächlich liegen sehen. Am anderen Teil des Randes kann der Sack steil in die Tiefe fallen und eine tiefschwarze Farbe annehmen. Der Sack kann klein und so unbedeutend sein, daß er eines Tages als Nebenbefund zufällig auftaucht und während des Lebens nie Erscheinungen macht. Er kann sehr groß, ja größer als die eigentliche Blase werden und einen oder beide Harnleiter enthalten. Die Größe des Divertikels läßt sich durch Einführung eines in Zentimeter eingeteilten Ureterkatheters ungefähr abmessen. Die Röntgenaufnahme der mit Kollargol gefüllten Blase (Kystographie) gibt über die Form und Größe des Divertikels nur dann hinreichenden Aufschluß, wenn man durch entsprechende Lagerung des Patienten dafür sorgt, daß der Divertikelschatten sich nicht mit dem Blasenschatten deckt. Die richtige Lage kann nur durch Ausprobieren in jedem einzelnen Falle ermittelt werden.

Die röntgenologische Kontrolle ist zur Ergänzung des zystoskopischen Befundes von Wichtigkeit, da die größeren Blasendivertikel an der Mündung in die Blase über eine Art von Sphinkter verfügen können, durch welchen sie ihren Eingang zusammenziehen und verschließen können. Deshalb können sie im Stadium der Kontraktion, wo man nichts als eine Faltenbildung der Blasenwand sieht, leicht der Beobachtung entgehen. Im Stadium der Öffnung sind sie nicht zu verkennen und können wie in einem Falle Bürgers und Marions als Inhalt eine Geschwulst oder einen Stein aufweisen.

12. Kapitel.

Fremdkörper in der Blase.

Fremdkörper können in der Blase entstehen (Stein) oder künstlich eingeführt werden, sei es durch Verletzungen (Geschoßsplitter, Knochensequester, Seidenfäden, welche bei der Operation in die Blasenhöhle eindringen oder später einwandern), sei es durch den Patienten selbst, im letzteren Falle meist bei Kindern aus Spielerei, bei Erwachsenen, um einen abnormen erotischen Reiz zu befriedigen. Allerdings ist der häufigste von der eigenen Hand des Patienten eingebrachte Fremdkörper der abgebrochene Katheter, welcher dem durch die jahrelange Gewöhnung immer sorgloser werdenden Prostatiker in der Blase in Stücke zerbricht. Ferner sind namentlich in der weiblichen Blase Haarnadeln, Kerzen, Bleistifte, Wachsstöcke, Strohhalme, Platinösen usw. gesichtet worden. Abb. 120 zeigt ein Stück Niveacreme in der Blase eines Studenten,

Fremdkörper in der Blase.

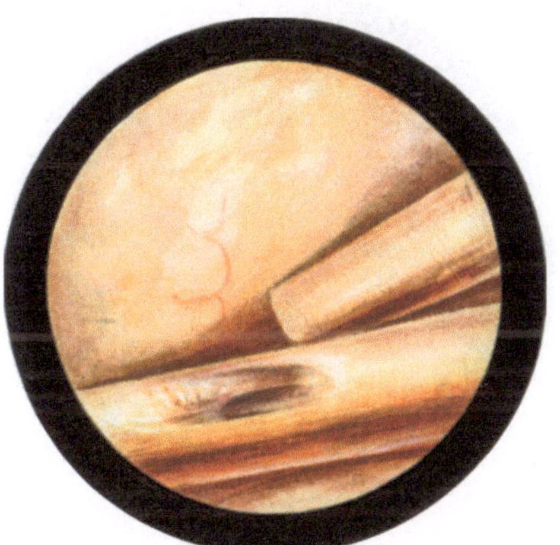

Abb. 118. Abgebrochene Katheterstücke.

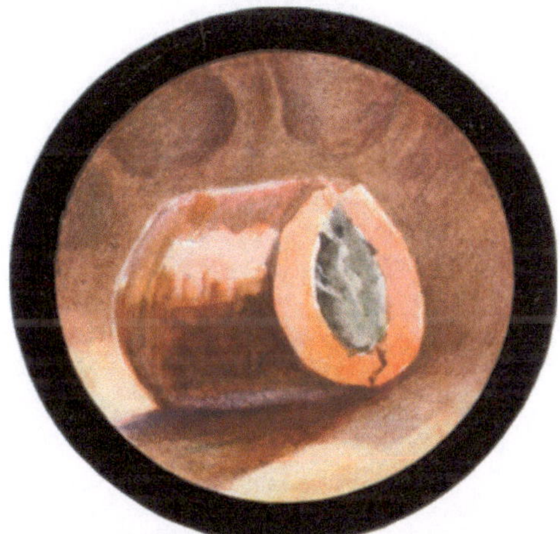

Abb. 119. Ein kleines Stück Drainrohr, dessen Öffnung mit eitrigem Schleim gefüllt ist.

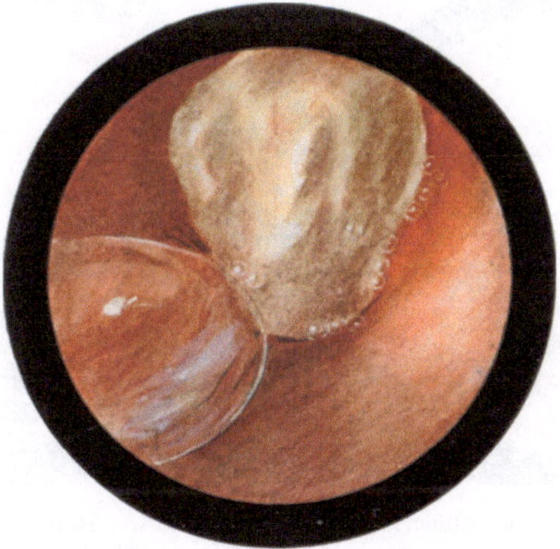

Abb. 120. Niveacreme im Blasenscheitel oberhalb der Luftblase.

welcher damit angeblich einem abnormen Juckreiz in der Urethra abhelfen wollte. Es wurde durch Waschungen mit verdünntem Benzin entfernt, was um so leichter gelang, als die Niveacreme infolge ihres leichten spezifischen Gewichtes auf der Blasenflüssigkeit im Blasenscheitel schwamm und sich dort mit dem eingebrachten Benzin, welches ebenfalls leichter als die Blasenflüssigkeit in den Blasenscheitel aufstieg, mischte.

Das Hauptkontingent der Fremdkörper stellen die Steine. Sie sind sehr leicht zu erkennen. Differentialdiagnostisch kommen höchstens bei der Kystoskopie inkrustierte Geschwülste in Betracht, welche aber gewöhnlich ihren wahren Charakter an irgend einer Stelle ihrer Oberfläche zum Durchbruch

Steine in der Blase.

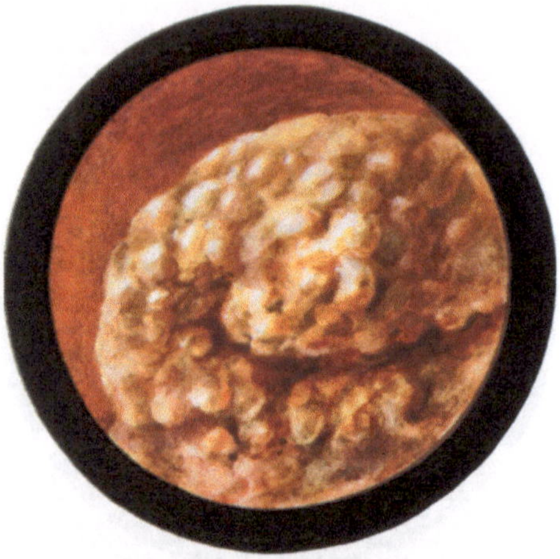

Abb. 121. Zerklüfteter Oxalatstein.

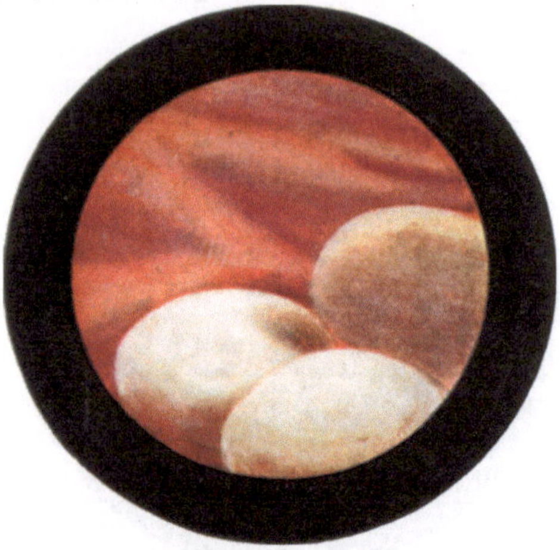

Abb. 122. Phosphatsteine in stark entzündeter Blase.

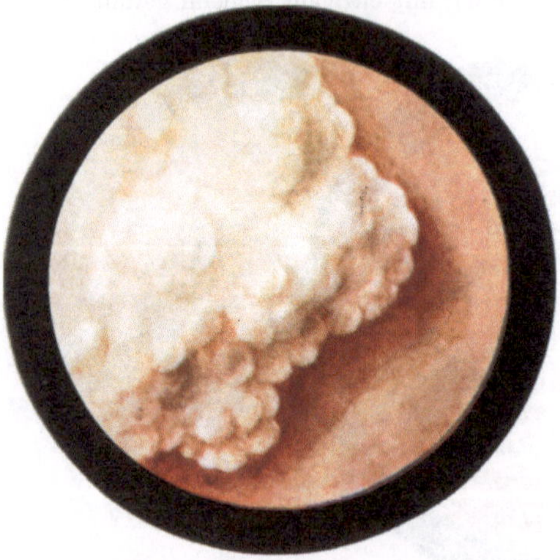

Abb. 123. Uratstein mit weißem Phosphatmantel.

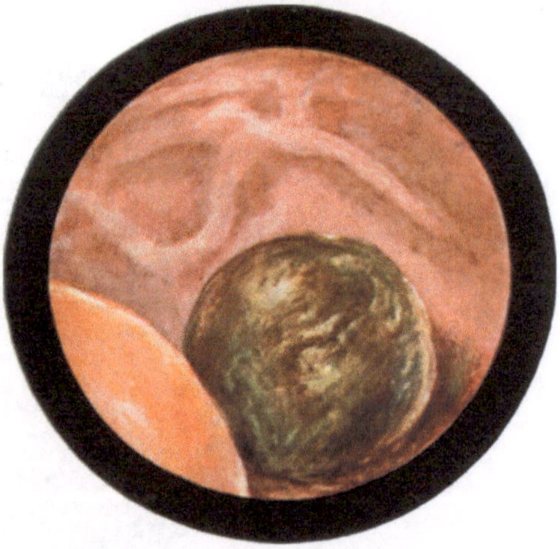

Abb. 124. Runder Stein hinter der vergrößerten Prostata.

kommen lassen und außerdem nicht die allseitig runde Form, sondern einen breiten Zusammenhang, wie ein dicker Pilz, mit der Blasenwand haben. Dementsprechend ist der Schatten, den ein Stein oder ein inkrustierter Tumor auf die Blasenwand wirft, kystoskopisch gewöhnlich ganz verschieden. Ist die Entscheidung trotzdem schwierig, so wird man mit einem Ureterkatheter das Rätsel lösen. Der Katheter bohrt sich leicht in die Geschwulst ein und erzeugt Blutungen, während er sich gegen den Stein gerichtet umbiegt oder den Stein, wenn er klein ist, verschiebt. Nur in einem Falle kann sich ein Stein der Beobachtung entziehen, nämlich wenn er in einem Divertikel liegt. In allen übrigen Fällen ist aber das Kystoskop gegenüber dem Blasenstein das souveräne Erkennungsmittel und der Steinsonde bei weitem vorzuziehen; denn diese kann, ohne den Stein zu berühren, blind in der Blase herumfahren und umgekehrt, an sandartigen Konkretionen oder inkrustierten Geschwülsten anstoßend, das Steingefühl hervorrufen. Besonders leicht entgehen die hinter dem Prostatahügel liegenden Konkremente der Berührung mit der Metallsonde, während sie einem geübten Kystoskopiker, welcher durch starkes Senken des Okulars den Raum hinter der Prostata gut ableuchtet, sich nicht entziehen können. Will man deshalb ein Metallinstrument zur Untersuchung auf Stein

Steine in der Blase.

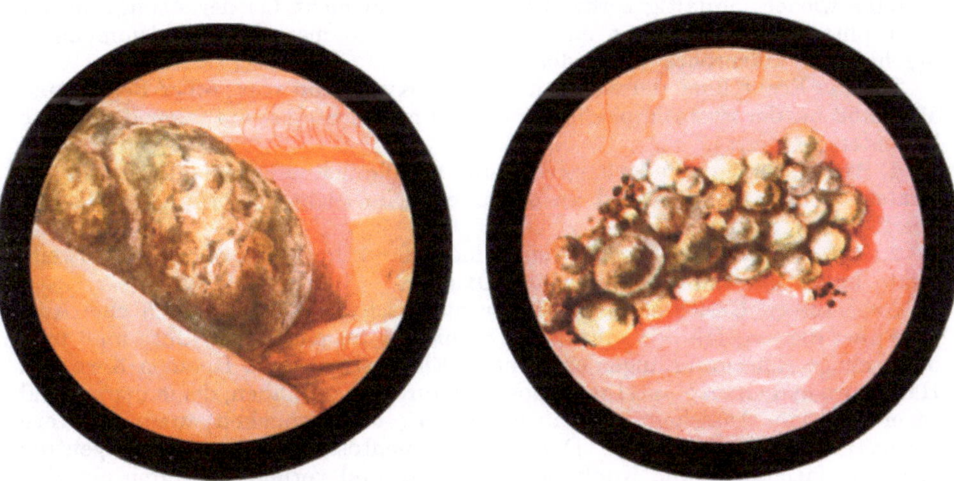

Abb. 125. Abb. 126.

Abb. 125. Länglicher Stein hinter der vergrößerten Prostata.

Abb. 126. Ein Konglomerat von kleinen Steinen. Die Steinchen sind im Durchschnitt erbsengroß, zum Teil etwas größer, viele bedeutend kleiner. Sie ließen sich sämtlich mittels der Lithotripterpumpe, welche an den Kystoskopschaft nach Herausziehen der Optik angeschlossen wurde, ansaugen und entfernen.

in die Blase einführen, so soll es heutzutage unbedingt das Kystoskop sein. Es sei denn, daß die Blase nicht gefüllt und nicht besichtigt werden kann. Der kystoskopischen Untersuchung kann man auf jeden Fall eine Röntgenuntersuchung vorausschicken, weil alle größeren Blasensteine einen intensiven und der Form nach unverkennbaren Schatten auf die Platte werfen und dadurch auch die in einem Divertikel liegenden, dem Auge des Kystoskopikers sich versteckenden Konkremente ermittelt werden. Gleichzeitig ist das Röntgenbild eine Kontrolle für die Größe des Konkrements, dessen Beurteilung auf Grund der kystoskopischen Erscheinung schwierig und ohne Anwendung eines Meßapparates nur dem Erfahrenen möglich ist. Um die kystoskopische Übertreibung der Größe in Abzug zu bringen, muß man das Konkrement aus einer Entfernung von ca. 3 cm betrachten, in welcher die Größenverhältnisse den normalen ungefähr gleichkommen. Nach den S. 24 besprochenen Gesetzen ist es aber klar, daß man einen größeren Stein nicht in allen seinen Teilen aus der gewünschten Entfernung besichtigen kann. Zur Beurteilung der Größe muß man hier den Versuch machen, ob es möglich ist, den Stein kystoskopisch in einem Gesichtsfeld ganz zu übersehen, oder ob man ihn nur abschnittsweise in mehreren Gesichtsfeldern mustern kann. Ganz große Steine, welche gewöhnlich die Kapazität der Blase herabsetzen, verbieten durch ihr Volumen die Besichtigung aus den gewünschten Entfernungen; ebenso mittlere Steine, wenn sie nahe dem Blaseneingang liegen. Für kleinere Steine läßt sich stets der erforderliche kystoskopische Abstand und damit eine ungefähre Schätzung der Größe erreichen.

Viel wichtiger als die Feststellung der Größe ist die Ermittlung der Struktur, d. h. der chemischen Zusammensetzung, da von ihr bis zu einem gewissen Grade die Art der einzuschlagenden Therapie noch stärker abhängig ist als von dem Volumen. Große Phosphate lassen sich oft spielend mit dem Lithotripter zertrümmern, während kleine Oxalate durch ihre Härte schwierig zu zerkleinern sind und dabei in so harte spitze Stücke zerfallen, daß man von ihnen jedes einzelne wieder sorgfältig zerkleinern muß, wenn nicht bei der Aspiration der Steinsplitter Schwierigkeiten entstehen sollen, und man eine Einklemmung in der hinteren Harnröhre vermeiden will.

Für die Ermittlung der Struktur ist das Kystoskop von großer Bedeutung. Man muß bei der kystoskopischen Besichtigung des Steines auf folgende Punkte besonders achten:

1. Auf die Form. Phosphatsteine sind gewöhnlich eiförmige glatte Gebilde. Uratsteine sind rundlich und an der Oberfläche leicht gekörnt, Oxalatsteine oberflächlich grob gehöckert.

2. Auf die Farbe. Phosphatsteine sind weiß, schneeweiß oder gelblichweiß. Urate braun bis dunkel, ähnlich die Oxalate.

Nach diesen Gesichtspunkten ist es nicht schwer, kystoskopisch eine Aussage über die ungefähre Struktur des Steines zu machen. Allerdings muß man dabei einige Einschränkungen erwähnen. Ein Stein kann z. B. einen Kern von Harnsäure und einen Mantel von phosphorsaurem Kalk haben, dementsprechend ist er weiß von Aussehen, aber doch gekörnt, oder gebuckelt, wenn der Kern aus oxalsaurem Kalk besteht. Durch medikamentöse Einflüsse, z. B. Argentum nitricum, färben sich die Konkremente dunkel und verlieren dadurch ein charakteristisches Kennzeichen.

13. Kapitel.

Prostatahypertrophie.

Eine kystoskopische Untersuchung ist bei Prostatahypertrophie nur dann notwendig, wenn es sich um die Frage eines operativen Eingriffes oder die Möglichkeit einer Komplikation, wie Stein, maligne Degeneration usw. handelt. Grundlos wird man eine Prostatahypertrophie nicht kystoskopieren, da infolge des bestehenden Residualharns die Gefahr einer Infektion größer ist als bei jeder anderen Kystoskopie, und aus demselben Grunde die eingetretene Infektion viel schwerer verläuft und sich schwerer beseitigen läßt als in einer Blase ohne Restharn. Für die Nachbehandlung muß man sich darüber klar sein, daß durch den traumatischen Reiz oder eine Infektion die stark verengte Harnröhre gänzlich zuschwellen und ein absolutes Hindernis für die Urinentleerung werden kann, und daß bei einer Infektion der Prostata leicht ein Vorstoß in die Hoden und Nebenhoden eintritt. Deshalb ist ärztliche Kontrolle, Bettruhe und Suspensorium nach der Untersuchung erforderlich.

Die Einführung des Kystoskops macht gewöhnlich keine Schwierigkeiten, wenn man daran denkt, daß die prostatische Harnröhre meist erheblich verlängert ist und daß das Instrument nach dem Eintritt in die Pars membranacea noch stärker als gewöhnlich gesenkt werden muß, damit es sich über die Prostata hinweg in die Blase hebelt. Gerade bei dieser Endbewegung muß das Instrument ganz sanft langsam und allmählich, um jede Läsion, Quetschung und Blutung der Schleimhaut zu vermeiden, geführt werden. Bei dieser Gelegenheit möchte ich nochmals daran erinnern, daß man durch starkes Anziehen der Harnröhre ein Herausgleiten des Instruments aus der Pars membranacea während der starken Senkung vermeiden muß. Nur ausnahmsweise kommt man mit dem gewöhnlichen Untersuchungskystoskop nicht zum Ziel und benötigt das Posnersche Modell, bei dem die Optik in einen Mercierkatheter eingefügt ist, oder das um mehrere Zentimeter längere Prostatakystoskop. Dieses Modell kommt namentlich für die Fälle in Frage, in denen durch das röhrenförmige Vorspringen der Prostata in die Blase die Harnröhre erheblich verlängert ist. Mehr als der Instrumentenwechsel hilft in schwierigen Fällen ein Fingerdruck vom Rektum aus in der Richtung von unten nach oben auf den Schnabel des in der hinteren Harnröhre haftenden Instrumentes. Schließlich gibt es Fälle, in denen die Einführung des Kystoskops auf keine Weise gelingt. Hier kann man suprapubisch mittels eines geraden Troikarts und eines geraden Kystoskops (s. S. 19 u. 21) die Blase besichtigen. Wenn man auf den Blasenboden in dieser Weise von oben herabsieht, so erhält man eine interessante Übersicht über den ganzen Sphinkter, welche man bei regulärer Besichtigung nur durch das retrograde Kystoskop erhalten kann. Der Sphinkter erinnert bei diesem Anblick an ein Blasendivertikel, dessen Eingangspforte sich kontrahiert hat. Da wir den Sphinkter aus großer Entfernung durch ein Loch in der vorderen Blasenwand betrachten, zeigt sich in dem großen Gesichtsfeld das ganze Trigonum einschließlich der Ureterenmündungen, deren Funktion man gut beobachten und die man auch, wenn es wünschenswert ist, auf diesem Wege sondieren kann. Man sieht alsdann, wie an der Hypertrophie der gesamten Blasenwand auch die Harnleiterwülste beteiligt sind und als röhrenförmige Gebilde in die Blase vorspringen. Bei isolierter Entwicklung eines Mittellappen kann die Prostata, von oben betrachtet, wie ein Knopf in die Blase hineinragen. Diese Modellierung ist besonders ausdrucksvoll, wenn die Balkenbildung noch nicht übermäßig stark entwickelt ist und noch nicht zur Entstehung von Pseudodivertikeln geführt hat.

Die Blase des Prostatikers ist infolge dauernd ungenügender Entleerung meistens überdehnt. Der Restharn, welchen selbst die durch Arbeit hypertrophische Muskulatur nicht mehr auszupressen vermag, wächst ständig und kann von 100 ccm bis auf mehrere Liter ansteigen. Derartig überdehnte Blasen dürfen niemals vollständig entleert werden, weil sie gänzlich entspannt stark hyperämisch zur Ursache von Blutungen werden und damit die Kystoskopie vereiteln. Sie müssen stets ein gewisses Quantum Flüssigkeit zur Aufrechterhaltung des natürlichen Tonus enthalten. Deshalb muß man bei der Spülung der Blase des Prostatikers immer bedacht sein, daß sie nicht völlig leerläuft, gewissermaßen mit dem Überschuß über den normalen Inhalt von 200 ccm den Urin auswaschen und die Blasenwand, wenn sie eitrig verunreinigt ist, abspülen. Der Überdehnung entsprechend muß die Blase des Prostatikers über das normale Maß hinaus mit Flüssigkeit gefüllt werden, damit sie sich nicht in Falten legt und der tiefe, hinter der Prostata gelegene Rezessus durch starke Anspannung des Blasenbodens ausgeglichen der Besichtigung zugänglich wird. Füllungen von 500 bis 800 ccm sind bei überdehnter prostatischer Blase ohne weiteres möglich. Nach Beendigung der Kystoskopie muß ein Teil der Blasenflüssigkeit zurückgelassen werden, ebenfalls um die schädlichen Folgen einer gänzlichen Entleerung der Blase zu verhindern.

Prostatahypertrophie.

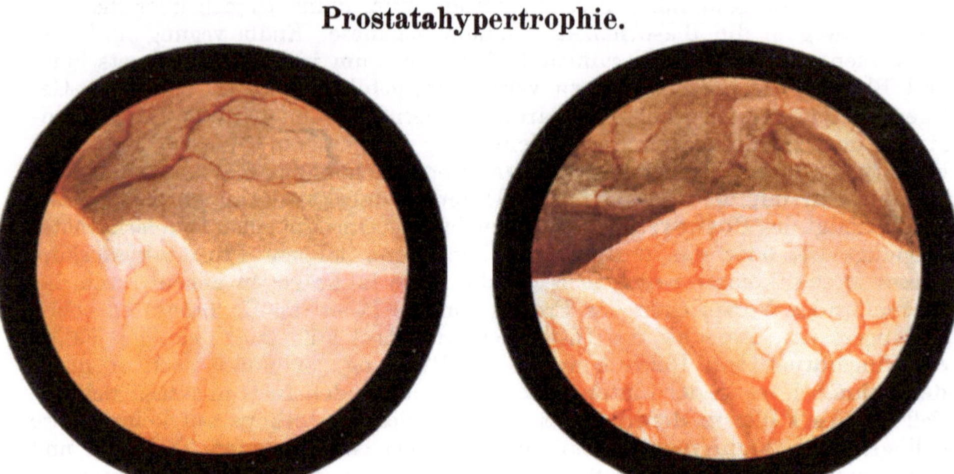

Abb. 127. Abb. 128.

Abb. 127. Auftreibung des basalen Sphinkters durch die wachsende Prostata. In der rechten Hälfte des Gesichtsfeldes ein stark vorspringender Myomknoten.

Abb. 128. Mittellappen und rechter Seitenlappen, welcher noch zum Teil kulissenartig in das Gesichtsfeld ragt. Der Mittellappen liegt, wie gewöhnlich, etwas hinter dem Seitenlappen.

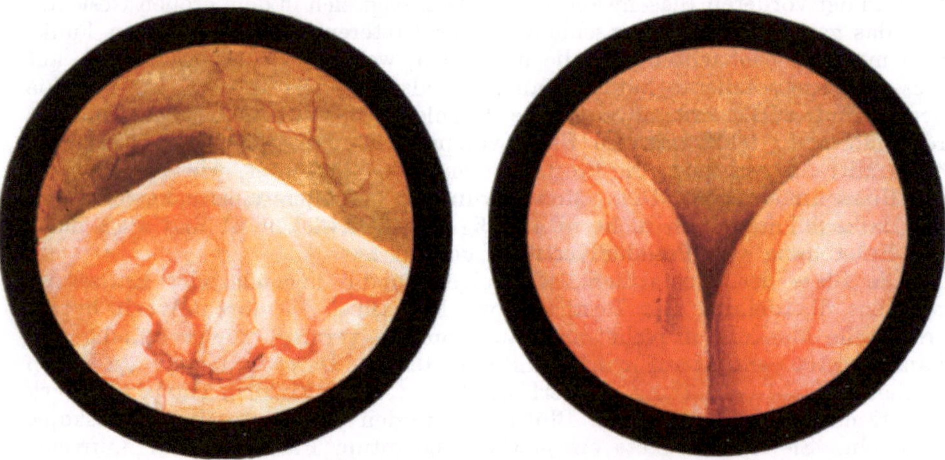

Abb. 129. Abb. 130.

Abb. 129. Mittellappen. Da die Blase aseptisch geblieben ist und die Gefäßzeichnung sich durch Entzündung nicht verwischt hat, sieht man in Abb. 128 u. 129 die Entwicklung bedeutender Gefäßstämme.

Abb. 130. Beide Seitenlappen stark vergrößert springen kugelig in die Blase vor. Es besteht Zystitis mit entzündlicher Injektion der Prostata.

Nach der Einführung des Instrumentes wendet der Beobachter seine Aufmerksamkeit vor allem der Sphinktergegend zu und beginnt ihre Besichtigung am basalen Teil mit nach unten gerichtetem Knopf. Zunächst fällt es auf, daß die sonst glatte, scharfrandig in die Blase vorspringende rosige Sphinkterfalte rund, plump und buckelig geworden ist und zuweilen mit transparenten, den Gebilden der Cystitis cystica ähnelnden Erhebungen besetzt ist. Die Buckel können sich im Zuge des Sphinkter als leichte Hügel absetzen oder, scharf an der Basis des Sphinkters vorspringend, sich polypenartig gestielt entwickeln. Seltener handelt es sich bei diesen unregelmäßigen Vorsprüngen am Sphinkter um kleine, solide, nicht transparente Tochtermyome, Abkömmlinge des prostatischen Haupttumors. Häufiger sind sie, ihrer Natur nach dem bullösen Ödem verwandt, durch Lymphstauung hervorgerufen, oft von auffällig polypenähnlicher Form. Diese Garnierung des Sphinkterrandes mit größeren oder kleineren Buckeln kommt bei der Mehrzahl der Prostatahypertrophien vor. Aber sie ist kein absolut sicheres Erkennungsmittel, da sie auch bei entzünd-

Prostatahypertrophie.

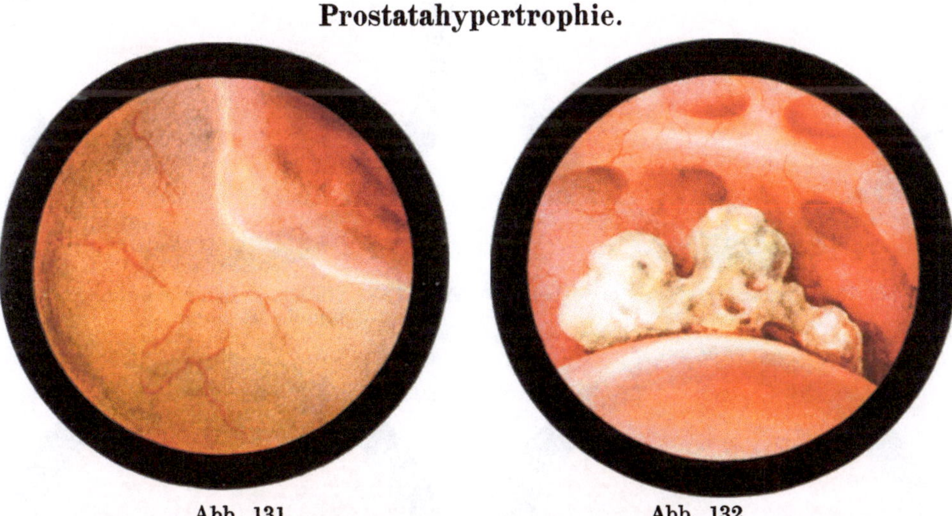

Abb. 131. Abb. 132.

Abb. 131. Am oberen Teil des Sphinkters eine stark in die Blase vorspringende prostatische Auftreibung. Entzündliche Gefäßinjektion. Der Sphinkter erscheint rot, weil die Lampe sich offenbar in seiner nächsten Nähe befindet und ihn diaphanisch durchleuchtet.

Abb. 132. Oberer Rand des Mittellappens. Darüber eingedickter, kalkiger Eiter, Balkenblase.

lichen, in der Sphinktergegend sich abspielenden Prozessen, wie z. B. bei der Prostatitis, vorkommt und dann die bereits erwähnten Pseudopolypen zeitigt, welche die Liebhaber des Urethroskops zu örtlicher Behandlung unter Leitung des Auges reizen. Wichtiger als dieses unbestimmte Symptom der Buckelung und charakteristisch für den prostatischen Sphinkter ist das Verschwinden des normalerweise zarten, leicht durchscheinenden scharfen Randes und seine Umwandlung in eine dicke, runde, plumpe, weißgelbe Falte. Besonders kennzeichnend für Prostatahypertrophie ist auch die Wahrnehmung, daß der Sphinkter nicht wie in normalen Fällen leicht konkav eingebuchtet ist, sondern konvex gegen das Harnröhrenlumen vorspringt. Der Umschlag in das Konvexe zeigt sich namentlich an den Seitenteilen der Prostata, welche tumorartig anschwellen und die normalerweise runde Lichtung bedeutend einengen. Dadurch entsteht die sogenannte torförmige Öffnung, eine für Prostatahypertrophie sehr charakteristische und unverkennbare Gestaltung des Sphinkters. Je nachdem die Lappen sich dicht aneinanderlegen oder weit auseinanderstehen, wird das Prostatator eng oder weit. Allerdings ist diese Umgestaltung nur bei vorgeschrittenen Formen der Prostatahypertrophie zu finden. Im Anfang ist die Prostatahypertrophie, wenn wir unsere Betrachtungen zusammenfassen wollen, an folgenden Eigenschaften des Sphinkters zu erkennen: 1. durch den Um-

Balkenblase bei Prostatahypertrophie.

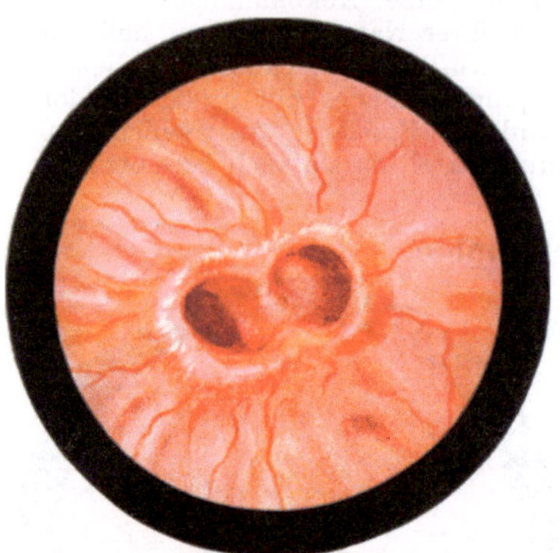

Abb. 133. Balkenblase mit erworbenen Divertikeln.

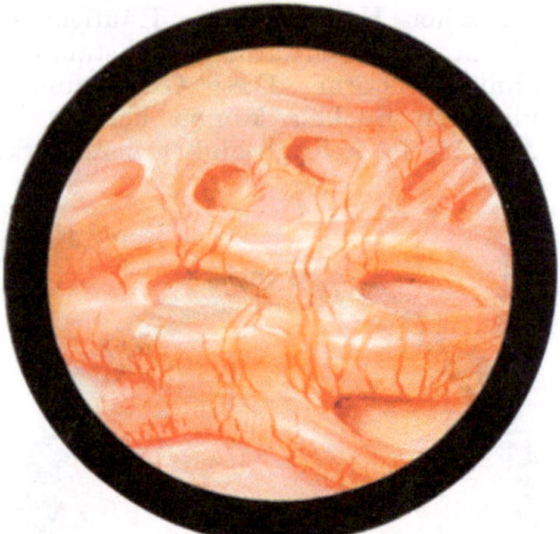

Abb. 135. Mäßige Balkenblase ohne entzündliche Reizung.

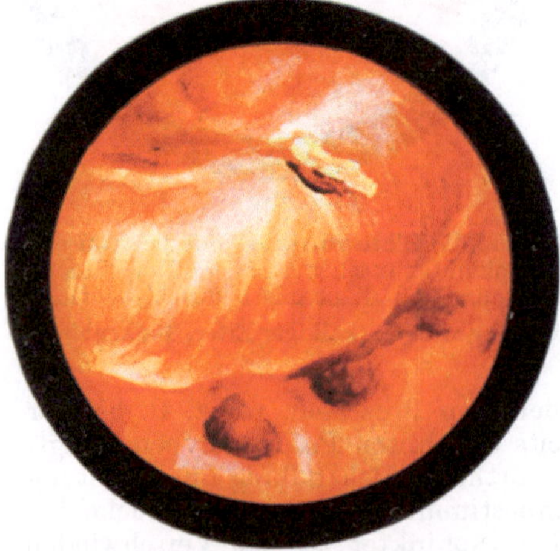

Abb. 134. Starke Balkenblase mit erworbenen Divertikeln und mächtiger Hypertrophie der Ureterenleiste.

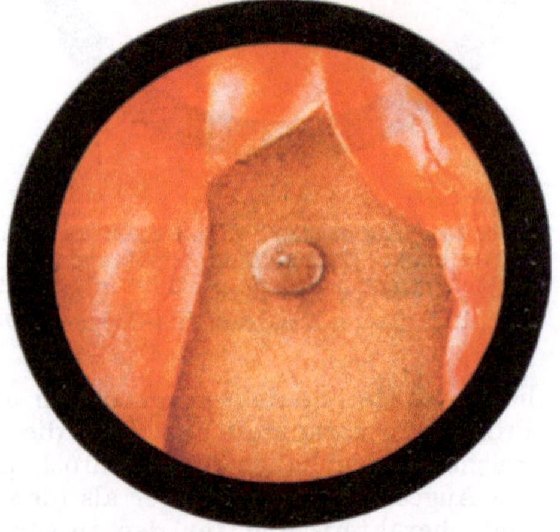

Abb. 136. Entzündliche Auftreibung der Prostata und des Sphinkters, dessen oberer Teil sichtbar ist. Im Hintergrund die Luftblase.

schlag der Farbe des Sphinkters, aus dem zarten durchsichtigen Rot in ein dickes undurchsichtiges Gelb, 2. aus dem Mangel an Transparenz, 3. durch die starke Verbreiterung und Verdickung des Sphinkterrandes, 4. durch die konvexe Form des Sphinkterrandes.

Wenn die wachsende Prostata den Sphinkter an beiden Seiten türflügelartig einengt, ist die Diagnose nicht mehr zu verfehlen. Besonders charakteristisch ist das Bild, wenn im Hintergrund des Prostatators noch ein dritter halbkugeliger oder pyramidenähnlicher Tumor, der Mittellappen, zum Vorschein kommt. Er hebt sich wie eine Kulisse rückwärts in der torförmigen Öffnung ab. Er kann aber auch isoliert ohne eine Vergrößerung der Seiten lappen bestehen und zu einem Verschluß des Blaseneinganges und einer schweren Beeinträchtigung der Harnentleerung führen, oder er kann mit den Seitenlappen innig verwachsen ein omegaförmiges Ganzes bilden. Es ist oft nicht leicht, über den Mittellappen hinweg auf den hinter ihm liegenden Blasenboden zu sehen und die Ureterenöffnungen ausfindig zu machen, namentlich wenn zahlreiche Pseudodivertikel und Muskelbalken die Erkennung des Ureterostiums erschweren. Bisweilen verschmelzen Mitten- und Seitenlappen zu einem Ganzen, an welchem eine Lappung gewöhnlich noch nachweisbar ist.

In markanten Fällen, wenn Seiten- oder Mittellappen, oder beide in die Blase stark vorspringen, ist die kystoskopische Erkennung der Prostatahypertrophie leicht. Aber man findet auch bei Patienten mit ausgesprochenen prostatischen Symptomen kystoskopisch gelegentlich keine besonders auffälligen Erkennungszeichen, wohl einen plumpen, dicken Sphinkter, aber keinen eigentlichen Seiten- oder Mittellappen, und doch kann die nachfolgende Operation große derbe Myomknoten zutage fördern. Zum Teil sind dieselben dann gewöhnlich durch Palpation per rectum nachweisbar. Zum Teil ist aber auch der Rektalbefund ebenso unbestimmt wie der kystoskopische. Wie wenig man die Vergrößerung der Prostata, wenn sie sich nicht in der charakteristischen torförmigen Lappung oder dem Homeschen Mittellappen äußert, kystoskopisch sicher feststellen kann, läßt sich daraus ersehen, daß eine operierte Prostatadrüse sich lange Zeit hindurch kystoskopisch durchaus nicht von einer unoperierten Prostata unterscheidet. Der entkernte Schleimhautsack erweckt äußerlich denselben Eindruck, wie wenn er noch im Innern die enukleierten Knoten enthielte. Man darf deshalb aus diesem Befund keinen Rückschluß auf eine mangelhafte Entfernung der Myomknoten ziehen.

14. Kapitel.

Malakoplakie der Blase.

Eine seltene, erst in neuester Zeit entdeckte Krankheit ist die Malakoplakie der Harnblase (v. Hansemann). Sie ist histologisch gut charakterisiert durch eine Anhäufung von großen, an der Oberfläche runden, in der Tiefe gegeneinander abgeplatteten Zellen, zwischen denen Gruppen von spindelig geformten Zellen eingestreut sind. Besonders charakterisiert sind die Zellen durch Einlagerungen von Erythrozytengröße und kleineren Gebilden, welche, konzentrisch geschichtet, homogen sind und die Eisenreaktion geben. Die Erkrankung wird von einigen Autoren mit Leukoplakie, von anderen mit Tuberkulose in Zusammenhang gebracht, ist aber wahrscheinlich von beiden unabhängig. Der Befund, welcher zuerst bei Sektionen an der Leiche erhoben wurde, ist sehr charakteristisch. Ich gebe ein Protokoll Waldschmidts hier wieder:

In der Blase finden sich etwa 30 gelbliche, flächenhafte, teils rundliche, teils mehr ovale Gebilde von Stecknadelkopfgröße bis Markstückgröße, zum Teil isoliert, zum Teil zusammenstoßend. Sie sind über die Blasenschleimhaut erhaben, regellos über die Blasenwand verteilt und besonders an der Rückwand zu größeren Flächen angehäuft. Diese Stellen haben einen weichen, teils lappigen tumorartigen Bau. Alle sitzen breit auf und zeigen meist überhängenden Rand. Einige zeigen kleine Hämorrhagien und einen hämorrhagischen Hof. Die größeren zeigen im Zentrum eine mehr oder weniger tiefe Dellung, die einen Gewebszerfall andeutet.

Die Schleimhaut der Blase ist im übrigen glatt, zart graurosa. Das Epithel ist außerhalb der Plaques erhalten. Die größeren Plaques zeigen in der Mitte eine dellenartige Vertiefung. Die Muskelschicht der Blase ist nicht verdickt. Die größeren Plaques überragen die Schleimhaut und zeigen oberhalb derselben eine kugelige Verbreiterung, wodurch ein Überhängen der Ränder entsteht.

Klinisch und kystoskopisch ist die Krankheit weniger gut charakterisiert. Gewöhnlich ist man zuerst zweifelhaft, ob nicht eine Papillomatose der Blase vorliegt. Dementsprechend kann die Behandlung zunächst einen falschen Weg einschlagen, wie in einem Falle, den ich beobachtet habe:

Bei einer 73jährigen Russin war von Tuberkulose nichts nachweisbar. Die Blase war stark geschrumpft und faßte nur 90 ccm. Die Harnentleerung erfolgte dementsprechend tagsüber stündlich, in der Nacht $1^1/_2$ bis 2stündlich. Der Harn war trübe und enthielt eine Spur Eiweiß und zahlreiche Leukozyten. Bei der Kystoskopie fanden sich in der chronisch entzündeten Blase oberhalb beider Ureteren und nahe dem Blasenscheitel etwa 10 gelbe, solide, leicht rauhe, stecknadelkopf- bis über linsengroße Geschwülste. Die größeren haben die Form eines elektrischen Klingelknopfes. Sie wurden anfangs von anderer Seite für Papillome gehalten und mit Thermokoagulation behandelt. Eine längere Beobachtung sprach gegen die Tumornatur. Die Geschwülste wuchsen nicht und vermehrten sich nicht, was sie hätten tun müssen, wenn es sich um eine echte disseminierte Papillomatose gehandelt hätte. Sie waren außerdem von einem roten, entzündlichen Hof umgeben. Andeutungen von Leukoplakie oder Tuberkulose fehlten. Auch war die als charakteristisch beschriebene nabelartige Einschnürung auf der Höhe der Geschwulst nicht nachweisbar, offenbar weil sämtliche Geschwülste wenig umfangreich und noch nicht zerfallen waren. Ein Versuch, durch Probeexzision ein kleines Stück zur mikroskopischen Untersuchung zu erlangen, schlug fehl. Dennoch zweifle ich kaum, daß die Geschwülstchen auf der Basis der Malakoplakie entstanden waren, denn differentialdiagnostisch kam nur eine Papillomatose maligner Natur in Betracht. Diese hätte aber während der 8monatlichen genauen kystoskopischen Kontrolle Änderungen in der Gestalt und auch in der Zahl der Knötchen erfahren müssen. Dazu kommt noch, daß eine echte Papillomatose von so geringem Umfang nicht die starke Cystitis und deutliche Injektion rings um die Geschwülstchen gezeitigt hätte. Die Blase war stark geschrumpft und löste heftige zystitische Beschwerden aus. Die vielfach abgeänderte Behandlungsmethode schlug auf keine Art gut an.

15. Kapitel.

Blasengeschwülste.

Leichte Blutungen aus dem Tumor stören die kystoskopische Untersuchung nicht, da es trotz der Blutungen meist gelingt, die Blase klar zu spülen. Bei schwerer Blutung soll man gar keinen Versuch machen, zu kystoskopieren, sondern lieber die auf S. 16 angegebenen Maßregeln treffen. Man wird bei Geduld und zweckmäßiger Vorbereitung fast immer eine annähernd blutfreie

Periode erleben, in der die Kystoskopie möglich ist. Ich habe unter einer großen Zahl von Tumoren einen einzigen Fall gesehen, wo man nicht abwarten konnte. Bei dem 80jährigen Mann war die Blase durch dicke Koagula bis zum Nabel aufgebläht und so verstopft, daß sich nur tropfenweise abwechselnd trüber Urin und dicke Gerinnsel entleerten. Bei der lebensgefährlichen Anämie blieb nichts anderes als die Sectio alta übrig, durch die nach Entleerung einer Unmenge jauchiger dicker Gerinnsel zwei kirschgroße Papillome mit dem Thermokauter entfernt wurden. Eine derartig dringliche Situation ist aber eine Ausnahme. In den allermeisten Fällen führen konservative Maßnahmen zur Abnahme der Hämorrhagie und zur Möglichkeit kystoskopischer Untersuchung.

Im allgemeinen verträgt das Blasenpapillom kystoskopische Untersuchung und sogar eine leichte Berührung mit dem Instrument, ohne zu bluten, während man umgekehrt für die spontan entstehenden Blutungen an dem Papillom keinen offensichtlichen Grund findet. Jedoch ist auch in der blutfreien Zeit die Quelle der Hämorrhagie häufig an den Gerinnseln kenntlich, welche als bräunliche oder schwarze Beläge dem Tumor aufsitzen. Durch geeignete Maßnahmen, wie z. B. den hochgespannten Strom der Thermokoagulation, welche man gegen diese Stellen hinlenkt, läßt sich die Quelle der Blutung verstopfen. Ist das einmal geglückt, so wird gewöhnlich im weiteren Verlauf der Operateur nicht mehr durch spontane Blutungen in der Beobachtung und Behandlung der Geschwulst gestört.

Ebenso große Schwierigkeiten kann die putride oder sogar jauchige Cystitis bereiten, welche sich auf großen, fauligen Tumoren einnistet, da die Fassungskraft der Blase sowohl durch den gewaltigen Tumor wie die Entzündung erheblich herabgesetzt ist und die Spülflüssigkeit sich immer wieder durch blutigen Eiter trübt. Aber auch hier pflegt eine längere Vorbereitung mit 2—3mal täglich wiederholter Blasenspülung einen günstigen Wandel und die Möglichkeit zu schaffen, die Blase hinreichend zu füllen und zu besichtigen. Im übrigen läßt sich die Diagnose auf Tumor, falls eine Kystoskopie nicht zustande kommen kann, durch die mikroskopische Untersuchung abgängiger Zotten stellen, an denen man noch den Tumorcharakter erkennen kann. Oder man kann den Abgang von Zotten nach folgender Methode künstlich herbeiführen, ein Verfahren, welches einen gewissen Ersatz für die Kystoskopie in den Fällen leistet, wo die Blase nicht besichtigt werden kann:

Man führt einen Katheter zur Blasenspülung ein und füllt die Blase mit Wasser. Das Wasser läuft häufig nicht ordentlich zurück und man vermutet deshalb, daß das Auge des Katheters durch ein Gerinnsel verstopft ist. Um es fortzuspülen, injiziert man von neuem Spülwasser. Auch dieses Spülwasser läuft nicht zurück, oder wenigstens nur zum kleinsten Teil, weshalb sich mit jeder neuen Quantität die Blase stärker und stärker füllt, ohne daß es auf diese Weise zu einer ordentlichen Klärung kommt. Wenn man jetzt mit einer Spritze an dem Katheter saugt, erhält man öfters durch die Aspiration zusammen mit etwas Wasser einige Zotten zur mikroskopischen Untersuchung, welche unter der Saugwirkung der Spritze in das Katheterauge hineingezogen und von dem Haupttumor abgerissen wurden.

Die gewöhnliche Einteilung der Geschwülste in gutartige und bösartige stößt bei den Blasengeschwülsten auf Schwierigkeiten, weil die Geschwülste von gutartigem Charakter, wenn sie ihn auch Jahre hindurch bewahren, häufiger als es sonst bei gutartigen Geschwülsten üblich ist, schließlich in bösartige umschlagen können. Dieser Wechsel kann auch nach Beseitigung der primären Geschwulst eintreten, wenn die Geschwulst rückfällig wird. Dabei nimmt selten gleich das erste Rezidiv maligne Eigenschaften an. Häufiger tritt immer wieder und wieder ein Rezidiv von offensichtlich gutartiger Natur auf, bis es schließlich einmal bösartig umschlägt. Eine Erklärung für den Artwechsel gibt vielleicht die anatomische Tatsache, daß sich an der Implantationsstelle gutartiger Geschwülste im Blasenboden vielfach atypische,

Blasenpapillome.

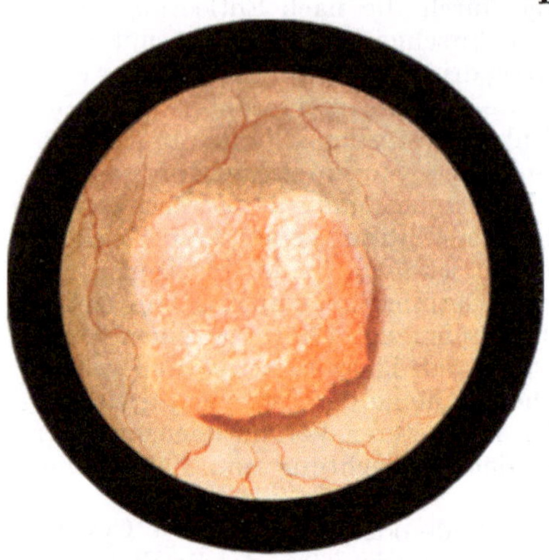

Abb. 137. Flaches Papillom. An dem Schlagschatten erkennt man, daß der Tumor gestielt ist.

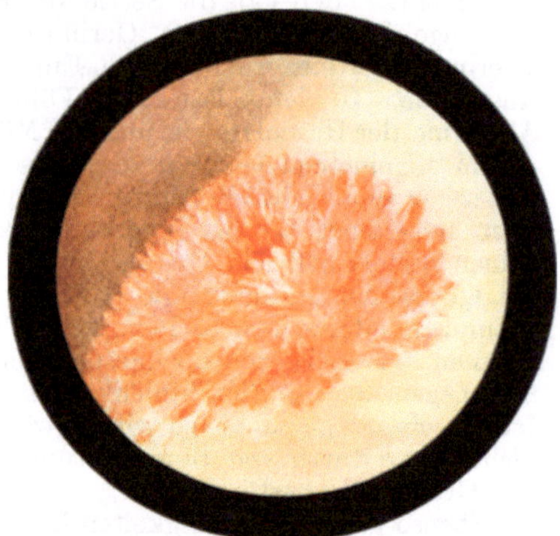

Abb. 138. Rasenförmiges breitaufsitzendes Blasenpapillom rings um eine Harnleitermündung. Rezidiv nach 7jährigem Intervall am Orte der früheren Geschwulstbildung.

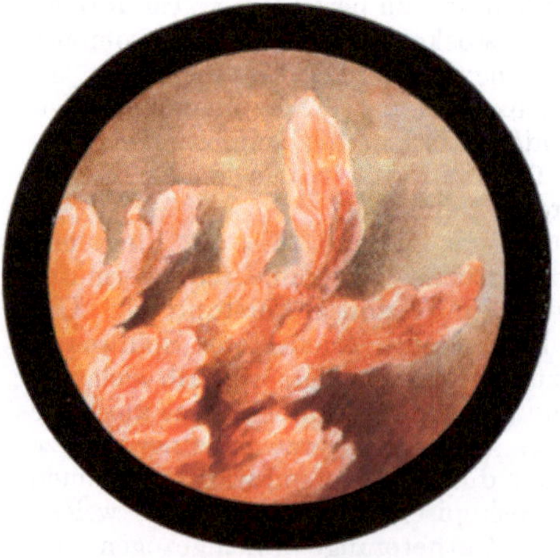

Abb. 139. Algenförmiger Ausläufer eines großen Blasenpapilloms bei Betrachtung aus der Nähe. Man sieht deutlich die Gefäßbäumchen der gefiederten Geschwulst.

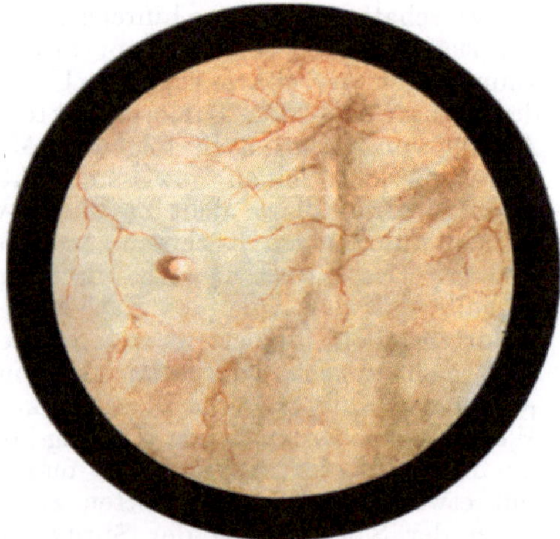

Abb. 140. Kleines Papillomrezidiv neben der Narbe eines durch Thermokoagulation beseitigten Papilloms.

an Karzinom erinnernde Epithelwucherungen finden, von denen wahrscheinlich die Umwandlung in das Bösartige ausgeht. Andererseits müssen diese Epithelwucherungen nicht unbedingt zum Karzinom führen, wie durch die Thermokoagulation bewiesen wird. Denn diese für ein Karzinom keineswegs radikale Behandlungsmethode führt häufig zu einer endgültigen Beseitigung der papillomatösen Geschwulst. Trotzdem müssen wir bei der Therapie mit der Möglichkeit des Artwechsels der Blasengeschwülste rechnen. Für die kystoskopische Betrachtung aber wollen wir, um keine Verwirrung zu stiften, die Möglichkeit der malignen Degeneration zunächst vernachlässigen und die einwandfrei gutartigen und andererseits die einwandfrei bösartigen Geschwülste beschreiben.

Die gutartigen Geschwülste der Blase werden nach ihrer äußeren Erscheinung als Papillome bezeichnet. Sie haben einen mehr oder weniger langen, mehr oder weniger dicken Stiel. Auf diesem sitzt eine Krone mit zahlreichen Zweigen, an denen überall kleine Geschwulstzotten hängen. Wenn der Stiel lang, die Krone klein und der Zottenbehang schwächlich ist, tritt der papillomatöse

Blasenpapillome.

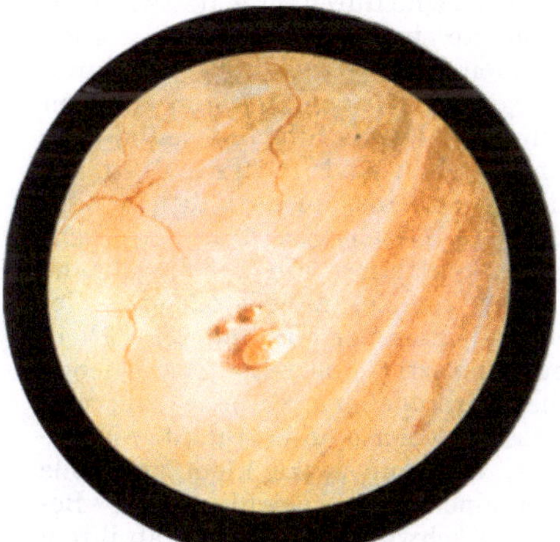

Abb. 141. Drei kleine Tochterpapillome. Nur sehr genaue Besichtigung verhindert, daß derartige winzige Papillome wie in 140 und 141 nicht übersehen werden.

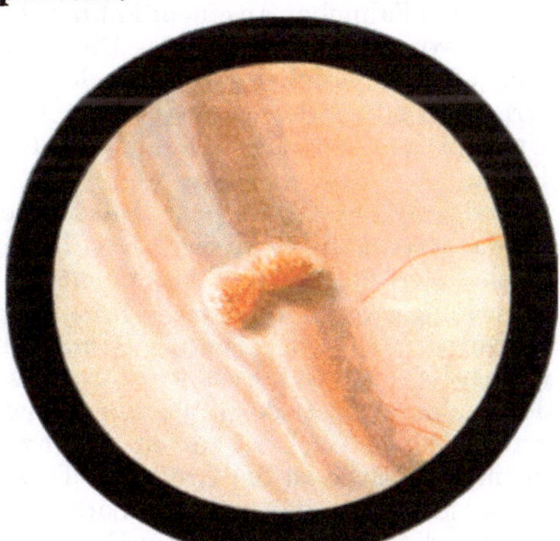

Abb. 142. Raupenähnliches Papillom auf der Harnleiterleiste dicht oberhalb der Harnleitermündung.

Charakter deutlich hervor. Er kann sich sogar dem polypösen Typus nähern, der völlig erreicht wird, wenn an Stelle des Zottenbehanges und der Zottenkrone eine kolbenartige Verdickung tritt. Bei reichlichem Behang hat der lange Stiel der Geschwulst Ähnlichkeit mit einem Tannenzapfen. Ist dagegen der Stiel kurz, die Krone groß, der Behang mit Zotten reichlich, so geht bei der kystoskopischen Betrachtung zunächst der papillomatöse Charakter verloren, weil von den überhängenden, bis auf den Blasenboden reichenden Zotten der Geschwulststiel gänzlich verdeckt wird. Der Unerfahrene hat dann zunächst den Eindruck, daß ein breitbasiger, runder oder ovaler, schwammiger ungestielter Tumor vorliegt. Wenn man aber mit dem Ureterkatheter einen Teil der Zotten leicht anhebt, oder besser, den Tumor durch den Ureterkatheter mit einem kräftigen Wasserstrahl anspritzt, verdeutlicht sich, indem die Zotten sich an dieser Stelle vom Blasenboden in die Höhe wirbeln, die baumartige Struktur der Geschwulst. Bisweilen läßt sich die ganze Geschwulst durch Anstoßen mit dem Ureterkatheter nach der Seite biegen, um wieder in ihre ursprüngliche Lage zurückzuschnellen, sobald der Druck des Ureterkatheters aufhört, ein Symptom, das eine breitbasige ungestielte Geschwulst nicht geben kann. Auch die Form des Schattens, den die Geschwulst auf den Blasenboden wirft, ist für den baumartigen Aufbau sehr charakteristisch. Der Stiel selbst ist nur ganz ausnahmsweise bei echter polypöser Gestalt sichtbar.

Der Behang des Geschwulstbäumchens kann ein recht verschiedenes Aussehen haben.

Zunächst ist die Farbe durchaus nicht einheitlich. Sie kann fast schneeweiß und sehr zart, sie kann markig, weiß, mit einem Stich in das Gelbe, oder rosa, rötlichweiß und schließlich fleischfarben sein. Dazu können noch als Akzidenz aus zersetztem Blutfarbstoff oder von medikamentöser Behandlung wie Kollargol herrührend, braune, braunrote, dunkle bis tiefschwarze Farbentöne hinzukommen.

Nicht minder verschieden ist die Gestalt und Anordnung der Zotten. Häufig sind sie so angeordnet, daß die einzelnen Teile der Geschwulst ein gefiedertes, farnkrautartiges Aussehen haben. Die einzelnen Zotten, welche an dem Stiel wie kleine Fähnchen an einem Fahnenstock hängen, sind durch schmale Zwischenräume voneinander getrennt. Die Geschwulstäste sind federleicht und werden von jedem Flüssigkeitswirbel, welcher sich ihnen in der Blase künstlich durch Irrigation oder, wenn sie nahe dem Ureter liegen, durch den Urinstoß aus dem Ureterostium mitteilt, wie schlanke Grashalme im Winde hin- und herbewegt. Ein anderes Bild entsteht, wenn die Zotten sehr fein sind und sehr dicht aneinander liegen. Man hat alsdann den Eindruck eines moosähnlichen oder schwammartigen Gebildes. Oft liegen mehrere Geschwulstbäumchen dicht beieinander und bilden zusammen ein blumenkohlartiges, an der Oberfläche gebuckeltes Gebilde, dessen Vorsprünge durch die zusammenstoßenden Geschwulstkronen der einzelnen Bäumchen zustande kommen. In anderen Fällen, namentlich bei Geschwulstrezidiven, sprießt grasartig eine feine Zotte neben der anderen ohne den Zusammenhang eines verbindenden Stammes auf und erzeugt einen flachen, zarten Geschwulstrasen. Ebenso unbestimmt wie die Form und Farbe ist die Größe der Geschwulst. Sie kann winzig klein, an Größe einem Sagokorn, einem Stecknadelkopf oder einer Erbse gleichkommen. Besonders die Rezidive nach der Entfernung der Geschwulst, entstanden an ihrem ursprünglichen Sitz oder an anderen Stellen der Blase, haben oft eine minimale Größe und entgehen leicht einer nicht sorgfältig die ganze Blasenhöhle kontrollierenden Untersuchung. Ebenso greift eine größere Geschwulst, wenn sie Neigung zur Dissemination hat, über die Blase in Gestalt kleiner, weit voneinander abliegender Knötchen um sich. Man kann bei der Kleinheit der Gebilde zunächst zweifelhaft sein, ob hier tatsächlich Geschwulstkeime oder nur kleine, locker der Blasenwand aufsitzende Fibringerinnsel vorliegen. Geht man aber mit dem Kystoskop nahe an die fraglichen Gebilde heran, und erblickt sie in starker Vergrößerung, so tritt der wahre Charakter der Geschwulst als solides kleines Knötchen deutlich hervor. Wenn selbst bei Betrachtung aus der Nähe noch Zweifel bestehen, wird man durch erneute Auswaschung der Blase, welche die Fibrinablagerung von der Wand fortfegt oder an andere Stellen verlagert, über die wahre Natur des Gebildes ins klare kommen.

Die Geschwülste sind bisweilen so klein, daß wir ihre Sichtung nur der vergrößernden Wirkung des Kystoskops verdanken. Mit dem bloßen Auge betrachtet, zumal in der durch Sectio alta eröffneten kontrahierten, gefalteten und nicht so hell erleuchteten Blase wären sie sicher unauffindbar.

Demgegenüber stehen auf der anderen Seite die ganz großen Geschwülste, welche schon durch ihr Volumen eine Verengerung des Blasenraumes, wie erwähnt, erzeugen und dadurch die Besichtigung erschweren. Wenn sie am Sphinkter sitzen oder auf diesen übergreifen, kann bei der Einführung des Kystoskops eine Blutung entstehen oder das Prisma von aufliegenden Zotten bedeckt und undurchsichtig werden, wenn man nicht den von Nitze empfohlenen Kunstgriff anwendet, durch Irrigation aus dem Ureterkatheter während der Kystoskopie die Zotten fortzuspülen und den Ausblick durch das Prisma auf

Bullöses Ödem und verwandte Schwellungen der Schleimhaut.

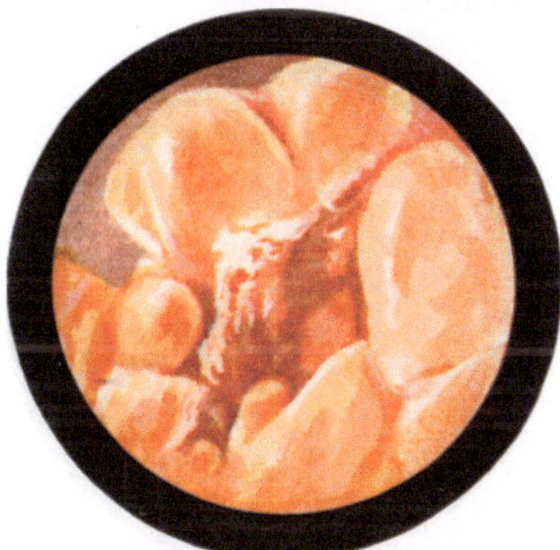

Abb. 143. Bullöses Ödem rings um einen von der Vagina nach der Blase zu durchgebrochenen Karzinomknoten. Der rötliche, solide fleischähnliche Knoten liegt inmitten eines Kranzes großer, gelbrötlicher blasiger Gebilde.

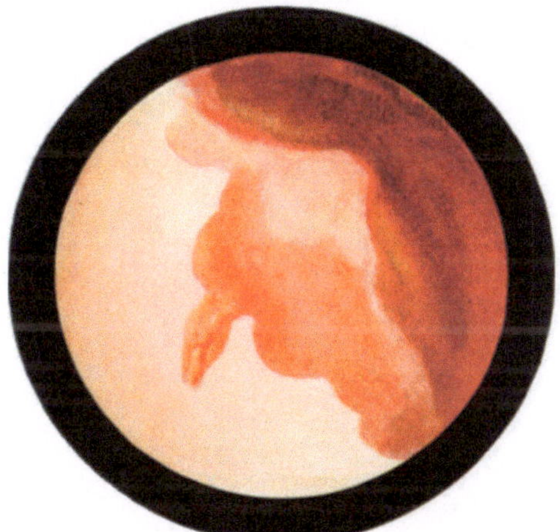

Abb. 144. Hinter dem stark entzündeten, dunkelroten und unregelmäßigen Sphinkter eine entzündlich polypöse Auftreibung. Das Kystoskop befindet sich noch zum Teil im Sphinkter und durchleuchtet die Sphinkterfalte.

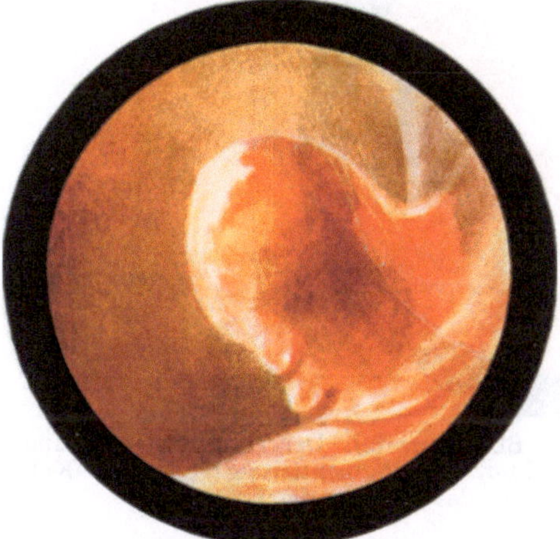

Abb. 145. Entzündliche polypöse Ausstülpung am Sphinkter.

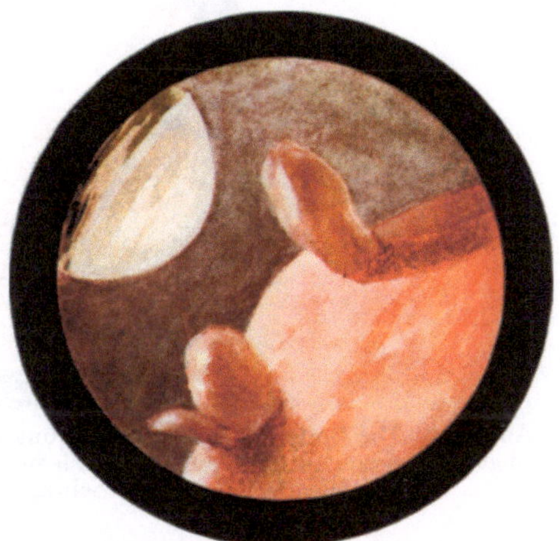

Abb. 146. Entzündlich polypöse Erhebungen in der hinteren Harnröhre mit dem Urethroskop gesehen.

diese Weise freizumachen. Bleibt der Sphinkter von der Geschwulstbildung verschont und ist keine bedeutende Cystitis vorhanden, die durch Schrumpfung der Blase die Kystoskopie erschwert, dann hat die Besichtigung des Tumors und die Abschätzung seiner Größe keine Schwierigkeiten, selbst wenn die Geschwulst einen sehr großen Umfang hat.

Zwischen diesen beiden extremen Erscheinungen, den übergroßen und überkleinen Gebilden, finden sich alle Stadien von Übergangsgrößen.

Maligne Geschwülste.

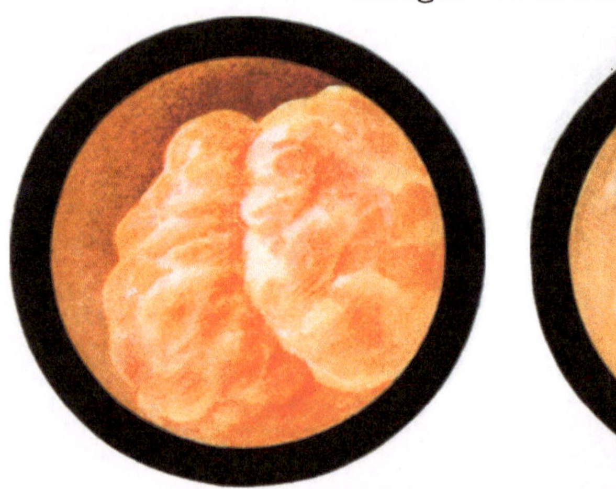

Abb. 147. Doppelhöckeriger maligner Tumor.

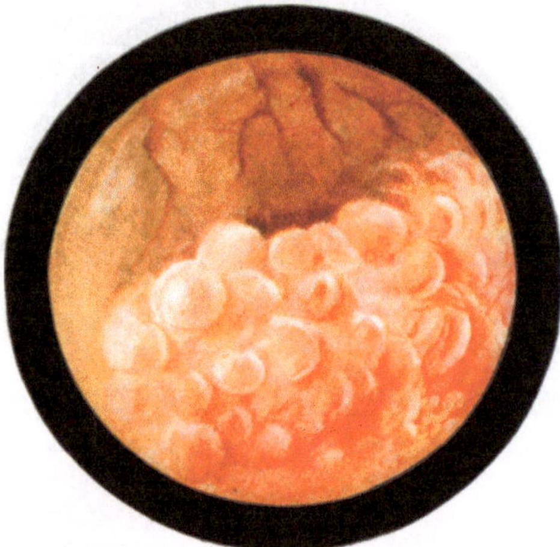

Abb. 148. Papillöses Karzinom.

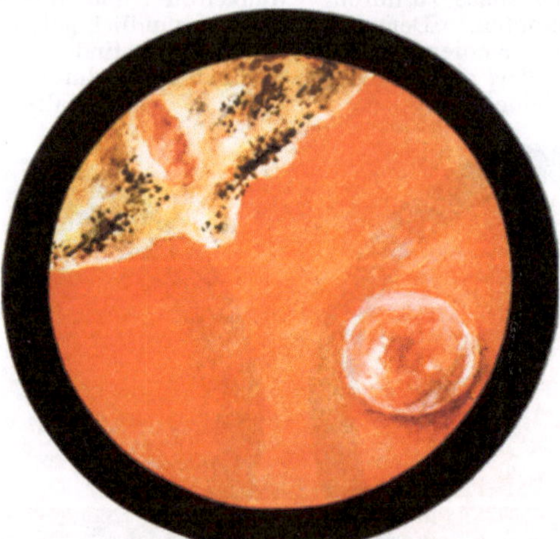

Abb. 149. Die Spitze eines malignen Tumors im Blasenscheitel. Der Tumor ulzeriert und zeigt uns an einer Stelle seinen fleischigen Charakter. Die Pigmentierung rührt von Kollargolinstallationen her. Schräg unterhalb des Tumors die Luftblase.

Die Geschwülste sitzen mit Vorliebe in der Uretergegend direkt am Ureterostium auf dem Ureterwulst, oder in seiner Nähe auf der Ureterenleiste, oder etwas nach vorn von hier. Nächst dieser Gegend wird der Sphinkter und seine Umgebung bevorzugt. Die übrigen Teile der Blase sind primär jedenfalls seltener befallen. Sekundär kann sich die Geschwulst natürlich überall ansiedeln und schließlich zu einer fast lückenlosen Austapezierung der Blasenwand in Gestalt einer allgemeinen Papillomatose führen. Wenn man eine Blase auf ein

Geschwulstrezidiv prüft, so soll man die ganze Höhle sorgfältig ableuchten und namentlich nicht den Blasenscheitel vergessen, wo der Tumor sich gern in einer Narbe ansiedelt, welche die zur Entfernung des primären Tumors vorgenommene Sectio alta hinterläßt.

Zu den gutartigen Geschwülsten sind ferner ein Teil der flachen Geschwulstrasen zu rechnen, sofern die Zotten zart und fein und nicht jenes gleich zu beschreibende, für Malignität charakteristische Aussehen haben. Diese Geschwulstrasen sind selten primäre Tumoren, sondern meistens Rezidive in loco eines früher intravesikal abgetragenen Tumors. In Abb. 138 ist ein solcher kleiner Geschwulstrasen abgebildet. Der Patient, dem er angehört, trat im Jahre 1913 mit einem sehr großen Blasentumor in unsere Behandlung. Der Tumor wurde intravesikal in mehreren Sitzungen endgültig beseitigt. Der Patient

Maligne Geschwülste.

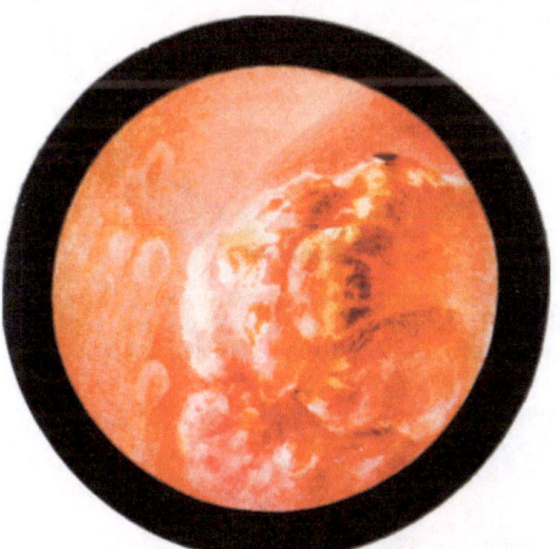

Abb. 150. Maligner Tumor dicht am Sphinkter. An der Blasenhinterwand kleine Tochtergeschwülste.

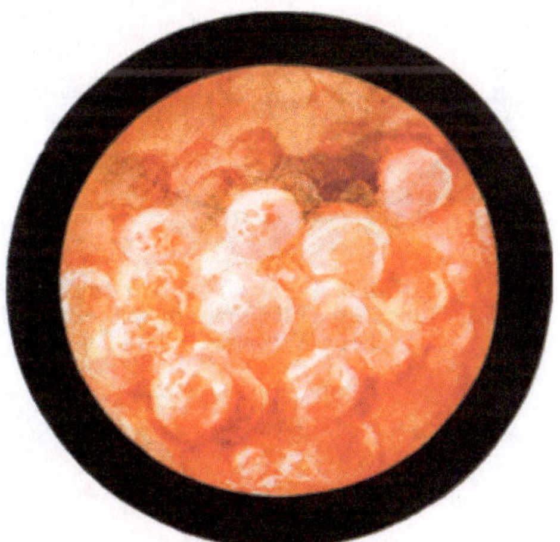

Abb. 151. Papilläres Karzinom.

machte den ganzen Krieg bei einem Sturmtrupp durch, wurde am Kniegelenk schwer verwundet und wieder hergestellt und blieb, was den Blasentumor anbetrifft, 7 Jahre ohne Rezidiv. Im Februar 1921 kam er zur Kontrolle seines Leidens zu uns und zeigte nach siebenjährigem Intervall einen pfennigstückgroßen, gleichmäßig die linke Uretermündung umrahmenden flachen Geschwulstrasen, der mit seinen weißgelben, kurzen Zotten einem Stoppelfeld glich. Wir haben diesen kleinen Rasen durch Thermokoagulation verschorft.

Sobald diese flachen Rasen aber multipel auftreten, rasch größer werden und einen derben, kurzen Zottenbestand zeigen, ist ihre Gutartigkeit nicht mehr zweifelsfrei.

Die Zeichen der Malignität äußern sich überhaupt weniger in einzelnen, besonders auffälligen Merkmalen, als in der Vielheit von der Norm abweichender Eigenschaften, so z. B. in der großen Anzahl der Geschwülste, in dem breitbasigen, infiltrierenden Wachstum, in der markigen, großknolligen, durchaus soliden Struktur der Zotten, in der Neigung zur Nekrose und Ulzeration, in dem Übergreifen auf Teile der Blasenwand, die gewöhnlich verschont bleiben. Dem

Geübten wird zweifellos die eine oder andere Abnormität auffallen. Besonders das flache, infiltrierende markige Wachstum, das Übergreifen auf große Flächen der Blasenwand ist in dem Steckbrief der Bösartigkeit erwähnenswert.

Maligne Blasentumoren.

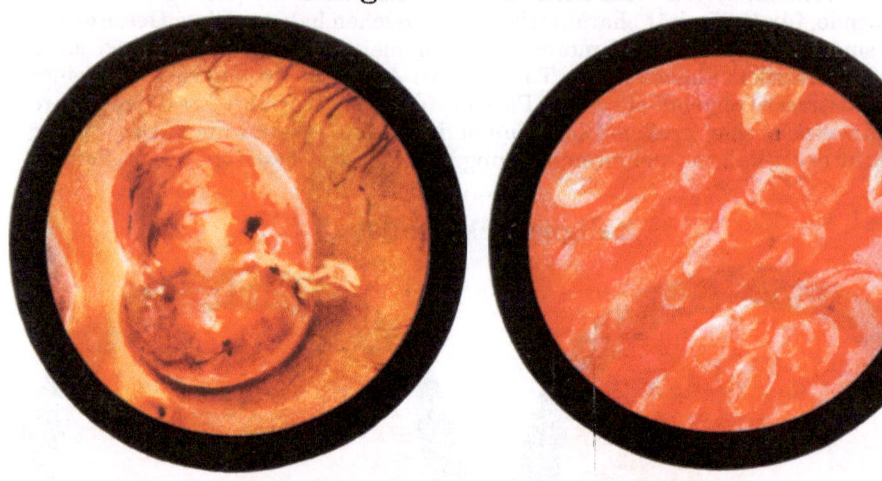

Abb. 152. Maligner pilzförmiger Tumor. An der Oberfläche Fibrinfäden und eine kleine Petechie.

Abb. 153. Papillomatöse Aussaat bei diffuser Papillomatose der Blase. Die Blase ist stark entzündet. Betrachtung aus der Nähe.

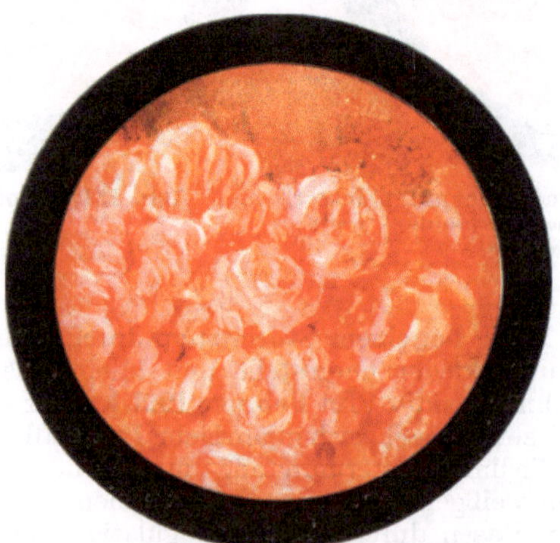

Abb. 154. Blumenstraußartiger, maligner Blasentumor.

Immerhin gibt es zwischen guten und bösen Übergangsformen, über welche sich auch der Geübte kein sicheres Urteil zutraut, und die er nach einem auf Erfahrung beruhenden Instinkt einer der Gruppen zuzurechnen sich berechtigt fühlt. Daß hierbei Irrtümer unterlaufen können und der Wunsch nach einer Probeinzision zwecks mikroskopischer Untersuchung auftaucht, ist nicht zu bezweifeln. Leider bietet auch die Probeexzision, wie wir bei der intravesikalen

Behandlung der Blasentumoren noch zeigen werden, keine Möglichkeit sicherer Aufklärung. Und so bleibt doch nichts anderes als die subjektive Schätzung auf Grund des kystoskopischen Befundes übrig.

Maligne Geschwülste der Blase.

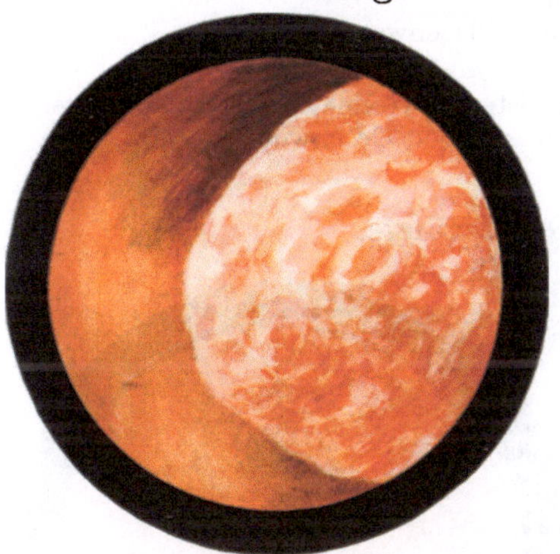

Abb. 155. Mächtiger solider Tumor mit beginnender Ulzeration und fibrinöser Ausschwitzung.

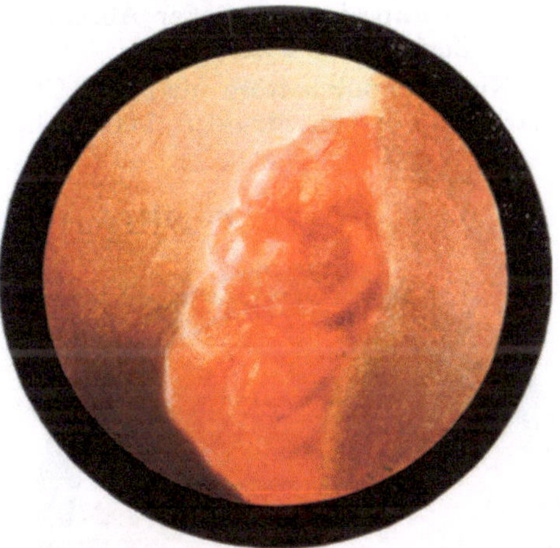

Abb. 156. Maligner höckeriger solider Tumor dicht hinter dem Sphinkter und zum Teil von ihm verdeckt.

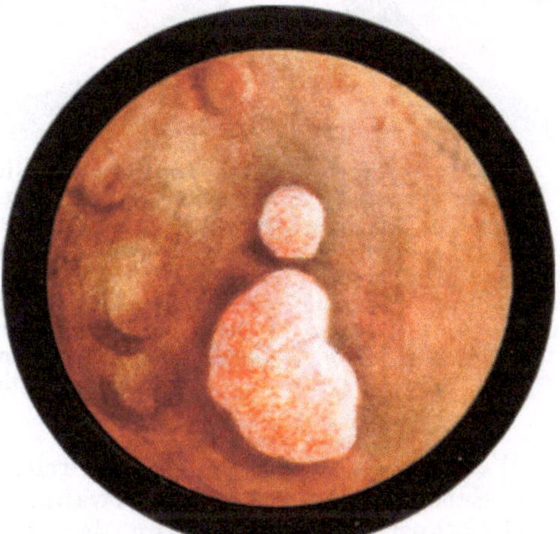

Abb. 157. Im Vordergrund zwei markige Geschwulstknoten. Im Hintergrund starke entzündliche Veränderung der Blasenwand mit vier Geschwulstknötchen in der rechten Hälfte des Gesichtsfeldes. Die Knötchen sitzen im Schatten der hinteren Blasenwand und erscheinen deshalb dunkelrot.

Die Verhältnisse werden dadurch noch verworrener, daß auch gutartige Geschwülste infolge einer Cystitis ihr Äußeres ändern können. Die zarten Zotten verdicken sich durch Schwellung und bekommen ein mehr dickes und fleischiges Aussehen. Andererseits kann die Entzündung bösartige Geschwülste mit einem Schleier von Fibrin so überziehen, und mit Kalksalzen so inkrustieren, daß ihr maligner Charakter verdeckt und der Beobachter an eine schwere Cystitis glauben kann.

Im allgemeinen kann man folgende Symptome als sichere Beweise für Malignität ansehen:

1. Breitbasiger Aufbau ohne Stielbildung.
2. Markige solide Struktur der Zotten.
3. Austapezierung großer Abschnitte der Blasenwand.
3. Zerfall und Ulzeration.

Nicht papillomatöse maligne Geschwülste sind ohne weiteres an ihrer markigen, derben Struktur kenntlich. An seltenen Geschwülsten wäre noch

Papillomatöse Geschwülste.

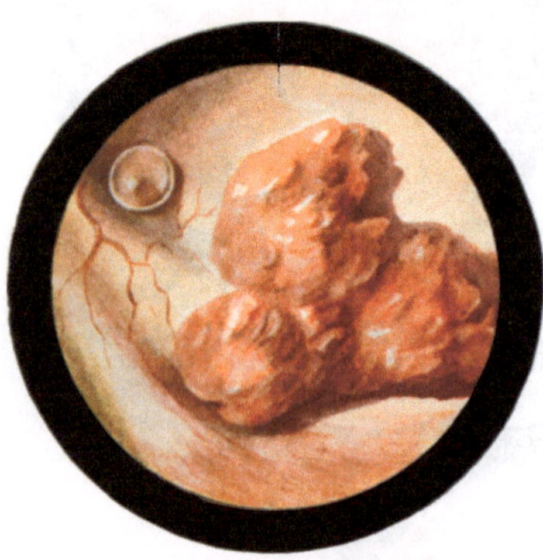

Abb. 158. Papillomrezidiv nach Sectio alta im Blasenscheitel. Der Tumor ist ziemlich fleischig und kompakt, deshalb verdächtig auf Malignität. Es gelang jedoch, ihn durch Thermokoagulation zu zerstören. Seit dieser Zeit sind 9 Monate vergangen, ohne daß sich ein Rezidiv eingestellt hat. Neben dem Tumor die kleine Luftblase.

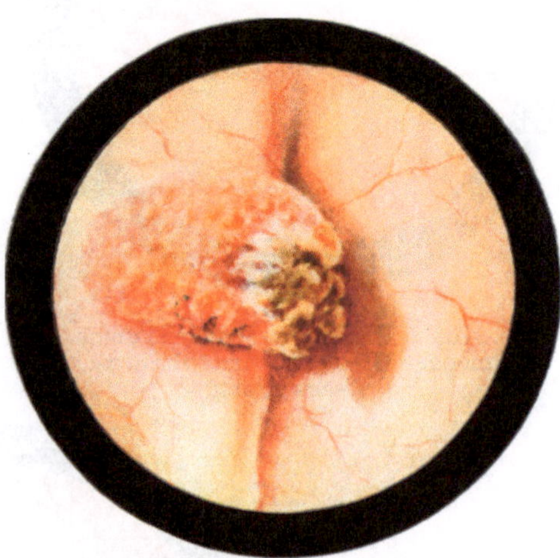

Abb. 159. Blasenpapillom in und um die linke Uretermündung. Ein kleiner Teil der Geschwulst ist an der Oberfläche gelb nekrotisch. Die Geschwulst hat die Form eines Tannenzapfens. Dem Patienten wurde 1914 die linke Niere wegen Papillom des Nierenbeckens entfernt. Im Jahre 1920 stellte er sich mit dem abgebildeten Papillom in der Gegend des linken Harnleiters vor.

das in der Form einer Weinbeere auftretende, aus zahlreichen zierlichen Blasen sich zusammensetzende Sarkom der Blase zu erwähnen (Nitze), welches meist im kindlichen Alter auftritt. Ferner kann das nicht weniger seltene Myom (Marion) einem atypisch sitzenden Prostatalappen ähnelnd den Eindruck eines malignen Tumors erwecken.

Am schwierigsten kann die Unterscheidung zwischen Papillom und bullösem Ödem werden, auf das wir auf S. 57 ausführlich eingegangen sind. Dort sind sämtliche Eigenschaften und Merkmale zur differentialdiagnostischen Entscheidung angegeben. Hier sei noch ein Mittel hinzugefügt. Um beide ihrem Wesen nach mit Sicherheit voneinander zu trennen, führt man eine Thermokoagulationssonde gegen das fragliche Gebilde und läßt den Strom wirken. Das bullöse Ödem verliert durch den Anstich seine Flüssigkeit und fällt wie eine zerquetschte Weintraube sofort zusammen. Der papillomatöse Tumor wird unter derselben Einwirkung des elektrischen Stromes weiß und nekrotisch, behält aber seine Gestalt.

Die Verwechslung von Tumoren mit Blutgerinnsel ist nur bei oberflächlicher Betrachtung möglich, wenn man die für Gerinnsel charakteristische

Papillomatöse Geschwülste.

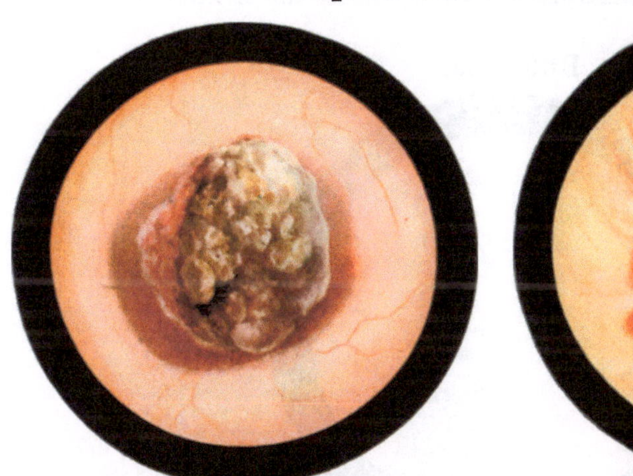

Abb. 160. Blasenpapillom mit Nekrose an der Oberfläche.

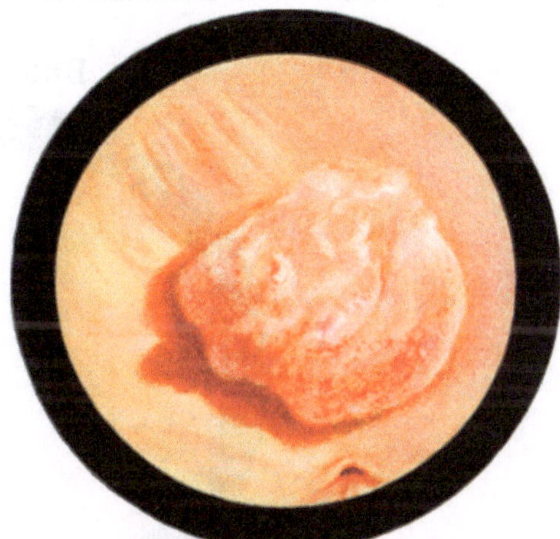

Abb. 161. Blasenpapillom oberhalb der Harnleitermündung.

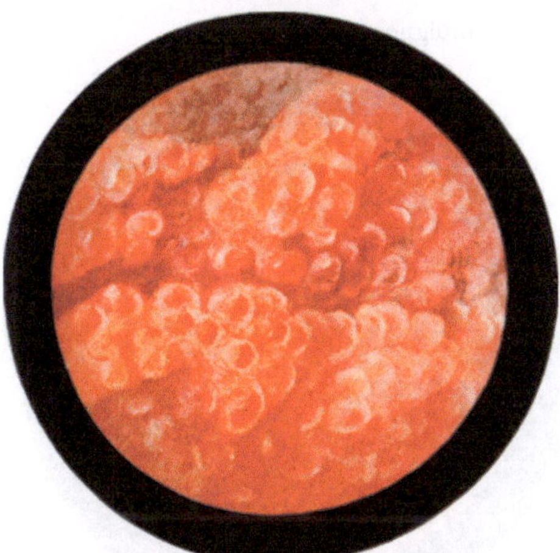

Abb. 162. Diffuse Papillomatose der Blase. Man erkennt an der Furche noch den ursprünglichen Aufbau aus einzelnen Geschwülsten, welche durch ihr Wachstum zusammengestoßen sind.

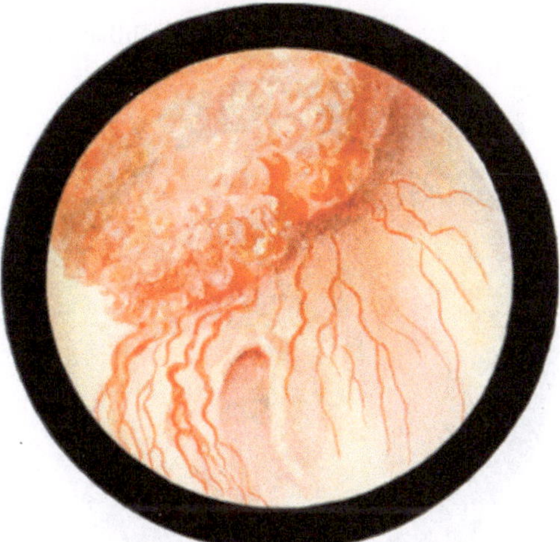

Abb. 163. Großes flaches Papillom oberhalb der Uretermündung. Starke Gefäßentwicklung am Fuße der Geschwulst.

Verfärbung und die gleichmäßige Strukturlosigkeit ihres Aufbaus nicht genügend berücksichtigt. Bei wiederholter Besichtigung wechselt das Gerinnsel seine Lage und seine Struktur und Farbe, indem es zerfällt, ausgelaugt wird und Fetzen abspaltet.

16. Kapitel.

Bilharzia der Blase.

Scheinbare Geschwulstbildung zeigt die in Europa seltene Infektion mit Bilharzia. Wenn reine Bilharziatumoren vorliegen, ist die Erkrankung nicht

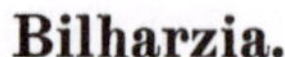
Bilharzia.

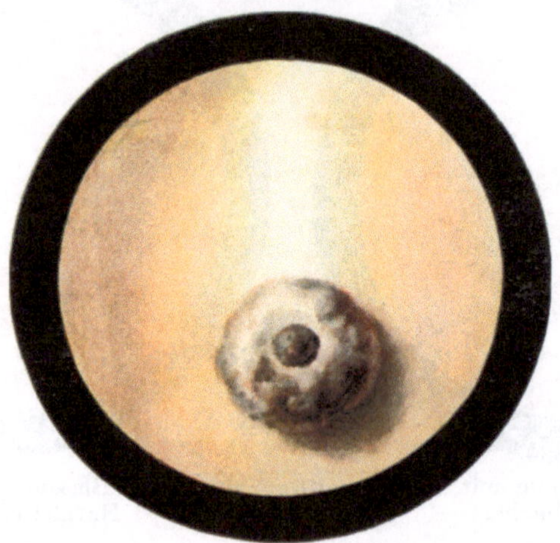

Abb. 164. Bilharziatumor in Champignonform.

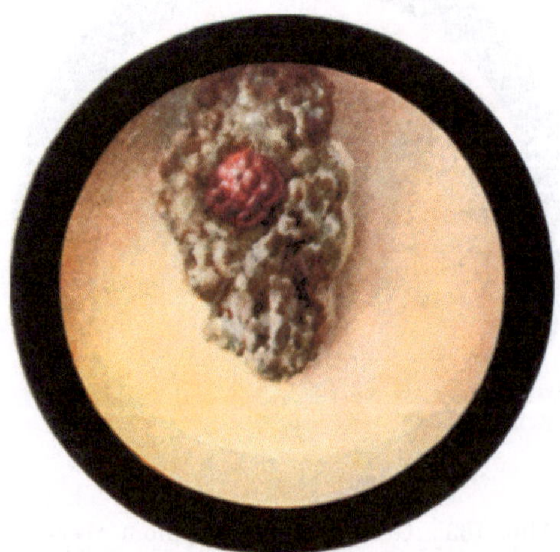

Abb. 165. Länglicher Bilharziatumor mit erdbeerförmigem Gebilde, welches aus Granulationsmasse besteht.

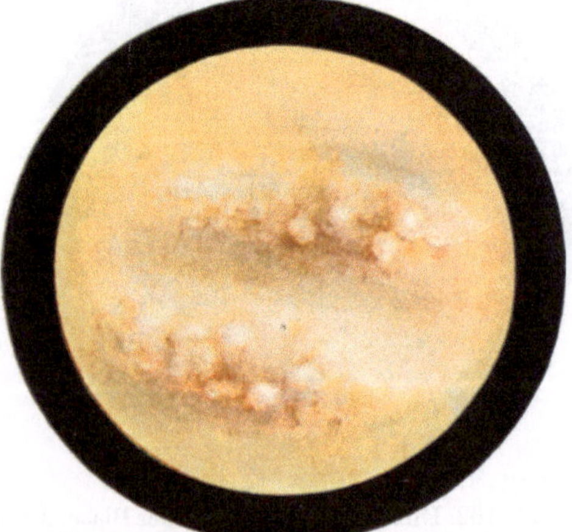

Abb. 166. Bilharziaeier aus nächster Nähe betrachtet und deshalb stark vergrößert. Varizen der Blase.

zu verkennen. Die Geschwülste haben eine eigentümliche Farbe, bräunlich dunkel bis violett und eine höchst merkwürdige Form, welche die Franzosen sehr treffend mit einem Champignon verglichen haben. Den Tumoren können Gebilde von der Form und Farbe einer Walderdbeere oder eines Hahnenkammes aufsitzen, zusammengesetzt aus Granulationsgewebe, welches durch die Decke des Pseudotumors durchstößt. Schließlich werden die Bilharziageschwülste durch die sie begleitenden, in der Blasenwand abgelagerten Wurmeier gekennzeichnet, reiskornähnliche, glänzende, solide, in Haufen innerhalb der Mukosa eingelagerte Körperchen. Ich habe einen an Bilharzia leidenden Ägypter kystoskopiert und die beigefügten Bilder beobachtet. Sie sind auf den ersten Blick zu identifizieren und können selbst von demjenigen, welcher die Krankheit niemals vorher gesehen hat und nur aus Beschreibungen kennt, nicht verwechselt werden. Schwierig mag die Erkennung und Deutung dann sein, wenn unter der Reizwirkung der Bilharzia eine echte Papillomatose oder Karzinomatose hinzutritt und sich mit den Erscheinungen der Bilharzia vermischt. Auch Inkrustationen und Steinbildung können das Krankheitsbild der Bilharzia komplizieren und verwischen.

17. Kapitel.

Varizen der Blase.

Stark erweiterte Venen finden sich in der männlichen wie in der weiblichen Blase bei vorgerücktem Alter, besonders in der Sphinktergegend. Prostatiker und Frauen mit Enteroptose zeigen kystoskopisch nicht selten bläulich geschlängelte, stark gefüllte Venennetze.

Varizen der Blase.

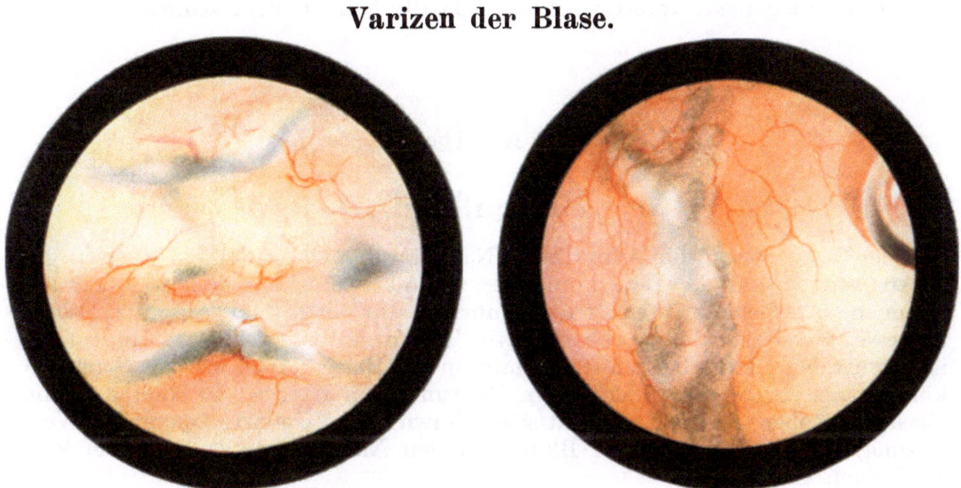

Abb. 167. Abb. 168.
Varizen der Blase. In Abb. 168 nahe dem Blasenscheitel.

Echte Varizen in Gestalt von größeren Venenknoten sind bei älteren Personen ein nicht ganz seltener kystoskopischer Nebenbefund. Aber nur ganz ausnahmsweise werden sie zur Quelle von Blutungen. Jedenfalls darf man sie nur dann als Urheber einer Hämaturie betrachten, wenn es kystoskopisch gelingt, die Blutung aus den Varizen nachzuweisen.

18. Kapitel.

Purpura der Blase.

Die meisten Blutungen (s. Abb. 54 u. 56) in die Blasenschleimhaut entstehen auf der Basis der Cystitis durch Platzen von Kapillaren, welche durch den entzündlichen Afflux überfüllt sind. Dadurch kommen in der Mukosa sternförmige, gezackte flächenhafte Hämorrhagien zustande. Seltener kommen Blutungen in Form punktförmiger Stippchen vor. Ihr Auftreten muß immer den Beobachter stutzig machen und ihn zur Nachforschung veranlassen, ob nicht Zeichen von Tuberkulose in der Blase wahrnehmbar sind. Für die echte Purpura ist die idiopathische Blutung charakteristisch, da jegliches, auf eine Entzündung hinweisendes Symptom in der Blase fehlt. Im Gegenteil, die Blasenschleimhaut sieht oft infolge eines schwach entwickelten und schwach gefüllten Gefäßnetzes blaß und blutarm aus. In dieser Umgebung heben sich die Blutflecke besonders scharf ab und nehmen, wenn sie älter werden, einen leicht bläulichen Ton an. Im ganzen ist die Purpura, die idiopathische Hämorrhagie selten. Ich habe sie zweimal bei Kindern gesehen, bei denen auch andere Anzeichen hämorrhagischer Diathese in Gestalt von Zahnfleischblutungen bestanden. Durch Gemüsekost, Kalk und Gelatinefütterung gingen die Blutungen ohne jede örtliche Behandlung zurück, ein Beweis, daß sie tatsächlich idiopathisch waren. Im übrigen unterschied sich die Hämorrhagie äußerlich, d. h. kystoskopisch, abgesehen von der mangelhaften Injektion des Gefäßnetzes, durchaus nicht von der entzündlichen, zystitischen Hämorrhagie. Ein Bild konnte ich nicht anfertigen lassen, da die Kinder nicht stillhielten.

19. Kapitel.

Blasenfistel.

Die Blase kann von erkrankten Nachbarorganen in Mitleidenschaft gezogen werden und die Beteiligung des Organs kystoskopisch zum Ausdruck kommen. Am bekanntesten ist der Einbruch appendizitischer Abszesse, Psoasabszesse, vereiterter oder tuberkulöser Tuben unter reichlicher Entleerung ihres putriden oder tuberkulösen Inhalts in die Blase. Auch maligne Tumoren können aus der Nachbarschaft, dem Rektum, dem Uterus, der Vagina in die Blase vorstoßen. Durch traumatische Einwirkung (Geburt, Operation, Verletzung) können zwischen der Blase und den Nachbarorganen abnorme Verbindungen entstehen.

Die Durchbruchsstellen von Abszessen und Tumoren sind oft schwer nachweisbar, weil sie selbst klein oder sogar minimal von entzündlichen Veränderungen überlagert und verdeckt werden. Am leichtesten ist noch die Kommunikation mit einem Abszeß zu beweisen, in dem während der Kystoskopie nach Spülung der Blase und Einstellung der verdächtigen Fistelgegend durch Druck auf die Abszeßgeschwulst Eiter in die Blase massiert und sein Austritt aus der Fistelöffnung beobachtet wird. Voraussetzung für die Möglichkeit dieser Beobachtung ist allerdings, daß die Einbruchsstelle des Abszesses für die kystoskopische Besichtigung einigermaßen günstig liegt, was nicht immer der Fall ist. Denn mit Vorliebe erfolgt der Durchbruch hinter der Ureterenleiste, am Übergang zwischen Blasenboden und Hinterwand oder durch den unteren Teil der Hinterwand. Nur bei sehr dichter Annäherung des Kystoskops läßt sich dann die

Blasenfistel.

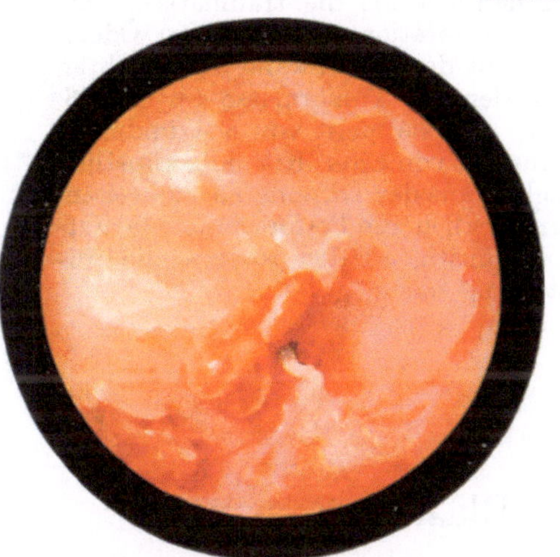

Abb. 169. Fistel bei Carcinoma recti. Rings um die Fistel bullöses Ödem. Aus der Fistel hängt ein dicker Eiterfaden heraus. Karzinomgewebe ist nicht sichtbar.

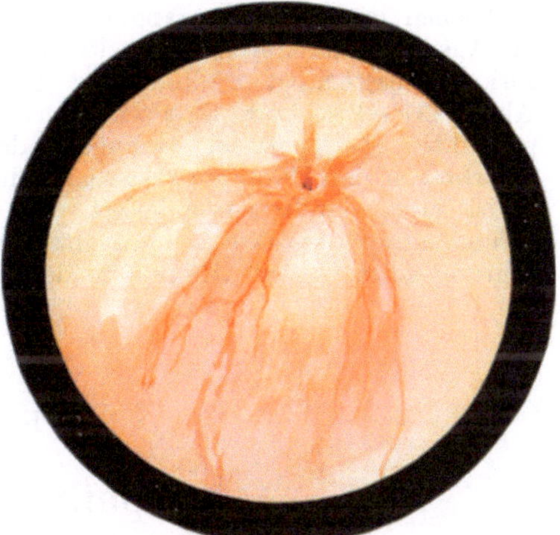

Abb. 170. Blasenfistel nach Sectio alta. Um die Fistelöffnung entsprechend der Narbenkontraktion ein Gefäßnetz von spinnenähnlicher Form.

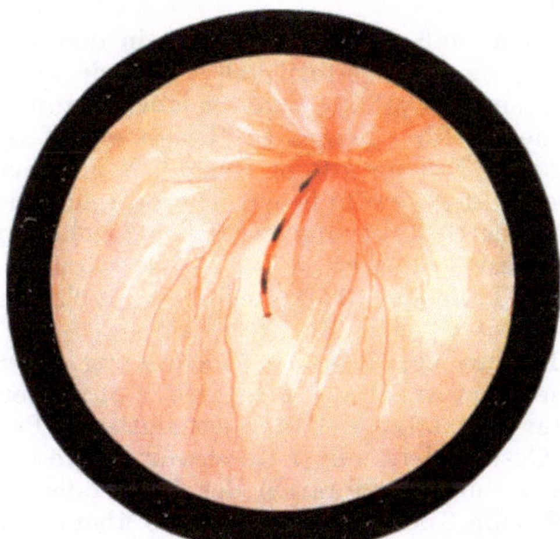

Abb. 171. Dieselbe Fistel, in welche von der Bauchdecke aus ein gestreifter Ureterkatheter eingeführt wurde.

Perforationsstelle auffinden. Die Annäherung hat aber wieder den Nachteil mangelhafter Beleuchtung und eines unklaren Bildes. Deshalb ist eine einwandfreie Aussage, ob eine Perforation besteht oder nicht, vom Standpunkt des Kystoskopikers bisweilen nicht möglich. Aufgefunden liegt die Fistel inmitten chronisch entzündeter, schwer veränderter Blasenwand, welche entweder gleichmäßig verdickt, gefaltet und hyperämisch aussieht, oder von bullösem Ödem geschwellt wird. Die Fistelöffnung ist nur dann gut zu erkennen, wenn sie breit ist. Ähnlich wie eine Divertikelöffnung liegt sie alsdann als schwarzes Loch vor uns; nur ist der Eingang gewöhnlich von unregelmäßig gezackter Form, während der Eingang zum Divertikel gleichmäßig rund ist. Die durch Tumor verursachten Perforationen zeigen häufiger als die traumatisch entstandenen im weiten Umfang rings um die Perforationsstelle bullöses Ödem, als Ausdruck der durch die breite Adhäsion mit der Blasenwand verursachten Zirkulationsstörung. Seltener ist die infiltrierende Tumormasse (s. S. 103, Abb. 143) selbst kystoskopisch nachweisbar, weil sie meist von Entzündungsprodukten überlagert ist. Gelingt es, den Austritt von Eiter, Kot oder künstlich gefärbter, in den Darm eingelassener Flüssigkeit aus der Öffnung nachzuweisen, so ist damit der Beweis geliefert, daß man wirklich die Perforationsstelle aufgefunden und kystoskopisch gesichtet hat. In günstigen Fällen ist sogar die Einführung eines Ureterkatheters in den Fistelgang möglich.

20. Kapitel.

Syphilis der Blase.

Die syphilitischen Erkrankungen der Harnblase, welche dem Pathologisch-Anatomen schon lange bekannt waren (Morgagni, Virchow), ist erst spät (1900, Matzenauer) Gegenstand kystoskopischer Untersuchung geworden. Seitdem haben sich die Veröffentlichungen über kystoskopische Befunde bei Blasensyphilis gehäuft.

Aus ihnen geht hervor, daß die Blasensyphilis in den allerverschiedensten Formen auftreten kann, eine Vielgestaltigkeit, die wir an dem Krankheitsbild der Lues gewohnt sind. Deshalb wird es auch kaum je möglich sein, aus dem kystoskopischen Befund heraus die Diagnose auf Syphilis der Blase zu stellen. Immer wird die Erkenntnis der Krankheit in hohem Grade von der Anamnese, dem Versagen der gewöhnlichen Therapie und dem Erfolge antiluetischer Behandlung, der Beobachtung luetischer Erscheinungen an anderen Körperstellen abhängig sein. Immerhin ist die Seltsamkeit des kystoskopischen Befundes für alle Fälle ein Grund mehr, an syphilitische Erkrankung zu denken.

Wir müssen drei Formen syphilitischer Erkrankung unterscheiden: 1. die sehr seltene sogenannte frühzeitige maligne Form der Syphilis. Von einem harten Schanker aus setzt sich der syphilitische Prozeß, Harnröhre, Prostata und Blase in Gestalt tiefrandiger Geschwüre zerfressend, unaufhaltsam fort und führt entweder durch Perforation der Blase oder durch Aufzehrung der Körperkräfte rasch zum Tode (Ricord). Diese überaus maligne Form ist glücklicherweise sehr selten, in der letzten Zeit wohl infolge der Fortschritte der antiluetischen Behandlung kaum noch aufgetaucht und jedenfalls niemals kystoskopisch untersucht worden.

2. Während des luetischen Sekundärstadiums kann auch die Blasenschleimhaut erkranken. Heftiger Harndrang, eitrig trüber Urin und Hämaturie geben Veranlassung zur kystoskopischen Untersuchung. Bei derselben findet man die Blasenschleimhaut leicht gerötet und geschwollen, von länglichen oder runden, oberflächlichen Schleimhautgeschwüren besetzt. Der Grund der Geschwüre ist weiß, ihre Umgebung stark injiziert. Sie gleichen in ihrem Aus-

sehen den syphilitischen Plaques der Mundschleimhaut. Auch diese Affektion ist selten.

3. Die häufigste syphilitische Erkrankung der Blase ist das Gumma. Es tritt entweder geschwulstartig in Gestalt eines Pseudotumors, bisweilen einem Papillom ähnelnd auf oder die Blasenschleimhaut in gleichmäßiger entzündlicher Hyperplasie wulstend und ihr ein parkettartiges, oder besser gesagt, hirnartiges Aussehen gebend. Oder das Gumma tritt auf als echtes Ulkus mit tiefgreifendem Substanzverlust und dem für Lues charakteristisch scharf abgesetzten Rand. Der Defekt kann auffällig trichterförmig vertieft sein und deshalb kystoskopisch ähnlich wie ein Divertikel völlig abgedunkelt erscheinen.

Klinisch ist für die luetische Erkrankung die ausgesprochene Neigung zur Hämaturie bemerkenswert. Die Blutung erfolgt oft als erstes Symptom, eher als der entzündliche Reiz, plötzlich, heftig und veranlaßt den Patienten zur ärztlichen Beratung. Klinisch ist ferner bemerkenswert, daß diese Erkrankungen auf antiluetische Maßnahmen, Salvarsan und Quecksilberkuren fast ohne jede örtliche Blasenbehandlung abheilen, während sie auf alle anderen Mittel nicht reagieren.

Unter den metasyphilitischen Erkrankungen, welche einen kystoskopischen Ausdruck finden, ist die Tabes der Blase zu erwähnen, ein in Großstädten häufiges Frühsymptom der Erkrankung. Beinahe in jedem Monat können wir einen falschen Prostatiker als Tabiker, dessen Nervensystem erst geringgradig in Mitleidenschaft gezogen ist, entlarven. Kystoskopisch findet die Erkrankung ihren Ausdruck in einer an Balkenblase (s. S. 74, Abb. 84) erinnernden, aber auffällig fein gefiederten Auffaserung der Blasenmuskulatur, die besonders an den Längsbündeln hervortritt. Sie kommt offenbar durch die Überfüllung der Blase und die Unfähigkeit des schwachen Detrusors, den Inhalt auszupressen, und somit als Resultat der Muskelüberdehnung zustande. Seltener scheint ein Sphinkterspasmus vorzuliegen. Dementsprechend sind alle auf Sphinkterdehnung hinzielenden Maßnahmen bisweilen nutzlos, dagegen die Anregung der Detrusortätigkeit durch Faradisation, Ergotin- und Strychnininjektion, wenigstens von mäßigem Erfolg. Die Detrusorschwäche kann in vernachlässigten Fällen bei den unempfindlichen Kranken, denen die Überfüllung der Blase nicht zum Bewußtsein kommt, soweit gehen, daß der Harn literweise in der Blase zurückbleibt und durch Anlegung einer Fistel einer weiteren Überdehnung der Blase und dem Aufstieg des Urins retrograd in das Nierenbecken vorgebeugt werden muß.

21. Kapitel.

Cystoskopisches Bild bei Veränderungen der Gestalt der Harnblase.

Die Gestalt der Harnblase ist, abgesehen von dem Füllungsgrad und abgesehen von eigener Erkrankung, in hohem Grade durch die Gestaltung der Nachbarorgane beeinflußbar. Besonders ist es der Uterus, der sich durch Verschiebung aus der natürlichen Lage in die Blase hineindrängen und kugelige Erhebungen der Blasenwand erzeugen kann. Von ihm wird die Blase vorzugsweise an zwei Stellen, am Vertex und an der Hinterwand der Blase nahe dem Blasenboden eingebuckelt. An letzterer Stelle äußert sich die Vorbuchtung der Blasenwand gelegentlich in einem großen, halbkugeligen, glatten Tumor, der infolge der Beschattung eine leicht rötliche Farbe hat. Man sieht aber auf den ersten Blick, daß die Schleimhaut selbst unverändert und die kugelige Prominenz von außen in die Blase hineingetragen ist. Ein dem Tumor entsprechender sichelförmiger Schlagschatten findet sich unterhalb der Vorwölbung auf der darunterliegenden Blasenwand.

Nahe dem Vertex und hinter demselben kann die Blase giebelartig vom Uterus eingedrückt werden. Der Vertex hat dann nicht die normale Gestalt einer schwach gewölbten Kuppel, sondern die Form einer flachen Tasche, in welche das Licht der Kystoskoplampe schwer eindringen kann und die deshalb dunkel erscheint. Die Luftblase bleibt gewöhnlich unterhalb dieser Tasche stehen.

Pseudotumor.

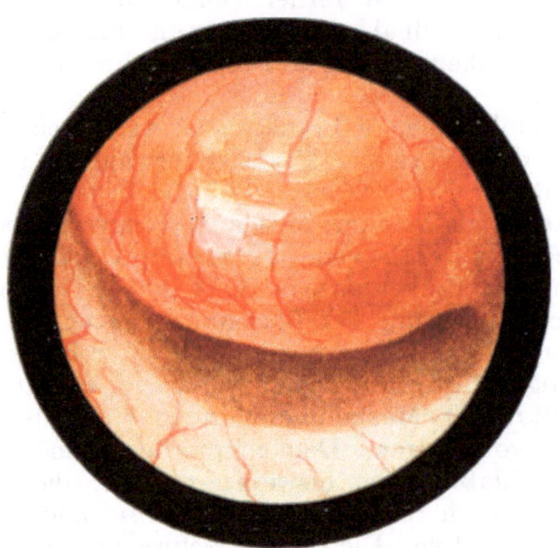

Abb. 172. Vorwölbung der hinteren Blasenwand durch den Uterus. Unterhalb der Vorwölbung ein Schlagschatten. Die Vorwölbung selbst erscheint rötlich und dunkler, weil sie einen Teil des Lampenlichtes durch ihre Kugelgestalt abblendet.

Auch Aszites kann die Blase zusammendrücken und ihr eine Form geben, welche derjenigen ähnelt, die das Organ in Miktionsstellung einnimmt, indem der Querdurchmesser bedeutend größer wird als der Höhendurchmesser.

Endlich kann der Blasenboden, durch Senkung des Genitalapparates in Mitleidenschaft gezogen, nach unten vorfallen. Kystoskopisch findet dieser Vorfall des Blasenbodens seinen Ausdruck darin, daß der Rezessus, welcher normalerweise als sanfte Ausbuchtung hinter der Ureterenleiste liegt, sich beträchtlich vertieft und vergrößert. In den Rezessus werden sehr oft die Ureteren und der vor ihnen liegende Teil des Blasenbodens hineingezogen, so daß die Beobachtung und Einstellung der Ureterenmündungen bedeutend erschwert wird. Man kann dieser Verlagerung entgegenwirken durch Reposition des Prolapses, straffe Tamponade der Scheide und starke Füllung der Blase. Dadurch gleicht sich die Cystocele zum größten Teil aus und die Ureterenöffnungen nähern sich wieder der Normalstellung, in welcher sie gut beobachtet, funktionell geprüft oder katheterisiert werden können. Besonders für die Chromokystoskopie ist der Ausgleich der Cystocele notwendig (s. S. 130).

22. Kapitel.

Ureterenkatheterismus und funktionelle Nierendiagnostik.

Zur Aufnahme eines dünnen Katheters ist in das Kystoskop ein Kanal eingelassen, dessen Boden bei den modernen Instrumenten von der auswechselbaren Optik gebildet ist. Der Kanal endigt vor dem Okular in eine mit einer Kautschukscheibe versehene, den Ureterkatheter wasserdicht umfassende Verschraubung. Am anderen Ende dicht hinter dem Prisma bleibt der Kanal offen, um dem Ureterkatheter einen Austritt aus dem Instrument in die Blase zu gewähren. Unter der Austrittsstelle ist im Kystoskopschaft ein von Albarran erfundener Hebel einmontiert. Der Hebel ist zur Aufnahme des Ureterkatheters leicht ausgehöhlt und liegt in dem Metallschaft flach eingepaßt, derart, daß er kein Hindernis für die Einführung des Kystoskops bildet. Andererseits ist dem Untersucher durch einen an dem Hebel wirkenden und über eine Schraube, welche am Okularende angebracht ist, geführten Draht eine Handhabe gegeben, den Hebel und damit den in ihm liegenden Ureterkatheter nach Belieben mehr oder weniger steil aufzurichten, oder durch die entgegengesetzte Schraubenbewegung wieder abwärts in das Niveau der Kystoskopachse zurückzubiegen. Die Schraube, durch welche die Aufrichtung oder Senkung des Hebels erfolgt, ist mit einem Orientierungsknopf versehen, an dessen Stellung der Untersucher die Lage des Hebels ermessen und erkennen kann, ob der Hebel flach in Ruhestellung in der Kystoskopebene oder zungenförmig in die Höhe steht. Wenn man das Kystoskop entfernen will, muß man darauf achten, daß der Hebel flach zurückgestellt ist, was an dem knopfförmigen Wegweiser leicht zu erkennen ist. Für den doppelten Ureterenkatheterismus ist der Kanal zur Aufnahme zweier Ureterkatheter verbreitert und läuft auch in zwei Dichtungen für je einen Ureterkatheter aus. Ebenso ist der Hebel zur Aufnahme beider

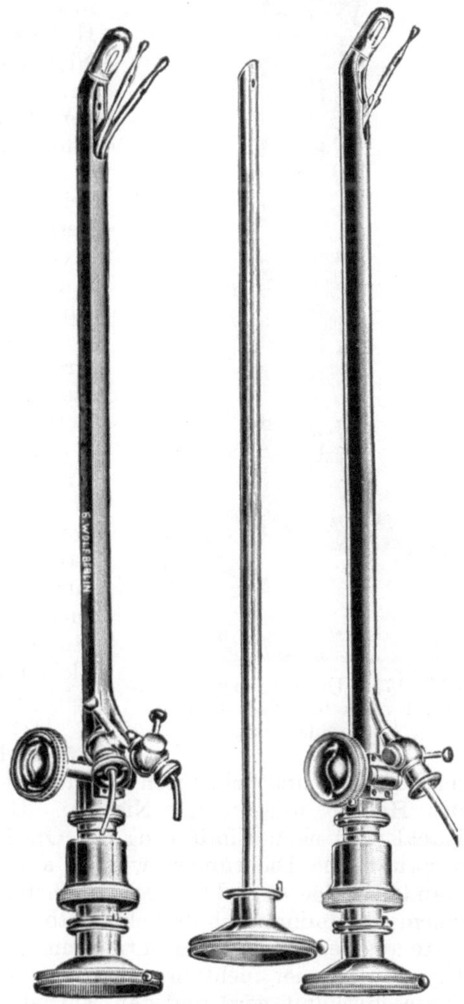

Abb. 173 u. 174. Einläufiges und doppelläufiges Ureterenkystoskop mit auswechselbarer Optik.

Katheter etwas verbreitert und in der Mitte durch einen kleinen Metallkamm in je eine Rinne für je einen Katheter geteilt. Dementsprechend ist das ganze Instrument an Kaliber stärker, im übrigen aber dem einkatheterigen Modell völlig gleich.

Die Ureterenkatheter sind ca. 70 bis 75 cm lange, dünne Katheter aus Seidengespinnst, durch farbige Ringe (Zebrakatheter) in Abschnitte von je 1 cm Länge eingeteilt, an denen man während der Kystoskopie abzählen kann, wie weit das Katheterrohr in den Harnleiter eindringt. Die Katheter sind mit einem dünnen Metallmandrin versehen. Dadurch gewinnen sie an Festigkeit und sind leichter in den Ureter einzuführen. Anderseits ist das Herausziehen des Mandrins bei hoch in das Nierenbecken eingeführtem Katheter oft nicht ohne größere Gewalt möglich und deshalb für den Patienten unangenehm. Ich ziehe die Einführung ohne Mandrin vor, wenn der Katheter nicht so abgenutzt und schlapp ist, daß er sich bei jedem Anstoß an ein Hindernis umbiegt. Ferner ist der Mandrin ein Hindernis für die Sterilisation. Diese wird am besten in dem von Kutner angegebenen Apparat betrieben (s. Abb. 175). In demselben sind die Ureterkatheter in lange Glasröhren so eingefügt, daß der abströmende Dampf gezwungen ist, um und durch die Ureterkatheter zu entweichen. Für größere Betriebe empfiehlt sich das große Format des Kutnerschen Sterilisators, in welchem sechs Ureterkatheter gleichzeitig entkeimt werden können. Wer keinen Sterilisator zur Verfügung hat, kann die Ureterkatheter mit den Verbandstoffen sterilisieren, muß aber jeden Katheter einzeln in eine Fließpapiertüte oder in ein Handtuch schlagen, damit die Katheter unter der Hitze der Sterilisation nicht aneinander festkleben und sich bei der Herausnahme gegenseitig den Lack abreißen und rauh werden.

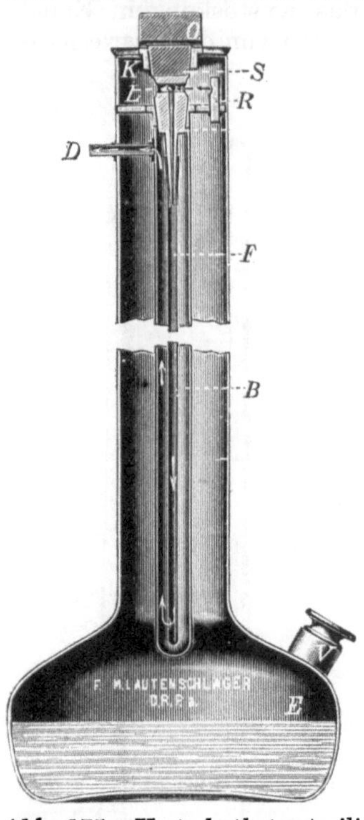

Abb. 175. Ureterkathetersterilisator nach Kutner (Lautenschläger).

Das Ureterenkystoskop wird in der gewöhnlichen Art wie die einfachen Kystoskope mechanisch und chemisch sterilisiert, unter besonderer Berücksichtigung des Hebels und seiner Nischen. Der für den Ureterkatheter bestimmte Kanal wird nach Einführung der Optik noch mit 5%iger Karbolsäure durchgespritzt, die Dichtungen werden abgenommen, ausgekocht und mit sterilen Händen aufgeschraubt. Der Katheter selbst wird entweder durch die mit einem Gummihandschuh bekleidete Hand oder mit einer anatomischen Pinzette aus dem Sterilisator entnommen, mit der Spitze in steriles Öl getaucht — Glyzerin ist hier nicht brauchbar, weil es durch die Vermischung mit Wasser ausgeschwemmt wird und den Katheter nicht genügend geschmeidig erhält — und in das Kystoskop, d. h. in dessen Dichtung, eingeschoben. Ein Gehilfe faßt den Ureterkatheter gleichfalls mit einer anatomischen Pinzette an dem trompetenartig erweiterten Pavillon und sorgt dafür, daß der Ureterkatheter keine Gelegenheit zur bakteriellen Verunreinigung am Beine des Patienten oder an anderen Gegenständen findet.

Das Blasenende des Katheters kann mit einer oder mehreren Öffnungen versehen sein. Es kann abgeschrägt, rund oder olivenartig geformt sein. Zur Sondierung und zur Erkennung von im Wege liegenden Steinen oder strikturierender Hindernisse ist die olivenförmige Spitze am geeignetsten. Die übrigen

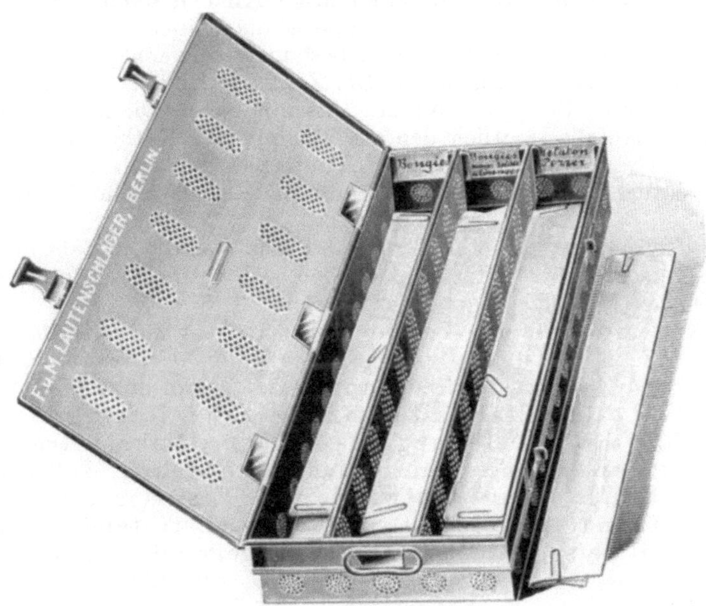

Abb. 176. Sterilisierung der Ureterkatheter in Fließpapiertüten (Freudenberg-Lautenschläger).

Formen eignen sich mehr zum Auffangen des Urins, zur Waschung und Füllung des Nierenbeckens. Vor dem Gebrauch wird der Ureterkatheter durch Ausspritzen mit steriler Kochsalzlösung auf seine Durchgängigkeit geprüft. Die Flüssigkeit muß in flottem Strahl aus dem Katheterauge herausfließen. Tropfenförmige Folge ist ungenügend und deutet auf eine teilweise Verstopfung des Katheterrohrs. Nach dem Gebrauch wird der Ureterkatheter gesäubert, durchgespritzt und zum Trocknen aufgehängt, wobei man durch Anbringung von Gewichten oder durch Spannrahmen dafür sorgt, daß der Katheter gestreckt bleibt und seine Elastizität behält. Nachdem er getrocknet ist, wird der geölte Mandrin wieder in den Katheter eingeführt und der so vorbereitete Katheter in ein Handtuch eingeschlagen, in welchem er bis zur nächsten Sterilisation liegen bleibt.

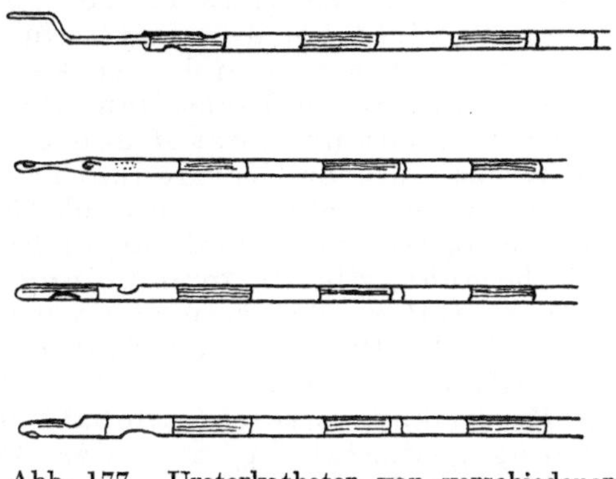

Abb. 177. Ureterkatheter von verschiedener Form (Marion).

Die Einführung des Ureterkystoskops hat bei genügender Weite der Harnröhre keine Schwierigkeit. Im übrigen hat man mit der Vervollkommnung des optischen Systems sehr dünne, aber trotz ihres schwachen Kalibers lichtstarke Instrumente mit allerdings etwas kleinem, aber für den Geübten ausreichendem Gesichtsfeld gebaut. Ich besitze ein einläufiges Ureterenkystoskop für Erwachsene von 18 Charrière Stärke. Kinderkystoskope sind so kleinkalibrig gebaut worden, daß man zweijährige Knaben damit katheterisieren kann. Natürlich ist bei den dünnen Kystoskopen auch der zur Aufnahme des Ureterenkatheters bestimmte Kanal besonders fein und nur für Katheter von 4 Charrière Stärke durchgängig. Die Zahl der Modelle von Ureterkystoskopen ist sehr groß (Brenner, Nitze, Casper usw.). Die modernen Instrumente haben jedenfalls sämtlich den die Technik des Katheterismus sehr erleichternden Albarranschen Hebel und unterscheiden sich voneinander nur durch unwesentliche konstruktive Modifikation. Ich gebrauche das abgebildete Instrument.

Um die Ureteren zu katheterisieren, sind eine Reihe von Ratschlägen und technischen Vorschriften veröffentlicht worden. Mir erscheint es am wichtigsten, vor allen Dingen folgende Regel innezuhalten:

Man mache niemals den Versuch, den Ureter zu katheterisieren, bevor nicht seine Öffnung, ganz groß eingestellt, einen beträchtlichen Teil des Gesichtsfeldes einnimmt. Wenn man sich aus der Entfernung über die Harnleiteröffnung gut informiert hat, muß man zunächst ihre Einstellung aus nächster Nähe betreiben und kann an den Harnleiter sogar so dicht herangehen, daß die Deutlichkeit des Bildes darunter etwas leidet. Eine derartig nahe eingestellte Öffnung wird leicht von dem austretenden Katheter getroffen, weil derselbe fast unmittelbar gegen die Mündung stößt. Versucht man dagegen eine kleine Ureteröffnung, d. h. aus beträchtlicher Entfernung zu katheterisieren, so ist es immer ein glücklicher Zufall, wenn der Ureterkatheter die Harnleitermündung trifft. Meistens stößt er bei dem Versuch, das Ziel zu erreichen, irgendwo in der Umgebung der Harnleitermündung gegen die Blasenwand. Die Aussicht, die Ureteröffnung auf diese Weise zu treffen, ist, um einen banalen Vergleich zu gebrauchen, ebenso groß, wie wenn man aus mehreren Metern Entfernung mit der Pistole auf ein Kartenblatt schießt. Steht man dagegen mit der Pistole so dicht vor dem Kartenblatt, daß die Mündung der Waffe beinahe das Blatt erreicht, so kann man das Ziel unmöglich verfehlen. Das große Einstellen der Uretermündungen ist deshalb meiner Ansicht nach das *A* und *O* des Ureterenkatheterismus, ich möchte sagen, der Ureterenkatheterismus selbst; denn die kleine Manipulation, welche dann noch für die Einführung des Katheters notwendig ist, geht spielend leicht vor sich, besonders wenn man sich bemüht, die Uretermündung nicht nur groß, sondern auch so einzustellen, daß man von vorn in das Schleimhautrohr direkt hineinsieht. Die für den Eintritt des Katheters günstige nahe Einstellung des Ureterostiums wird durch eine doppelte Bewegung des Kystoskops erreicht. Sobald die Ureteröffnung aus der Entfernung gesichtet ist, muß das Okularende des Kystoskops dem Oberschenkel der entgegengesetzten Seite, also bei beabsichtigter Katheterisierung des linken Harnleiters, dem Oberschenkel der rechten Seite genähert werden, ohne im übrigen die Stellung des Kystoskopschaftes im Sinne des Uhrzeigers zu verändern. Der Knopf des Kystoskops bleibt also entweder auf 5 Uhr oder auf 7 Uhr, je nachdem der linke oder rechte Harnleiter katheterisiert werden soll, unverrückt stehen. Gleichzeitig wird der Kystoskopschaft leicht angehoben, indem der Untersucher sich etwas von seinem Sitze erhebt. Nach richtiger Ausführung dieser beiden Bewegungen, Annäherung an den entgegengesetzten Oberschenkel und Erhebung des Okulars, verwandelt sich die aus der Entfernung gesichtete und deshalb kleine Uretermündung in einen breiten, einen großen Teil des Gesichtsfeldes einnehmenden Spalt. Beide Lefzen treten deutlich hervor. Man sieht in das rötlich schimmernde Schleimhautrohr hinein. Am günstigsten ist die Einstellung, wenn man geradenwegs auf der Höhe des Ureterhügels das Ureterlumen vor sich hat, weniger günstig, wenn man es im Profil erblickt, so daß eine der Seitenflächen des Ureterhügels, gewöhnlich die innere, seltener die äußere, in ganzer Ausdehnung erscheint, während die andere Seitenfläche mehr oder weniger verschwunden ist. Man muß alsdann durch eine leichte Bewegung des Kystoskops die Einstellung von vorn zu betreiben und zu erreichen suchen.

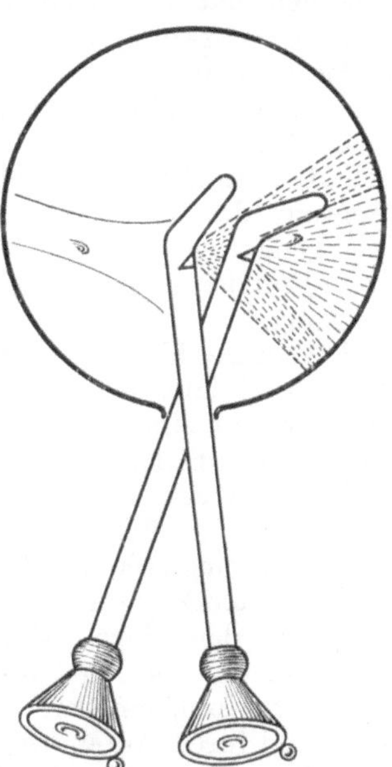

Abb. 178. Bewegung des Kystoskops, um die Ureterenmündung aus nächster Nähe zu sichten und groß einzustellen.

Was nunmehr zu tun noch übrig bleibt, ist ganz leicht. Man schiebt den Ureterkatheter zwei Ringe vor. Vorgeschoben und dem Prisma in allernächster Nähe vorgelagert, verdeckt der Ureterkatheter als schwarzer oder rötlicher Streifen, je nach der Farbe des Ringes, welche gerade im Gesichtsfeld liegt, einen großen Teil der kystoskopischen Aussicht. Wenn man den Katheter jetzt durch Drehung des Hebels steil in die Höhe stellt, wird das Gesichtsfeld wieder frei und man erkennt gleichzeitig, daß die Katheterspitze ganz nahe vor dem Uretereingang steht. Gewöhnlich braucht man jetzt den Katheter selbst gar nicht mehr zu bewegen, sondern kann seine Spitze durch eine leichte Bewegung mit dem ganzen Kystoskop in die Ureteröffnung einführen. Nur wenn die Einstellung der Ureteröffnung nicht ganz nahe und nicht ganz von vorn gelungen ist, läßt sich die Katheterspitze besser durch Vorschieben des Katheters selbst von der Seite her in das Ureterostium drängen. Sobald sie dort Fuß gefaßt hat, wird der Ureterkatheter je nach dem Zweck, welchen die Untersuchung verfolgt, entsprechend in die Höhe geschoben. Um in das Nierenbecken einzudringen, ist im Durchschnitt eine Einführung von 26 cm erforderlich. Die Anatomen geben zwar die Harnleiterlänge auf ca. 30 cm an. Es scheint aber, daß der Ureter im urologischen Sinne kürzer ist, sei es, daß er in der Leiche durch den Verlust der lebendigen Elastizität nach der Herausnahme sich gedehnt hat, oder daß er sich über dem Katheter wie über einem Mandrin in leichte Falten legt und dadurch von seiner Länge verliert. Will man nur den Urin zur getrennten Untersuchung gewinnen, so genügt oft schon ein Vordringen von 10 cm, um aus dem Katheter ein lebhaftes Abtropfen zu erreichen, welches sich gewöhnlich in einem bestimmten Rhythmus vollzieht. Auf 6 bis 10 Tropfen folgt eine kurze Pause, nach welcher wieder 6 bis 10 Tropfen erscheinen. Wahrscheinlich entsteht dieser Rhythmus durch die Kontraktion des Nierenbeckens und die Harnleiterperistaltik. Bei erweitertem oder hydronephrotischem Nierenbecken, oder bisweilen auch bei normalem Nierenbecken infolge des polyurisch wirkenden Reizes, welcher von dem

Ureterkatheter ausgeht, läuft die Flüssigkeit ununterbrochen im Strom ab, unter Umständen sogar im Strahl, der deutlich unter einem gewissen Druck steht, und füllt in kurzer Zeit ein ganzes Reagenzglas. Wenn nach der Einführung bei längerem Abwarten kein Urin geliefert wird, versucht man zunächst durch Vor- und Zurückschieben des Ureterkatheters den Ablauf des Urins herbeizuführen, in der Annahme, daß sich vielleicht eine Schleimhautfalte in das Katheterauge gedrängt hat. Führt auch diese Maßnahme nicht zur Urinentleerung, so spritzt man den Ureterkatheter mit heißer Kochsalzlösung durch, um die Niere zur Sekretion anzuregen und gleichzeitig eine etwaige Verstopfung des Katheterfensters durch einen Schleimpfropf oder ein Fibringerinnsel zu beseitigen. Bisweilen hat der Reiz des Ureterkatheters statt einer polyurischen eine anurische Wirkung, welcher die Spülung des Nierenbeckens mit heißer Kochsalzlösung entgegenwirkt.

An Schwierigkeiten können sich beim Ureterenkatheterismus einstellen:

1. Daß die Uretersonde seitlich aus dem Gesichtsfeld trotz richtiger Aufstellung des Albarranschen Hebels herausgleitet. Meistens ist die Vorbereitung des Instruments alsdann mangelhaft. Zur Verbesserung ihrer Stellung genügt gewöhnlich eine leichte drehende Bewegung außen kurz vor ihrem Eintritt in den Sondenkanal in entsprechend umgekehrt korrigierender Richtung.

2. Daß der Ureterkatheter, aufgehalten durch eine Schleimhautfalte, stockt. Mit Gewalt läßt sich das Hindernis nicht überwinden. Brüske Handhabung führt nur zu einer Verletzung der Harnleiterschleimhaut, zur Blutung, Verstopfung des Harnleiters und des Katheters mit Gerinnseln, zur traumatischen Kolik. Man versuche durch sanftes Zurückziehen und Wiedervorschieben den Widerstand zu überwinden. Auch durch Einspritzung von physiologischer Kochsalzlösung läßt sich das Hindernis gegen die Wand drücken und überwinden.

Der Ureterkatheter kann zu folgenden Zwecken benutzt werden:

1. Um den Harn jeder Niere getrennt zur mikroskopischen, chemischen und bakteriologischen Untersuchung aufzufangen.

2. Zur funktionellen Nierendiagnostik. Um die Leistungsfähigkeit jeder Niere und ihren Anteil an der gesamten Sekretion zu bestimmen.

3. Zu röntgenographischen Zwecken. Hier werden am besten schattengebende, mit Wismuth imprägnierte Ureterkatheter verwandt. Da ich die Erfahrung gemacht habe, daß in der Nachkriegszeit die Imprägnierung der Katheter nicht selten fabrikatorisch ungenügend ist, empfehle ich durch vorherige Röntgenaufnahme die Katheter zu prüfen, am einfachsten und billigsten, wenn man den Katheter nebenbei auf eine Röntgenplatte legt, welche zu einer anderweitigen Aufnahme verwandt wird. Der schattengebende Katheter verdeutlicht wie ein Metallstreifen den Verlauf des Harnleiters, seine Abknickung und Verdrehung und läßt auch die Beziehung zu solchen Schattenrissen hervortreten, welche auf Harnleiterstein verdächtig sind. Durch den Katheter können schattengebende Substanzen in das Nierenbecken eingespritzt werden, dessen Umriß und Lage auf der Röntgenplatte zum Audruck kommt (Pyelographie).

4. Zu therapeutischen Zwecken (Nierenbeckenspülung, Installation von Medikamenten in das Nierenbecken).

ad 1. Da wir gewöhnlich den Ureterkatheter zur Vermeidung einer traumatischen Wirkung nicht gern länger als 20 Minuten liegen lassen, stehen uns im Durchschnitt nur kleine Urinmengen für Untersuchungszwecke zur Verfügung. Erfahrene Untersucher sind aber, wie mir die Zusammenarbeit mit Dr. Klopstock[1]) gezeigt hat, imstande, durch richtige Anordnung der einzelnen

[1]) Klopstock-Kowarsky, Praktikum der Untersuchungsmethoden. Berlin. Urban u. Schwarzenberg.

Untersuchungsmethoden mit 10 ccm Urin sämtliche diagnostischen Wünsche zu erfüllen. Soll z. B. der Gefrierpunkt des Urins bestimmt werden, so wird man diese Untersuchung nach dem Vorgehen von Klopstock zuerst vornehmen, da sie keinen Verlust an Urinmenge nach sich zieht. Der aufgetaute Urin ist an Volumen ebenso groß, wie zu Beginn der Untersuchung, und kann von neuem zu anderen Zwecken verwandt werden. Eiweiß- und Zuckerproben lassen sich, wenn man mit sehr schmalen Glasröhrchen arbeitet, schon an der Hand kleinster Mengen quantitativ durchführen.

Bevor man auf diese Substanzen den Urin prüft, wird die Flüssigkeit sedimentiert und das Sediment im gefärbten und ungefärbten Präparat untersucht. Rote Blutkörperchen in vereinzelter Zahl pflegen stets vorhanden zu sein, ein Beweis, daß selbst bei glatter Einführung des Ureterkatheters die Schleimhaut nicht ganz ohne Trauma davonkommt. In einem nicht unerheblichen Prozentsatz der Fälle verleiht eine stärkere Beimischung von Blut dem aufgefangenen Urin einen leichten Stich ins Rote.

Finden sich im Urin zahlreiche Leukozyten, so müssen bei echter pyogener Infektion von Rechts wegen auch die dazugehörigen Eiterbakterien (Stäbchen, Kokken, Kolibazillen) nachweisbar sein. Eiter, welcher keine pyogenen Bakterien enthält, ist auf Tuberkulose verdächtig. Der Verdacht wird beinahe zur Gewißheit, wenn sich nicht nur in dem kleinen Kreis mikroskopischer Präparate keine Eiterbakterien befinden, was immerhin mehr oder weniger Zufall sein kann, sondern auch das eitrige Urinsediment, auf der Agarplatte kultiviert, keine Aussaat von Mikroben entwickelt. Auch Tuberkelbazillen können im Harn mikroskopisch durch die üblichen Färbemethoden (am besten nach Ziehl-Neelsen, Differenzierung mit 10%iger Salpetersäure) nachweisbar sein. Doch ist mit Rücksicht auf die Ähnlichkeit mit Smegmabazillen, welche dieselbe Gestalt und dieselbe Festigkeit gegen Säure besitzen, große Vorsicht in der Beurteilung am Platze. Selbstverständlich wird der streng aseptisch durchgeführte Ureterenkatheterismus die Möglichkeit einer Beimischung von Smegmabazillen sehr erschweren. Trotzdem sind vereinzelte spärliche, tuberkelbazillenähnliche Gebilde noch nicht mit Sicherheit als Tuberkelbazillen anzusprechen. Ihre Tuberkulosenatur wird schon viel mehr wahrscheinlich, wenn die Bazillen S-förmig in Gruppen oder in Zopfform zusammenliegen. Die Antiforminmethode kann ihren Nachweis namentlich in Fällen von Mischinfektion erheblich erleichtern, indem der dicke klumpige Eiter und die begleitenden Bakterien durch Antiformin, ein Gemisch von Natrium hypochlorosum und Alkalihydrat aufgelöst werden, so daß nur die Tuberkelbazillen, welche dem Antiformin widerstehen, übrig bleiben. Es empfiehlt sich auch die Anwendung der Antiforminmethode als Vorakt des Tierversuches zum Nachweis von Tuberkelbazillen in dem Falle anzuwenden, wenn eine reichliche pyogene Bakterienflora die Tuberkelbazillen oder die fraglichen Tuberkelbazillen begleitet, weil der nicht mit Antiformin behandelte Urin injiziert das Tier an Sepsis vor Ablauf des Tuberkuloseversuches leicht zugrunde richtet. Ich stütze mich auch hier wieder bei dieser Empfehlung auf die hervorragende Erfahrung Klopstocks.

Der sicherste und völlig einwandfreie Nachweis von Tuberkelbazillen bleibt der Meerschweinchenversuch. Man spritzt mittels einer kleinen Rekordspritze $^1/_2$ ccm steril aufgefangenen Urinsediments, welches durch steriles Zentrifugieren des Ureterkatheterharns gewonnen ist, unter die linke Kniefalte, nachdem man sich vorher durch Methylenblau- und Gramfärbung überzeugt hat, ob das Sediment Eiterbakterien enthält. Bei Gegenwart zahlreicher Eiterbakterien wird man zunächst die Antiforminmethode anwenden und auf jeden Fall die Quetschung der zugehörigen Leistendrüsen oberhalb der Injektionsstelle unterlassen, da nach der Erfahrung Klopstocks die gequetschten Drüsen als Filter für pyogene Bakterien unwirksam werden, die Eiterbakterien in die höheren Drüsenstationen durchlassen, wodurch das Tier an Sepsis zugrunde geht. Bei einigermaßen sterilem Harn werden nach dem Vorgange von Bloch unmittelbar nach der Injektion die entsprechenden Leistendrüsen gequetscht.

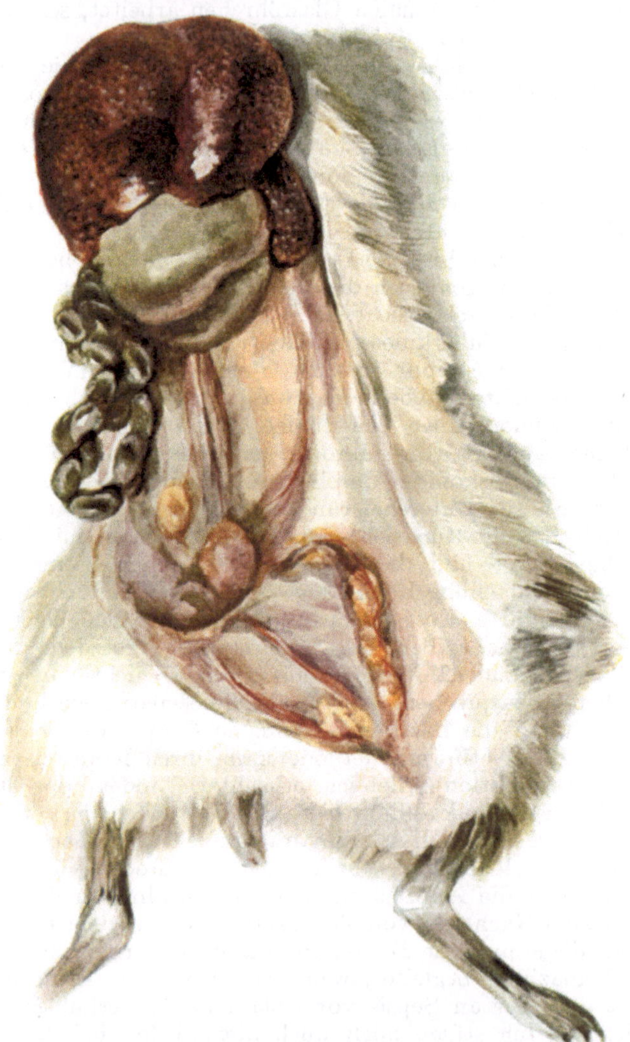

Abb. 179. Autopsie eines Meerschweinchens, welches in der linken Kniefalte mit dem Sediment von tuberkelbazillenhaltigem Urin infiziert wurde. An der Impfstelle verkäster Eiter. Drüsenketteninfektion aufsteigend bis zu den großen Gefäßen.

Der aufsteigende Tuberkelbazillus infiziert die gequetschten Drüsen bereits wenige Wochen nach der Injektion und verwandelt sie in käsige unter der Haut fühlbare Knoten, von denen man einen exstirpieren, mikroskopisch untersuchen und zum Nachweis des Tuberkelbazillus benutzen kann, ohne den Gang des Tierversuches im übrigen aufzuhalten oder zu verändern. Von den Leistendrüsen aus setzt sich die Infektion in die iliakalen, lumbalen Drüsen, und bei linksseitiger Impfung, welche deshalb zu bevorzugen ist, in die Milz fort, um von da aus die Drüsen an der Porta hepatis zu infizieren und schließlich in die Bronchialdrüsen aufzusteigen. Der Nachweis der Drüsenketten-Infektion ist für die Sicherheit der Diagnose unentbehrlich. Gelingt er nicht und findet man etwa eine isolierte Mesenterialdrüsentuberkulose, so ist immer der Verdacht auf eine zufällige spontane Stallinfektion bei den für Tuberkulose empfind-

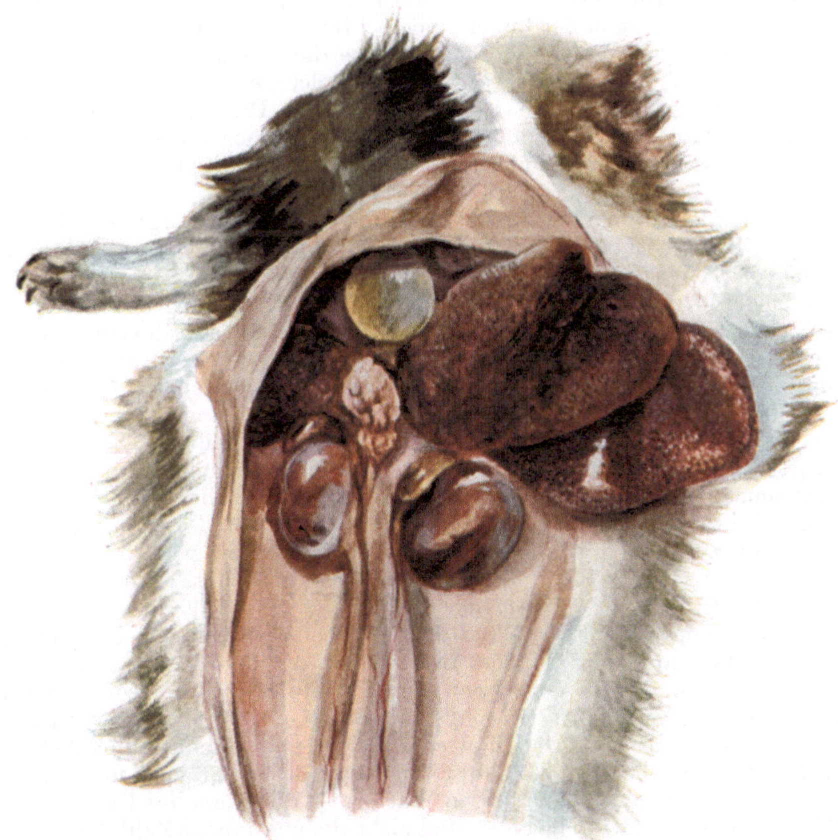

Abb. 180. Bauchsektion desselben Tieres. Leber hochgeschlagen. An der Porta hepatis verkäste Drüsen. Die Milz ist massenhaft von Knötchen durchsetzt.

lichen Tieren gegeben. Deshalb soll man zur Kontrolle jedesmal zwei Tiere impfen und, wenn trotz der doppelten Impfung das Resultat zweifelhaft erscheint, den Tierversuch in Anbetracht der wichtigen therapeutischen Entscheidung, welche von seinem Ausfall abhängig ist, noch einmal wiederholen. Ich bin absichtlich auf die Technik des Impfversuches so genau eingegangen, weil ich selbst in einem Falle, der offenbar nichts anderes war als eine zufällige Stallinfektion, beinahe zur Entfernung einer scheinbar tuberkulösen Niere veranlaßt worden wäre in der irrigen Annahme, daß die Peritonealtuberkulose, welche ohne die vermittelnde Drüsenkette aufgetreten war, eine Folge des Impfversuches sei. Endlich ist zu verlangen, daß in den erkrankten Drüsen und Organen Tuberkelbazillen nachweisbar sind, da durch Coccidien und ähnliche Prozesse eine Art Pseudotuberkulose beim Meerschweinchen erzeugt wird.

ad 2. Funktionsprüfung der Nieren. Die Methoden der Funktionsprüfung zerfallen in zwei Gruppen. Die erste Gruppe sucht durch eine genaue chemisch-physikalische Analyse der durch den Ureterkatheter getrennt aufgefangenen Urine im Vergleichswege zwischen rechts und links ein Urteil über die Gesamtfunktion und über den Anteil jeder einzelnen Niere an derselben zu gewinnen. Die getrennt aufgefangenen Harnmengen der linken und rechten Niere werden auf Stickstoff, Kochsalz, Harnstoff usw., oder überhaupt, ohne die einzelnen Stoffe qualitativ zu analysieren, auf die Menge der gelösten Moleküle durch Gefrierpunktsbestimmung untersucht. Gleichzeitig wird durch Prüfung des Blutes auf den Gehalt an harnfähigen Stoffen der Nachweis einer ausreichenden oder ungenügenden Reinigung der Blutbahn und damit der Suffizienz oder Insuffizienz der Nieren geführt.

a) Der Stickstoff wird nach Kjeldahl, der Harnstoff nach Pflüger-Bleibtreu oder nach der Brommethode, das Kochsalz nach Mohr oder Volhard bestimmt.

b) Die von Koranji für die innere Medizin und von Kümmell für die Chirurgie eingeführte Gefrierpunktsbestimmung zur Ermittlung des Molekulargehalts beruht auf dem Prinzip, daß eine Salzlösung um so schwerer gefriert, je konzentrierter sie ist. Die Bestimmung der Gefrierpunktserniedrigung wird mit Hilfe des Beckmannschen Apparates durchgeführt, den ich nachfolgend mit Kümmells eigenen Worten beschreibe:

„Der Hauptteil des Apparates ist ein sehr feiner, 100teiliger Thermometer, bei dem je 1° C wieder in 100 Teile zerlegt ist. Die Skala umfaßt nur 5 Grade. Das Thermometer taucht in einen Glaszylinder, in welchem die zu untersuchende Flüssigkeit, Blut oder Urin, mittels eines Platinrührers in Bewegung gehalten wird. Der Glaszylinder mit Thermometer und Flüssigkeit wird in ein Gefäß mit einer Kältemischung, Eis und Salz, von — 4° gebracht. Durch fortwährendes Rühren wird die zu untersuchende Flüssigkeit umspült, bis der Moment eintritt, in welchem sie erstarrt. Bei diesem Übergang vom flüssigen in den festen Aggregatzustand wird Wärme frei, welche die Quecksilbersäule in die Höhe schnellen läßt, bis zu einem gewissen Punkte, auf dem sie einige Zeit, 1 bis 2 Minuten, stehen bleibt, dem physikalischen Gefrierpunkt. Bei weiterem Stehen sinkt der Quecksilberfaden wieder herab und nimmt allmählich die Temperatur der umgebenden Kältemischung an. Bestimmt man in derselben Weise den Gefrierpunkt des destillierten Wassers — die Skala des Beckmannschen Thermometers ist willkürlich — und zieht die gewonnene Zahl der Lösung (Blut) von der des Wassers ab, so hat man die Zahl, welche angibt, um wieviel tiefer die Lösung gefriert als das destillierte Wasser. Beim Blute beträgt diese Differenz im Durchschnitt 0,56° C. Dies ist der Gefrierpunkt des Blutes und als Zeichen dafür hat man ein δ gewählt, während Δ den Gefrierpunkt des Urins bezeichnet. Der zu benutzende Glaszylinder und die Platinröhre werden, obwohl vorher schon gereinigt, nochmals mit gekochtem destillierten Wasser abgespült und die Reste desselben durch Erwärmen des Glastubus entfernt. Dann werden die selbstverständlich unter aseptischen Kautelen durch Einstechen einer Troikartnadel in die gestaute Armvene steril entnommenen 20 ccm Blut direkt in dem Glastubus aufgefangen. Das durch langsames Rühren (um die Schaumwirkung nicht zu groß zu machen) sich niederschlagende Fibrin wird mit einem sterilen Tupfer jedesmal entfernt. Darauf wird das Blut in Eis gestellt und nun der Wert für das gekochte destillierte Wasser bestimmt, was in jedem einzelnen Falle geschehen muß. Vor jeder Messung wird das

Thermometer mit destilliertem Wasser abgespült, mit einem Gazetupfer trocken gerieben und nun der Wert für das inzwischen abgekühlte Blut bestimmt; am besten zweimal nacheinander, um einen einwandfreien Wert zu gewinnen.“

Nach unseren sehr zahlreichen Erfahrungen über die Kryoskopie des Blutes, welche uns niemals im Stich gelassen haben, möchte ich ihre Resultate in folgende Sätze zusammenfassen:

1. Bei intakten Nieren ist die molekulare Konzentration des Blutes konstant und entspricht im Durchschnitt einem Werte von 0,56; bei elenden anämischen Individuen kommen solche von 0,55, sogar bis 0,53 vor, ohne jedoch eine Kontraindikation gegen einen operativen Eingriff zu bilden.

2. Eine einseitige Erkrankung der Niere bedingt keine Störung des normalen Gefrierpunktes.

3. Der normale Gefrierpunkt, $\delta = 0{,}56$, auch 0,57, beweist nur, daß soviel normales funktionsfähiges Nierengewebe vorhanden ist, als zur vollständigen Ausscheidung der Stoffwechselprodukte notwendig ist. Ob eine Niere erkrankt ist oder beide derart, daß sie zusammen noch genügendes funktionsfähiges Nierengewebe besitzen, was theoretisch wohl möglich, in praxi aber sehr selten ist, entscheidet der Ureterenkatheterismus, der vor jeder Operation zur Anwendung gebracht werden muß.

4. Eine Gefrierpunktserniedrigung des Blutes gibt an, daß beide Nieren nicht vollkommen funktionsfähig sind. Sinkt δ auf 0,6, so sollte man nach unseren Erfahrungen von einer Nephrektomie Abstand nehmen und nur, wenn möglich, eine Nephrotomie ausführen, die Nephrektomie aber erst folgen lassen, falls dieses notwendig erscheint, wenn der Gefrierpunkt zur Norm zurückgekehrt ist; falls dieses nicht eintrifft, muß man von einem radikalen Eingriff überhaupt Abstand nehmen.“

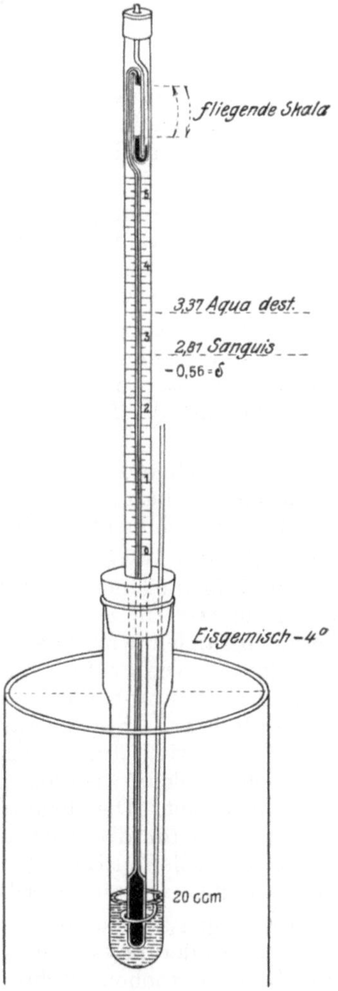

Die Gefrierpunktsbestimmung der getrennten Urine wird namentlich von Rumpel zur Beurteilung der Leistung jeder einzelnen Niere empfohlen.

Abb. 181. Beckmannscher Apparat nach Kümmell (Bier, Braun, Kümmell, Chirurgische Operationslehre).

c) Durch Bestimmung des Molekulargehalts mittels der elektrischen Leitfähigkeit (Löwenhardt). Die Methode hat den Vorteil, daß sie in den Fällen, in welchen nur kleine Mengen Urin, 1 bis 2 ccm, zur Verfügung stehen, noch ausführbar ist. Sie beruht auf dem Ionengehalt der Flüssigkeit und ist umgekehrt proportional dem Widerstande. Die Untersuchungen werden mit einem leicht handlichen Apparat (Reiniger, Gebbert & Schall) ausgeführt. Eine genaue Gebrauchsanweisung liegt jedem Apparat bei. Durch ein kleines Telephon wird dem Ohr der richtige Wert deutlich gemacht und kann an der Skala abgelesen werden.

d) Die Ambardsche Konstante. Ambard hat in der Klinik von Vidal die Beziehungen zwischen dem Blutharnstoff und dem Urinharnstoff untersucht und das Verhältnis beider zueinander in eine mathematische Formel[1]) zusammengefaßt, welche lautet:

$$K = \frac{Ur}{\sqrt{D \times \frac{70}{P} \times \sqrt{\frac{C}{25}}}}$$

In dieser Formel ist unter K Konstante, unter Ur Blutharnstoff, unter D der in 24 Stunden ausgeschiedene Harnstoff, unter C die Harnstoffkonzentration des Urins in Gramm pro Liter, unter P das jeweilige Körpergewicht zu verstehen.

Die etwas kompliziert aussehende Formel ist leicht mit Hilfe einer Logarithmentafel oder für die mathematischen Berechnungen meistens nicht sehr günstig gestimmten Ärzte mittels eines von Amerikanern konstruierten Rechenschiebers zu überwinden.

Wenn die Konstante geringer als 0,110 befunden wird, ist nach Legueu die Annahme einer einseitigen Erkrankung berechtigt. In neuerer Zeit haben andere französische Autoren die Anschauung Legueus nachgeprüft, aber nicht bestätigt, und die Konstante als unmaßgeblich für die chirurgische Indikation erklärt.

In Deutschland ist auf dem Gebiete der inneren Medizin Guggenheimer wiederholt lebhaft für den Wert der Konstante zur Ermittlung der Nierenfunktion und dementsprechend der Prognose bei Nephritiden eingetreten.

5. Julius Wohlgemuth[2]) hat den durch die Ureterenkatheter getrennt aufgefangenen Urin auf seine diastatische Fähigkeit geprüft, Stärkelösung in Dextrin zu verwandeln, und, je nachdem diese Fähigkeit groß oder gering befunden wurde, auf eine bessere oder schlechtere Leistung der Niere geschlossen. Die Prüfung wird in der Weise ausgeführt, daß zahlreiche steigend verdünnte Urinproben mit einer bestimmten Stärkelösung vermischt 24 Stunden im Brutschrank ihre diastatische Wirkung entwickeln können. Nach Ablauf dieser Zeit wird durch Hinzufügen von Jodlösung diejenige Menge Stärke ermittelt, welche, restlos in Dextrin umgewandelt, die Jodfarbenreaktion nicht mehr gibt. Die Menge der umgewandelten Stärke ist nach Wohlgemuth der Maßstab für die diastatische Fähigkeit des Urins und ein Ausdruck für die funktionelle Leistung der Niere. Stärkere Blutbeimischungen stören wegen des Gehaltes an diastatischem Ferment den Ablauf der Funktionsprüfung.

Im Gegensatz zu den funktionellen Methoden, welche durch eine genaue chemische oder physikalische Analyse die Funktion einer oder beider Nieren zu ermitteln suchen, stehen eine Reihe anderer Methoden, welche der Niere einen bestimmten, leicht nachweisbaren Stoff zur Verarbeitung übergeben und beobachten, wie die Niere den Stoff ausscheidet. Die Methoden ähneln in gewissem Sinne also dem Probefrühstück, mit welchem die Magenspezialisten die Funktion des Magens zu ermitteln versuchen. Als Nierenprobefrühstück sind eine Unmenge Stoffe gewählt worden, Jodkali, Milchzucker, Farbstoffe und das eine Sonderstellung einnehmende, von Casper eingeführte Phloridzin, welches nach v. Mehring einen renalen Diabetes hervorruft. Von allen diesen Methoden sind jedenfalls in Deutschland nach einer Rundfrage von Oswald Schwarz (Wien) nur zwei übrig geblieben, welche wir hier besprechen wollen.

---

[1]) Legueu, Valeur de la constante uréo-secrétaire. Journal d'Urologie 1913, S. 291.
[2]) Wohlgemuth, Biochem. Zeitschr. 21, 437. 1909. — Zeitschr. f. Urologie 5, 801. 1911.

a) Die Phloridzinmethode (Casper).

Gesunde Nieren scheiden 20 bis 30 Minuten nach subkutaner Injektion von 1 ccm 1%iger Phloridzinlösung zuckerhaltigen Urin aus. Das Nierenparenchym wird unter der Einwirkung des Phloridzins für den Blutzucker durchlässig (v. Mehring, Phloridzindiabetes). Es ist deshalb der Schluß berechtigt, daß eine Niere, welche unter dem Einfluß des Phloridzins reichlich Zucker ausscheidet, reichlich sezernierendes Parenchym besitzt, und daß umgekehrt eine Niere, welche trotz Phloridzin wenig oder gar keinen Zucker liefert, entsprechend vermindertes Parenchym besitzt. Bei der Beobachtung der Zuckerausscheidung soll weniger auf den zeitlichen Eintritt der Zuckerausscheidung, als auf die Menge des ausgeschiedenen Zuckers Wert gelegt werden.

b) Die Indigokarmin-Methode (Voelcker und Joseph).

Der Gedanke, durch subkutane Einverleibung von Farbstoffen den Urin zu färben und den Grad der Färbung als Grundlage zur Abschätzung der Nierenfunktion zu benutzen, war naheliegend. Ebenso war es naheliegend, das von der Malariatherapie her bekannte Methylenblau, welches gelegentlich den Harn intensiv blau färbt, für nierendiagnostische Zwecke zu benutzen. R. Kutner war der erste, welcher das Methylenblau in diesem Sinne anwandte. Aber das Methylenblau ist für nierendiagnostische Zwecke ungeeignet. Es wird leicht vom Körper zerspalten und als Leukoprodukt im Urin abgesetzt, welches sich allerdings durch Zusatz von Essigsäure in die farbige Muttersubstanz zurück verwandeln läßt. Aber selbst unter Berücksichtigung des durch Ansäuerung wiedergewonnenen Anteiles verläuft die Ausscheidung so unregelmäßig und sprunghaft, daß weder der Zeitpunkt des Übertrittes in den Harn, noch die Menge des im Urin enthaltenen Farbstoffs als Maßstab für die Leistung der Niere gelten kann. Erst durch die Einführung des Indigkarmins (1903, Voelcker-Joseph) kam die Farbstoffprüfung für die funktionelle Nierendiagnostik als Chromokystoskopie in Aufnahme.

Die Chromokystoskopie ist die einzige Methode, welche ohne Anwendung der Ureterenkatheter nur durch die Beobachtung und den Vergleich der aus den Ureteren austretenden Farbstoffwolken mittels des Kystoskops eine Abschätzung der Nierenfunktion gestattet. Die Ausscheidung des Indigkarmins wurde schon von Rudolf Heidenhain in seinen klassischen Arbeiten über die Physiologie der Nierensekretion analog der Harnsäure befunden. Vor dem Methylenblau hat es den Vorteil großer Zuverlässigkeit. Die Ausscheidung beginnt bei normalen Nieren ganz gesetzmäßig nach ca. 6 bis 8 Minuten, erreicht nach ca. 15 Minuten ihren Höhepunkt, hält ungefähr 5 bis 10 Minuten in dieser konzentrierten Form an, um sich in weiteren 15 Minuten allmählich abzuschwächen. Im ganzen wird ca. $^1/_{16}$ bis $^1/_{14}$ der injizierten Menge durch den Harn ausgeschieden, der bei weitem größte Anteil also vom Körper abgebaut. Gröbere chirurgische Erkrankungen der Niere setzen die Farbstoffausscheidung bedeutend herab oder heben sie ganz auf. Technisch wird die Methode folgendermaßen ausgeführt:

Der Patient soll einen halben Tag vor der Untersuchung keine Flüssigkeit zu sich nehmen; höchstens wird ihm ein Schluck Milch gestattet. Wasser, diuretisch wirkende Getränke, wie Kaffee oder Tee, Bier usw. sind verboten. Feste Nahrung ist erlaubt, soweit sie nicht zum Durst reizt. Je weniger Urin sezerniert wird, desto konzentrierter wird die Farbe ausgeschieden, desto leichter ist der gefärbte Harnstrahl zu beobachten. Je reichlicher die Niere Urin liefert, desto verdünnter kommt die Farbe zum Vorschein. Wenn die Ureteraktion z. B. einen Strahl von 2 ccm ausstößt, so wird derselbe viel dunkler gefärbt sein und besser beobachtet werden können, als wenn die gleiche Farbstoffmenge in 4 bis 6 ccm Urin ausgeschieden wird. Aus diesem Grunde ist die Durstvorbereitung zu empfehlen.

Das Indigokarmin wird von der Firma Brückner, Lampe & Co. in Tablettenform nach meinen Angaben hergestellt. Jede Tablette enthält Carminum coeruleum 0,08 und Kochsalz 0,1. Die Tablette wird in 20 ccm Wasser aufgekocht, wobei darauf zu achten ist, daß die Farbe sich vollständig löst und keine bröckeligen Reste zurückbleiben. Die auf Körpertemperatur abgekühlte Lösung wird intraglutäal eingespritzt. Die Einspritzung muß zeitlich so gelegt werden, daß man spätestens 5 Minuten darauf mit der Kystoskopie beginnen kann. Ist der Urin klar und die Einführung des Kystoskops leicht, so wird man erst die Farbe einspritzen und dann das Spülkystoskop in die Blase einführen. Bis die Blase entleert, mit Wasser gefüllt, besichtigt und die Ureterenmündung eingestellt ist, können die ersten schwachen Farbstoffwolken erscheinen. Ist der Urin trübe, so wird man zuerst das Spülkystoskop einführen und die Farbe erst dann einspritzen, wenn der Blaseninhalt sich annähernd geklärt hat. Namentlich bei engen, geschrumpften Blasen ist es notwendig, die ersten Farbstoffwolken abzufassen. Versäumt man sie, so nimmt die rasch gebläute Blasenflüssigkeit dem gefärbten Urinstoß die Kontrastwirkung, weil blau in blau ausströmt. Eine ähnliche Störung durch einen blauen Hintergrund kann bei Verziehungen der Blase entstehen. Dort münden die Harnleiter am Rande eines Sackes, der sich schwer ableuchten läßt. Ein paar versäumte Urinstöße füllen den Raum mit blauer Flüssigkeit und benehmen die Kontrastwirkung für die folgenden Sekretionen. Durch starke Füllung der Blase und Tamponade der Scheide — es handelt sich stets um Frauen — und rechtzeitige Beobachtung läßt sich die Ausscheidung des Farbstoffes zuweilen noch erkennen.

Die Methode hat den großen Vorteil, daß sie als Chromokystoskopie ohne Ureterenkatheterismus nur durch die Beobachtung der aus den Ureterenmündungen ausgestoßenen Farbstoffwolken einen Rückschluß auf die funktionelle Leistung jeder Niere gestattet. Durch die Färbung des Urins kann man ohne den störenden oder reizenden Einfluß des Ureterkatheters das physiologische Spiel der beiden Ureteren verfolgen und an der Stärke des Harnstrahles, an seiner mehr oder weniger intensiven Färbung die Beteiligung jeder einzelnen Niere an der sekretorischen Leistung, wenn auch nicht zahlenmäßig, so doch ungefähr ermessen. Unentbehrlich ist die Methode insbesondere für die Fälle, in denen die Ureterenöffnungen durch pathologische Prozesse verdeckt, nicht auffindbar oder nicht zu sondieren sind.

Um einwandfreie Resultate zu erzielen, nimmt man die Beobachtung am besten in folgender Weise vor:

Man stellt sich zunächst die Harnleitermündung der gesunden Seite ein und wartet, bis die erste Farbstoffwolke auftritt. Man läßt diesen Zeitpunkt notieren und beobachtet die nächsten 4 bis 6 Urinstöße, bis eine dunkelblaue Färbung auf der gesunden Seite eingetreten ist. Die Pausen zwischen den einzelnen Stößen werden vermerkt. Nun wendet man sich zur vermutlich kranken Seite und beobachtet den zweiten Harnleiter. Der Anfänger muß ihn genau einstellen und die vorüberziehenden blauen Schwaden, welche, von dem gesunden Harnleiter ausgestoßen, an die entgegengesetzte Blasenwand prallend und wieder zurückflutend auf ihrem Hin- und Herwege als blaue Schleier vor dem kranken Harnleiter vorbeiziehen, nicht für eine Sekretion des kranken Harnleiters halten, welchen er gerade beobachtet.

Eine direkte gleichzeitige Beobachtung beider Harnleitermündungen ist nur bei abnorm kurzem Ligamentum intraureLericum, welches von dem kystoskopischen Bild als Ganzes erfaßt wird, ausnahmsweise möglich.

Die einzelnen Farbstoffwolken folgen in verschiedenen Zeitabständen. Die Pausen schwanken im Durchschnitt zwischen 10 und 40 Sekunden, jedoch kommen normalerweise bedeutend längere Pausen von 1 bis 2 Minuten gelegentlich vor. Deshalb ist als Minimum eine durchgehende Beobachtung eines Ureterostiums von 4 Minuten zu verlangen, bevor man sich dafür entscheidet, daß die Niere augenblicklich an der Sekretion des Farbstoffes nicht beteiligt ist. Besonders beweisend für das einseitige Fehlen der Farbstoffsekretion ist die Beobachtung, daß in diesen 4 Minuten zahlreiche Farbstoffschwaden, welche aus der anderen Harnleitermündung stammen, an dem „toten" Ureterostium vorüberziehen. Aber selbst bei einwandfreiem Mangel an einseitiger Farbstoffproduktion darf man daraus noch keinen Rückschluß auf Entartung oder Zerstörung des zugehörigen Nierenparenchyms ziehen. Ein Abflußhindernis im Harnleiter, z. B. ein den Harnleiter bis auf einen schmalen Spalt sperrender Stein, kann die ständige Sekretion eines ganz dünnen Strahles zulassen, welcher kraftlos in die Blase rieselt und durch seine geringe Flüssigkeitssäule und durch den Mangel an Stoßkraft der Beobachtung entgeht. Nur ein geübtes Auge, das ganz im Beginn der Untersuchung bei ungefärbter Blasenflüssigkeit die Harnleitermündung scharf beobachtet, wird den feinen, kraftlosen, in die Blase fallenden Harnstrahl bei scharfer Einstellung entdecken. Dieselbe Niere kann nach Ausstoßung des Steines sich wieder an der Ausscheidung beteiligen. Ebenso kann durch Pyelonephritis das Parenchym zur Farbstoffsekretion zeitlich untauglich werden und nach Schwund der Infektion wieder an der Ausscheidung teilnehmen. Blutgerinnsel im Harnleiter, den Harnleiter umwachsende Geschwülste täuschen durch Stenosierung in ähnlicher Weise renale Untätigkeit vor. Die Tatsache fehlender einseitiger Farbstoffsekretion muß deshalb erst klinisch gewertet werden unter Berücksichtigung des Umstandes, daß die Funktion der Niere je nach der Beschaffenheit des Organs wechselt.

Auch aus rein technischen und örtlichen Gründen kann die Farbstoffwolke sich der Beobachtung entziehen, z. B. infolge von Cystocele, bei Prostatahypertrophie usw. Entscheidend dafür, ob wirkliche Sekretionshemmung oder nur ein Beobachtungshindernis vorliegt, ist die Färbung der nach einer halben Stunde abgelassenen Blasenflüssigkeit, welche gewöhnlich wie das Kupfersulfat der Laboratorien aussieht. Wenn die Blasenflüssigkeit gebläut ist, aber aus beiden Ureteren die Farbstoffausscheidung während der Kystoskopie nicht wahrgenommen wurde, so liegt sicher irgend ein Beobachtungsfehler vor.

Gewöhnlich bietet aber die Beobachtung der Farbstoffausscheidung nicht die geringste Schwierigkeit. Das positive Phänomen ist ein Beweis, daß auf der betreffenden Seite eine Niere mit ausreichendem Parenchym vorhanden und fähig ist, die Gesamtsekretion des Körpers nach Entfernung der anderen Niere zu übernehmen. In dieser Beziehung, d. h. im positiven Sinne ist die Funktionsprüfung durchaus entscheidend und absolut zuverlässig. In der ganzen Literatur ist noch niemals ein Fall beobachtet worden, in welchem eine Niere bei guter Farbstoffsekretion nach Exstirpation der anderen Seite versagt hätte.

Ein Beweis, daß diese Niere völlig gesund ist, wird durch die Ausscheidung der Farbe noch nicht geliefert. Es ist lediglich dadurch ihre Fähigkeit erwiesen, die gesamten sekretorischen Ansprüche des Körpers zu befriedigen.

Bei jeder Kontraktion zieht sich der Ureterwulst etwas nach rückwärts, wie wenn er einen Anlauf nehmen wollte, reckt sich dann in die Blase hinein nach oben und innen, öffnet seine Mündung, so daß man einen Abschnitt der roten, samtartigen Schleimhaut übersehen kann, stößt eine Wolke mit kräftigem Ruck heraus, schließt seine Mündung wieder und zieht sich in seine alte

Stellung zurück. Die Kraft des Stoßes trägt die blaue Wolke ein Stück in die Blasenflüssigkeit hinein und jagt häufig ihre letzten Ausläufer als blaue Schleier vor der zweiten Harnleiteröffnung vorbei.

Die Farbstoffwolke kann kurz, knapp und stark hervorstoßen, während 1 bis 2 Sekunden, sie kann sich auch über 3 bis 4 Sekunden als feiner dünner Strahl hinziehen. Bei langen Zwischenräumen zwischen den einzelnen Stößen gleicht der Strahl durch Stärke und Menge gewöhnlich die Seltenheit seiner Erscheinung aus.

c) Statt des Indigkarmins haben amerikanische Autoren (Cabot und Young, Prowntree und Geraghty) Phenolsulfophthalein subkutan eingespritzt, welches bei Zusatz von einigen Tropfen Sodalösung dem Urin eine

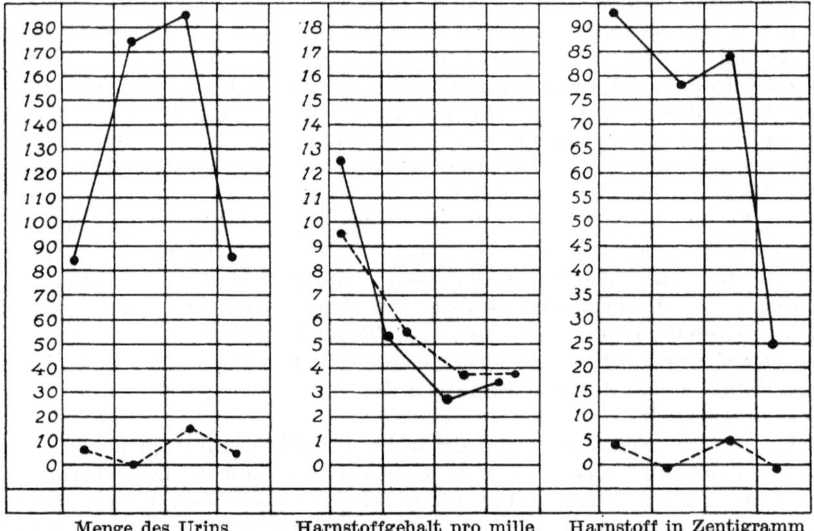

Abb. 182. Albarrans Funktionsprüfung bei einseitiger Nierenerkrankung. ——— kranke Niere, – – – – gesunde Niere. (Aus Kümmell, in Bier, Braun, Kümmell, Operative Chirurgie.)

leuchtend rote Farbe gibt. Chromokystoskopisch ist das Phenolsulfophthalein nicht verwendbar, weil die Farbe erst in alkalischer Lösung hervortritt und selbst, wenn man durch Alkalisierung der Blasenflüssigkeit die Färbung hervorriefe, sich von der leuchtend roten Schleimhaut im Hintergrund nur schwach abheben würde. Die Methode ist nur in Verbindung mit dem doppelseitigen Ureterenkatheterismus durch kolorimetrische Bestimmung des beiderseitigen Harns für die Beurteilung der Nierenfunktion zu verwerten. Im übrigen scheint die Methode auch in Amerika gegenüber der Chromokystoskopie (Indigkarmin) in den Hintergrund zu treten (Thomas).

d) Die Methode der experimentellen Polyurie nach Albarran. Bei allen bis jetzt besprochenen Methoden wurde von den Erfindern der Hauptwert darauf gelegt, die Niere bei der Ausscheidung fester Substanzen zu beobachten und auf dieser Basis ihre Funktion zu beurteilen. Die Methoden wenden sich im wesentlichen an die Leistungsfähigkeit des Nierenepithels, welches dazu berufen ist, organische Substanzen auszuscheiden. Natürlich müssen auch die Glomeruli im großen und ganzen intakt sein und das wässerige Substrat zur Verfügung stellen, in welchem der Prüfstoff nach außen befördert wird. Wenn die Glomeruli nicht die genügende Wassermenge liefern, so würde die Ausscheidung des Prüfstoffes so langsam und so dünn vor sich gehen, daß die abnorme Funktion der Niere doch deutlich zutage tritt. Auch ist eine Erkrankung der Glomeruli in bedeutendem Umfange ohne Erkrankung des Epithels, und umgekehrt eine Erkrankung des Epithels ohne Erkrankung der Glomeruli wegen des engen physiologischen Zusammenhangs nicht denkbar. Schließlich kommt noch hinzu, daß unsere funktionelle Diagnostik bis auf verschwindende Ausnahmen sich gegen chirurgische Erkrankungen richtet, bei denen das Parenchym grob anatomisch ergriffen wird, im Gegensatz zu den inneren Erkrankungen, welche häufig einzelne Teile des Parenchyms, wie z. B. die Glomeruli, mit Vorliebe ergreifen, während zunächst die übrigen Teile noch unversehrt bleiben. Trotzdem halten einige Autoren an der Forderung fest, auch die Fähigkeit der „chirurgischen" Niere bezüglich der Wasserausscheidung durch eine besondere Methode zu prüfen. Die Methode der experimentellen Polyurie (Verdünnungsversuch nach Albarran) besteht darin, daß man den Patienten vor oder während der Untersuchung große Flüssigkeitsmengen zu sich nehmen läßt. Der Harn jeder Niere wird durch den Ureterenkatheterismus getrennt aufgefangen und auf seinen Harnstoffgehalt und Kochsalzgehalt untersucht. Es müssen nicht nur der Prozentgehalt des Harnstoffes und Kochsalzes, sondern auch die absoluten Mengen des während der ganzen Untersuchung ausgeschiedenen Harnstoffs und Kochsalzes ermittelt werden. Hierbei ergeben sich gewöhnlich bedeutende Unterschiede zwischen der kranken und der gesunden Niere. Die kranke Niere sondert ein sich stets gleichbleibendes Sekret ab. Die gesunde Niere verändert unter der Wasserzufuhr erheblich ihr Sekret. Wenn man die gefundenen Werte kurvenmäßig darstellt, kommt die Differenz zwischen gesunder und kranker Niere deutlich graphisch zum Ausdruck. Die Methode Albarrans erfordert leider zur Untersuchung größere Urinmengen und ein Verweilen der Ureterkatheter von 5 bis 6 Stunden im Harnleiter. Sie wird deshalb als wenig angenehme und auch recht umständliche Methode wohl nicht mehr viel angewandt, da es sich gezeigt hat, daß man mit einfacheren Mitteln in der chirurgischen Nierendiagnostik auskommen kann.

23. Kapitel.

Schwäche und Stärke der funktionellen Nierendiagnostik.

Die funktionelle Nierendiagnostik hat zweifellos der Nierenchirurgie eine außerordentliche Anregung gebracht. Sie hat die Chirurgen veranlaßt, vor jeder Nierenoperation über das auf beide Nieren verteilte sekretorische Budget nachzudenken und herauszufinden, inwieweit jedes Einzelorgan an der sekretorischen Arbeit beteiligt ist; um es grob schematisch auszudrücken, ob z. B. die linke Niere sehr viel leistet und mit + + bezeichnet werden kann, weil sie kompensatorisch hypertrophiert ist, ob sie normal funktioniert (+), ob sie gleich 0 ist (Hydronephrose), oder ob sie im Haushalt mit — einzusetzen ist, z. B. als eine Pyonephrose, welche keine sekretorische Arbeit leistet, sondern im Gegenteil durch Abscheidung toxischer Produkte die andere Niere schädigt.

Die funktionelle Diagnostik hat ferner nach Methoden zur Ermittlung des Gesamtwertes der sekretorischen Nierentätigkeit gesucht. Wenn die Nieren als Unbekannte mit X und Y bezeichnet werden, kam es darauf an, X + Y als Ganzes einer Summe namentlich in den Fällen zu berechnen, wo eine schwere Erkrankung beider Nieren zu vermuten und die Erkenntnis wünschenswert war, ob das gesamte Parenchym überhaupt noch irgendwelchen Eingriff vertragen und nicht schon durch die Narkose, die Abkühlung des Körpers, die Luxation der Niere usw. erliegen würde. Das ideale Ziel der funktionellen Nierendiagnostik war, sowohl für den sekretorischen Gesamtwert wie dessen Verteilung auf die einzelnen Organe einen zahlenmäßigen Ausdruck zu finden. Dieses Ziel erstrebte die funktionelle Nierendiagnostik, indem sie den Gefrierpunkt des Blutes feststellte und die durch den Ureterenkatheter getrennt aufgefangenen Urine auf ihren Kochsalzgehalt, ihren Stickstoffgehalt, ihren Zuckergehalt nach künstlichem Phloridzindiabetes und schließlich auf die Menge aller gelösten Moleküle wiederum durch Gefrierpunktbestimmung untersuchte. Aber selbst diese komplizierten Maßnahmen, welche viel Zeit und Geduld erforderten, haben ihr Ziel, rechnerisch den Funktionswert einer Niere, die Grenze für die Operabilität oder die Hoffnungslosigkeit einer chirurgischen Nierenerkrankung herauszufinden, nicht erreicht. Maß und Zahl lassen sich nun einmal für so komplizierte Verhältnisse, wie die renale sekretorische Kraft nicht festsetzen. Das ist meiner Ansicht nach der Hauptgrund, daß an der Mehrzahl der chirurgischen Kliniken, welche Nierenchirurgie treiben, die komplizierten Methoden in der letzten Zeit in den Hintergrund getreten sind. So sind niedrige Werte für die sekretorische Leistung des Nierenparenchyms, ermittelt durch die Gefrierpunktsbestimmung des Blutes, ganz gewiß ein sehr bedenkliches Zeichen und mahnen, operative Eingriffe nur mit äußerster Vorsicht vorzunehmen, die Nierenfunktion, wenn möglich, vorher aufzubessern, z. B. bei Prostatahypertrophie durch suprasymphysäre Drainage, den Eingriff so kurz als möglich zu gestalten, durch Vermeidung von Narkose und Verwendung von Lokalanästhesie abzuschwächen und sich auf konservative Operation, Pyelotomie, Nephrotomie usw., wenn angängig, zu beschränken. Aber selbst ein ganz niedriger sekretorischer Wert ist kein absoluter Gegengrund gegen einen chirurgischen Eingriff überhaupt und, wenn es sein muß, gegen eine Nephrektomie. Man wird sich vielleicht aus früherer Zeit des chirurgischen Bestrebens erinnern, in einem niedrigen Hämoglobingehalt des Blutes eine Kontraindikation gegen einen chirurgischen Eingriff zu erblicken und ihn beispielsweise bei einem Hämoglobingehalt von 20%, wenn es sich um eine größere Operation handelt, abzulehnen. Wenigstens war im Anfang dieses Jahrhunderts, wie ich mich aus meiner Assistentenzeit an der Heidelberger Klinik bei Czerny erinnere, diese Anschauung solange Mode, bis man, durch glücklich ausgeführte Operation bekehrt, herausgefunden hatte, daß man auf diese Weise neben aussichtslosen Fällen auch lebensrettende Eingriffe ablehnte. Ebenso liegt die Sache bei niedrigen sekretorischen Werten infolge Erkrankung beider Nieren. Klinische Erfahrung und die ärztliche Abschätzung der Körperkräfte spielen hier eine größere Rolle, als der Versuch, zahlenmäßig das lebendige Nierenparenchym zu berechnen. Ich möchte hierfür ein Beispiel geben:

Ein Kollege im Alter von 55 Jahren leidet an einer großen intermittierenden Pyonephrose. Diese Diagnose ist schon rein klinisch ohne kystoskopische Untersuchung zu stellen. Der Tumor in der linken Flanke schwillt zuweilen bedeutend an, während der Urin leidlich klar bleibt. Später fällt der Tumor zusammen und der Urin wird stark eiterhaltig. Es besteht außerdem Tabes, Morphinismus und luetische Aortitis. Die kystoskopische Untersuchung ergibt, daß die linke Niere einen mit zahlreichen Eiterfetzen vermischten Urin absondert. Die Funktionsprüfung zeigt, daß beide Nieren so gut wie gar keine Farbe liefern. Auf der rechten Seite erscheint nach 40 Minuten ein schwacher grünlicher Schimmer. Um ganz sicher zu gehen, wird der doppelseitige Ureterenkatheterismus ausgeführt. Er liefert auf der linken Seite einen dick eitrigen Harn, auf der rechten Seite einen Harn, der zahlreiche Eiterkörperchen, Bakterien und reichlich Eiweiß enthält. Von der eingespritzten Farbe ist in dem Harn der linken Niere gar nichts, im Harn der rechten Niere kaum eine Spur enthalten. Die Diagnose lautete dementsprechend: Linksseitige Pyonephrose, schwere rechtsseitige Pyelonephritis mit schwerer Funktionsstörung.

Da aber der Patient unoperiert in kurzer Zeit zugrunde gehen würde, wird beschlossen, die linke Niere trotz der offensichtlich schlechten Funktion der rechten Niere und trotz der schweren organischen Allgemeinerkrankung in Narkose zu exstirpieren. Die Heilung erfolgte ganz glatt, insbesondere ohne jedes Zeichen von Urämie.

Voelcker hat den umgekehrten Fall beobachtet und veröffentlicht:

Eine Frau mit vorgeschrittenem Uteruskarzinom scheidet auf beiden Seiten so gut wie gar keinen Farbstoff aus. Sie geht im Anschluß an eine im Ätherrausch ausgeführte Ätzung des Karzinoms an Anurie zugrunde. Die Sektion ergibt, daß die eine Niere kongenital atrophisch, die andere durch karzinomatöse Umwachsung des Harnleiters hydronephrotisch geworden ist.

Leider haben wir bis jetzt kein Mittel, um durch funktionelle Prüfung zu beurteilen, daß in dem einen Fall (Völcker) ein geringfügiger extrarenaler Eingriff die sekretorische Kraft gänzlich vernichtet und im anderen Fall (Joseph) ein großer schwerer Eingriff, welcher mit Verlust von Nierenparenchym einhergeht, in Narkose trotz schwerer Erkrankung der zweiten Niere und schwerer allgemeiner Erkrankung anstandslos vertragen wird.

Als Voelcker und ich im Jahre 1903 die Chromokystoskopie der funktionellen Diagnostik hinzufügten, war unser Ziel wesentlich bescheidener. Wir dachten nicht an ziffernmäßige Feststellung der sekretorischen Leistung jeder Niere, wir dachten an eine ungefähre Schätzung der einseitigen sekretorischen Leistung durch den Vergleich der Farbstoffausscheidung aus den Ureteren während der Kystoskopie. Die einfache und ein weniger hohes Ziel anstrebende Methode, aufgebaut auf den klassischen Untersuchungen Heidenhains, ist heute, wie man aus der Zahl der Veröffentlichungen ersehen kann, noch immer eine viel geübte und überall verbreitete Methode. Nicht zum wenigsten hat sie ihre Verbreitung der Einfachheit der technischen Ausführung zu verdanken. Selbstverständlich hat die Methode ihre Grenzen. Sie ist für manche Erkrankungen, z. B. bei den infektiösen, einschließlich der Tuberkulose, ein sehr feiner Indikator; für andere Erkrankungen, wie die Tumoren und Lageverschiebungen der Niere unvollkommen.

Und damit komme ich auf die Schwäche und Stärke jeder funktionellen Nierendiagnostik. Eine Niere kann sich im allgemeinen nur dann funktionell als minderwertig erweisen, wenn ein erheblicher Teil des Parenchyms erkrankt ist, oder ein kleiner Herd durch Verbreitung toxischer Produkte das übrige Parenchym in seiner Arbeit schwächt. Wo diese Bedingungen nicht zutreffen, findet die Störung keinen funktionellen Ausdruck, weil unsere Methoden sämtlich nicht fein genug arbeiten und nur gröbere Differenzen wiedergeben. Ich möchte zunächst für die Schwäche der funktionellen Nierendiagnostik zwei Beispiele erwähnen: Erstens die Lageverschiebung der Niere. Man findet z. B. eine tiefstehende Niere. Die Beschwerden, welche der Patient äußert, sind nach der Art der Ausstrahlung und dem Palpationsbefund zweifellos auf die Lageverschiebung zurückzuführen. Der Ureterenkatheterismus liefert einen normalen Harn, die Funktionsprüfung einen normalen gegenüber der anderen Seite unverminderten Wert. Und doch ist diese Niere anatomisch krank und bedarf der Fixation, wenn sie nicht in hydronephrotische Entartung verfallen und gänzlich verloren sein soll. Den Beweis für die bedrohte Lage des Organs liefert die Pyelographie, eine in diesen Fällen unentbehrliche, die ganze anatomische Situation auf einen Blick durch den Nachweis der Beckenerweiterung, der Kelchstauung, des zu langen Harnleiters, der Drehung des Harnleiters (s. S. 154) klärende Untersuchungsmethode; in unserem besonderen Falle der funktionellen Diagnostik durchaus überlegen, weil die Funktion, wenn wir die Niere nicht gerade während einer Drehkolik untersuchen, nicht so nennenswert herabgesetzt ist, daß die geringfügige Verminderung mit unseren heutigen funktionellen Methoden nachweisbar wäre.

Noch verhängnisvoller wäre es, wenn wir uns auf den Ausfall der Funktionsprüfung bei Nierentumoren, insbesondere bei Hypernephromen verlassen würden. Die Hypernephrome, meist vom oberen Nierenpol, seltener von der Konvexität der Niere entspringend, können sich durch Wachstum in die Zwerchfellkuppe zu großen Tumoren entwickeln, welche sich der Palpation zum größten Teil entziehen und auch das Nierenparenchym zunächst nicht beeinflussen, da der kleine, im oberen Pol der Niere liegende Geschwulstzapfen der sekretorischen Leistung keinen nachweisbaren Abbruch tut. Die Niere wird etwas tiefer und gewöhnlich etwas nach außen gedrängt; ihre abnorme Lage ist durch die Palpation nachzuweisen, wenn es sich nicht um besonders dickbäuchige Patienten handelt, im übrigen aber ist das Organ in seiner Arbeitskraft nicht geschädigt. Deshalb weist die tiefstehende, aber fest am Tumor haftende Niere einen normalen Urin und einen normalen, gegenüber der anderen Seite nicht herabgesetzten Funktionswert auf. Erst viel später, meist für die Operation zu spät, wenn die Niere vom Tumor allseitig umklammert ist, oder die Geschwulst in Kelche und Becken einbricht, mischen sich pathologische Bestandteile dem Urin bei und sinkt die funktionelle Leistung herab. In diesem Stadium ist der Tumor oft inoperabel durch Verwachsung mit der Nachbarschaft, Einbruch in die Gefäße und Drüsenmetastasen. Es kommt demnach alles darauf an, wenigstens in der Mehrzahl der Fälle, die Geschwulst im ersten Stadium bei normalem Urin und ungeschwächter Funktion zu erkennen. Auch hier springt wieder die Pyelographie durch Ermittlung der Lageverschiebung in die Lücke, welche die funktionelle Diagnostik hinterläßt. Sie zeigt deutlich die Verschiebung des Organs. In einem Falle wurde der untere Pol so gehoben, daß er mit dem oberen Pol in einer Horizontalebene, und die Nierenachse annähernd parallel der letzten Rippe lag, ohne daß die Funktion der Niere gelitten hatte oder in dem Urin der kranken Seite eine Veränderung aufgetreten war. In diesem Falle lag allerdings kein Hypernephrom, sondern retroperitoneale Drüsenmetastasen vor, welche von einem Hodensarkom ausgingen. Die Hypernephrome erkennt man frühzeitig an dem ungewöhnlichen Harnleiterverlauf, indem der Tumor den oberen adrenalen Teil des Ureters bogenförmig nach abwärts drängt. Die Höhe des Bogens liegt nahe der Wirbelsäule. Die Sehne des Bogens entspricht etwa einer Linie, welche man von der letzten Rippe zur Sakroiliakalverbindung ziehen würde. An dieser röntgenologisch nachweisbaren Verlagerung des Ureters im Verein mit dem Resultat der klinischen Untersuchung sind die Hypernephrome häufig schon im Beginn zu erkennen, wenn noch der größte Teil der Geschwulst in der Zwerchfellkuppe versteckt liegt, der Urin normal und die Funktion nicht verändert ist. Auch hier tritt wiederum, wie bei der Lageverschiebung der Wanderniere, die Ermittlung der anatomischen Lage gegenüber der Ermittlung des funktionellen Wertes durchaus in den Vordergrund.

Es wäre aber ganz falsch, wenn man wegen dieser Schwächen die funktionelle Nierendiagnostik über Bord werfen wollte. Sie bewährt sich in der Masse der alltäglichen weniger komplizierten Fälle ganz außerordentlich und ist überdies, wenn man nicht Wert darauf legt, Maß und Zahl als diagnostische Unterlage zu gewinnen, zumal in der Form der Chromokystoskopie, überaus einfach und nicht zeitraubend. Von großem Wert ist der Nachweis einer positiven guten Farbstoffsekretion auf einer Seite. Damit ist jedenfalls der Beweis geliefert, daß diese Niere imstande sein wird, die sekretorische Arbeit allein zu bestreiten.

Besonders schätze ich die funktionelle Nierendiagnostik bei der Nierentuberkulose. Hier macht sich die bereits erwähnte Tatsache geltend, daß ein kleiner infektiöser Herd durch Verbreitung toxischer Produkte die Gesamtleistung des Organes beeinflussen und die Funktion erheblich herabsetzen kann.

Ein Umstand ist meiner Ansicht nach in der funktionellen chirurgischen Nierendiagnostik bisher so gut wie unberücksichtigt geblieben, dessen Einfluß auf den Ablauf der Funktion noch studiert werden muß. Es ist nicht zweifelhaft, daß die Funktion einer Niere zum Teil von Verhältnissen abhängig ist, die nicht im direkten Zusammenhang mit dem renalen Parenchym stehen. So wird z. B. der Ablauf der chirurgischen Funktionsprüfung bei normalen Nieren durch Fieber wesentlich beschleunigt. Allgemeine Anämie, Schwitzen, Durchfälle, mangelhafte Herztätigkeit, Narkose u. a. wirken auf die Funktion der Niere teils verlangsamend, teils beschleunigend. Wir sind gegenwärtig mit dem Studium der Einflüsse beschäftigt, welche, außerhalb des renalen Parenchyms gelegen, den Ablauf der chirurgischen Funktionsprüfung beeinträchtigen.

Wie eine Sammelforschung auf Grund einer Rundfrage gezeigt hat, sind von allen funktionellen Methoden nur zwei im wesentlichen gegenwärtig praktisch in Gebrauch, die Phloridzinmethode und die Chromokystoskopie (Schwarz).

24. Kapitel.

Gang der funktionellen Untersuchung und Wertung ihrer Ergebnisse.

Der Gang der chirurgischen Nierenuntersuchung verläuft bei uns folgendermaßen:

Nachdem alle einfachen klinischen Untersuchungsmittel erschöpft sind und wir uns ein ungefähres Bild von der Erkrankung gemacht haben, wird der Patient nach 10—12stündiger Durstvorbereitung chromokystoskopiert und im Vergleichswege die Nierenfunktion gemäß der Farbstoffausscheidung bemessen. Schon diese einfache Prüfung gibt in vielen Fällen die nötige Aufklärung. Sie zeigt z. B., ob ein zystischer Tumor als Hydronephrose anzusprechen ist, oder ob er von einem anderen Organ seinen Ursprung nimmt. Im ersten Falle wird die Farbstoffausscheidung fehlen, im zweiten Falle sich normal entwickeln. Ähnlich wird bei einem unbestimmbaren kolikartigen Schmerz durch Chromokystoskopie während des Anfalls die Niere als Ursache der Kolik ermittelt oder ausgeschaltet.

Für eine Reihe von anderen Fällen ist nach den klinischen Symptomen und dem einfachen kystoskopischen Befund sowohl der renale Ursprung wie die Art der Krankheit durchaus klar. Man weiß auf Grund des Palpationsbefundes, durch Beobachtung der einseitigen Pyurie, daß eine Pyonephrose vorliegt, oder erkennt an der Ulzeration der Harnleitermündung, daß diese Pyonephrose tuberkulöser Natur ist. Hier wird für die Operation nichts anderes als der Nachweis einer zweiten ausreichend funktionierenden Niere verlangt, welchen die Chromokystoskopie leicht und sicher erbringen kann.

Wenn die Verhältnisse nicht so einfach liegen, wenn die Farbstoffausscheidung gar keine oder nicht sichere, geringfügige Differenzen aufweist, und andererseits der Verdacht auf ein renales Leiden bestehen bleibt, so führen wir auf der vermutlich kranken Seite den Ureterenkatheterismus aus und suchen durch genaue Untersuchung des so gewonnenen Urins unsere Erkenntnis zu fördern. Doppelseitig katheterisieren wir nur in ganz unklaren Fällen, entweder wenn der schlechte Ablauf der Funktionsprüfung in Gestalt einer beiderseitigen mangelhaften Farbstoffausscheidung auf ein doppelseitiges Leiden hinweist, oder wenn weder Kystoskopie noch Chromokystoskopie einen Anhalt für die Seite der Erkrankung gibt und doch nach den klinischen Symptomen der Verdacht eines renalen Herdes besteht.

Wenn auch der Ureterenkatheterismus nicht genügend aufklärt, so fügen wir besonders bei einzelnen Gruppen von Erkrankungen, als welche wir schon die Lageverschiebung der Niere und die Hypernephrome erwähnt haben, die Pyelographie hinzu, deren anatomische Aufklärung uns diagnostisch vielfach den besten Einblick in das Wesen der Erkrankung gibt.

Ein sehr feines Reagens ist die Funktionsprüfung für alle infektiösen Leiden der Niere, da schon kleine Herde durch toxische Wirkung das Nierenparenchym in seiner Leistung erheblich schädigen. So kann schon eine Pyelitis und Pyelonephritis einen erheblichen Ausfall der Farbstoffproduktion auf der befallenen Seite nach sich ziehen.

Hervorragende Dienste leistet die einfache Kystoskopie bei der Nierentuberkulose. Sie erspart uns häufig durch die Sichtung sehr charakteristischer Veränderungen den umständlichen Tierversuch. Tuberkulöse Erkrankung wird mit Sicherheit bewiesen durch die charakteristischen, oft mit Petechien umgebenen Geschwüre, die fibrinösen Beläge, die samtartige Form der Cystitis, die allerdings nicht häufigen miliaren Tuberkel, durch die Starre des Ureterostiums, das Verschwinden des Ureterhügels und die Umwandlung in sein Gegenteil, ein renalwärts zurückgelagertes Ulkus. Auch der Sitz der Erkrankung wird sehr häufig und zweifellos festgestellt, indem die betreffende Uretermündung und der sie umgebende Teil der Blase heftig ergriffen ist, während die übrige Schleimhaut im wesentlichen freibleibt. Häufig ist der Blasenscheitel erkrankt, weil die geschrumpfte Blase, welche eine größere Ansammlung des eitrigen Urins nicht verträgt, sich krampfhaft taschenartig zusammenlegt, so daß Blasenboden und Blasendecke einander berühren und durch Kontakt die Infektion übermittelt wird. Angesichts dieses Befundes kann die Chromokystoskopie durch den Nachweis des Funktionsausfalls auf einer Seite und der funktionellen Tüchtigkeit auf der anderen Seite den diagnostischen Einblick so ausreichend erweitern, daß jede andere Maßnahme überflüssig wird. Wir haben ganze Serien von Nierentuberkulose operiert, ohne den uns unsympathischen Katheterismus der vermutlich gesunden Seite auszuführen.

Einige Autoren stehen bei der Nierentuberkulose auf dem Standpunkt, daß einzig und allein der mit dem getrennten Urin ausgeführte Tierversuch für die Frage der Operation maßgebend ist. Das trifft nach meiner Ansicht offenbar nicht zu. Schon Israel hat Fälle veröffentlicht, aus denen hervorging, daß der Nachweis von Tuberkelbazillen in der zweiten Niere eine scheinbare Erkrankung des Organs vortäuschte, indem wahrscheinlich die Tuberkelbazillen beim Einführen des Ureterenkatheters aus der geschwürigen Blase in den gesunden Harnleiter und in die gesunde Niere verschleppt wurden. Man könnte auch daran denken, namentlich auf Grund der positiven Versuchsresultate, welche Lüdke und Kielleuthner durch Verimpfung von Phthisikerurin auf Meerschweinchen erhalten haben, daß die Tuberkelbazillen von der erkrankten Niere in den Kreislauf geworfen, durch die gesunde Niere nach Art einer Bakteriurie ausgeschieden werden, ohne daß die zweite Niere dabei erkrankte. Daß die zweite Niere tatsächlich, trotz des positiven Impfens, nicht erkrankt war, ging in Israels und meinen Fällen daraus hervor, daß nach Exstirpation der schwerkranken anderen Seite die Tuberkelbazillen dauernd aus dem Urin allmählich verschwanden. Man hätte demnach eine lebensrettende Operation in der falschen Annahme einer doppelseitigen Erkrankung auf Grund des Tierversuches beinahe verweigert.

Hier leistet die funktionelle Nierendiagnostik mehr als die anatomische bzw. bakteriologische Untersuchung. Wenn die eine Niere chromokystoskopisch normal funktioniert, so nehmen wir die kranke Seite heraus, gleichgültig, ob das Schwesterorgan Tuberkelbazillen liefert oder nicht. Gleichzeitig vermeiden wir den Ureterenkatheterismus der zurückzulassenden Seite als überflüssig und irreführend und vermeiden damit eine für jeden hygienisch denkenden Arzt peinliche Manipulation, da niemand es als gleichgültig erklären kann, wenn man künstlich Tuberkelbazillen aus der Blase in die gesunde Niere importiert. Eine kleine Schleimhautverletzung dürfte genügen, um eine langsame und schleichend auf dem Lymphwege sich entwickelnde, nach jahrelanger Frist erkennbare Infektion der Niere eintreten zu lassen, für deren Entstehung der Zusammenhang mit dem Ureterenkatheterismus sich bereits verwischt hat. Die früher übliche Anschauung, daß eine Infektion der Tuberkelbazillen durch den Ureterenkatheter deshalb nicht zustande kommt, weil der abwärts rinnende Urin die Bazillen ausschwemmt, kann gegenüber der Erkenntnis, welche uns die Arbeiten Bauereisens, Stöckels und Wildbolzs gebracht haben, nämlich daß die tuberkulöse Infektion der zweiten Niere durch einen Schleimhautdefekt eindringend, auf dem Lymphwege aufsteigt, nicht mehr bestehen. Wir begrüßen es deshalb, daß wir gerade bei der Nierentuberkulose in der einfachen Funktionsprüfung ein so feines Reagens für die Gesundheit oder Krankheit der zweiten Niere haben.

Auch gegenüber der doppelseitigen Nierentuberkulose verhilft uns die einfache Funktionsprüfung zur nötigen Aufklärung und zum richtigen Entschluß, ob ein konservatives oder operatives Vorgehen am Platze ist. Das letztere kommt hier nur in Frage, wenn die eine Seite pyonephrotisch erkrankt ist und die andere Seite sich erst im Beginn des Leidens befindet, wenn wir also auf der einen Seite sich große dicke Eitermassen ohne farbige Beimischung entleeren sehen, während die andere Seite zwar nicht so reichlich und prompt wie eine normale Niere arbeitet, aber doch genügend Farbstoff liefert, um, vom toxischen Einfluß der anderen Seite durch Nephrektomie befreit, die gesamte sekretorische Arbeit zu übernehmen. Ich habe bei dieser Indikationsstellung sieche Patienten aufblühen und noch jahrelang in relativem Wohlbefinden ihrem Beruf nachgehen sehen, bis die Erkrankung der zweiten Niere allmählich fortschreitend zum Tode führte. Die Exstirpation der Niere kommt nicht in Frage, wenn beide Organe, was übrigens selten ist, gleichmäßig erkrankt sind und keine abnorm starke Pyurie besteht, welche stets ein Zeichen ausgedehnter kavernöser Einschmelzung ist. In diesen Fällen ohne erhebliche Pyurie habe ich von der Sonnentherapie außerordentlich günstigen Einfluß auch auf die Blasenbeschwerden gesehen.

Aus dieser Erörterung geht hervor, daß nur ein ganz genauer Einblick in das Wesen, die Schwere und Ausbreitung der Erkrankung bei der Nierentuberkulose den Arzt auf den richtigen Weg zur Therapie weisen kann. Und doch ist der Einblick nicht schwer zu gewinnen, oft schon durch die klinische Untersuchung, die Kystoskopie und Chromokystoskopie, welche die Funktionstüchtigkeit auf der einen Seite, Funktionsschwäche oder Ausfall auf der anderen Seite nachweist. Die Pyurie ist entweder durch einfache kystoskopische Beobachtung des eitrigen Harnstrahls oder durch den Ureterenkatheterismus auf der mangelhaft funktionierenden Seite nachweisbar, gegen den absolut nichts einzuwenden ist, und der im Zweifelsfalle durch den bakteriologischen Nachweis mittels des Tierversuchs den notwendigen sicheren Rückhalt für einen chirurgischen Eingriff gibt. Der doppelseitige Ureterenkatheterismus kommt nur in den seltenen Fällen, wo die Erkrankung im allerersten Beginn steht, in Frage, wenn die Funktion noch nicht wesentlich gestört, das Ureterostium und die Blase noch nicht ergriffen ist. Unter diesen Umständen ist der Ureterenkatheterismus auch als harmlos anzusehen, da in Ermangelung von Blasengeschwüren kaum eine Gelegenheit bestehen dürfte, die Bazillen in das gesunde Nierenbecken zu verschleppen. Wieweit man selbst in sehr schwierigen Fällen durch eine genaue Beobachtung der funktionellen Leistung kommen kann, dürfte durch nachfolgendes Protokoll bewiesen werden.

W., Student, 23 Jahre.

Kystoskopie: Die Blase faßt nur ca. 80 ccm und ist schwer klar zu spülen; es gelingt aber schließlich die Besichtigung gut und man sieht, daß ihr Inneres vollkommen bedeckt ist mit Geschwüren und Eiterflocken, so daß kaum eine Stelle außer nahe dem Blasenscheitel mit annähernd normaler Schleimhaut zu finden ist. Von den Ureteren ist der rechte auffallend groß und nach der Niere zu zurückgezogen, stark erweitert und kraterförmig, an der Medialseite etwas ausgefranst. Der linke liegt auf einer guten Vorwölbung, steht etwas offen; im übrigen scheint die Schleimhaut in seiner Umgebung weniger verändert zu sein als auf der rechten Seite. Man sieht deutlich, wie sich aus dem rechten Ureter rieselnd fast ununterbrochen trübe Massen entleeren. Der linke Harnleiter fängt bereits 7 Minuten nach der Injektion Farbstoff zu sezernieren an. Der Strahl ist entsprechend dem Durste kurz und spärlich, aber prompt. Kein Nachsickern. Die linke Uretermündung bleibt etwas offen stehen und schließt sich nicht vollkommen. Der Strahl wird in der nächsten Zeit etwas dunkler, jedoch erreicht er nicht ganz die normale Bläue. Dafür ist er aber sehr lange Zeit, noch über eine halbe Stunde nach der Einspritzung zu beobachten. Dementsprechend ist die abgelassene Blasenflüssigkeit der ersten halben Stunde nur schwach blau, der Urin nach einer Stunde und nach $1^1/_2$ Stunde gut blau gefärbt. Dieser Befund wird in zweimaliger Sitzung erhoben; dabei wird noch weiterhin festgestellt, daß die rechte Niere außer Eiter keinen Farbstoff produziert, obwohl es bei oberflächlicher Betrachtung den Anschein haben könnte, als ob auch diese Niere noch Farbe liefert. Das Phänomen wird dadurch vorgetäuscht, daß der linke Harnleiter sehr bald einen blauen See am Blasengrund bildet, welcher infolge der schwachen Fassungskraft der Blase bis an den rechten Harnleiter heranreicht und von dem ausgestoßenen Eiter des rechten Harnleiters erschüttert wird. Bei nicht ganz genauer Beobachtung könnte man an eine sickernde blaue Sekretion der rechten Niere glauben.

Bei diesem Patienten hatte man in einer auswärtigen Universitätsklinik mittels des doppelseitigen Ureterenkatheterismus auf beiden Seiten Tuberkelbazillen nachgewiesen und einen operativen Eingriff wegen der Doppelseitigkeit des Leidens abgewiesen. Ich nahm ebenfalls doppelseitige Nierentuberkulose an, hielt jedoch die Exstirpation der käsig-pyonephrotischen Seite zur Entlastung der anderen Niere, welche erst im Beginn einer tuberkulösen Erkrankung stand und abgeschwächt, aber immer noch leidlich funktionierte, für wünschenswert. Der Patient hat den Eingriff fast 7 Jahre überlebt und sich mehrere Jahre so wohl gefühlt, daß er sein Examen beendigte und seinem Beruf als Gymnasiallehrer nachging.

Vor einiger Zeit habe ich wiederum bei einer bakteriologisch durch Ureterenkatheterismus nachgewiesenen doppelseitigen Nierentuberkulose die schwer pyonephrotische Seite entfernt. Auch hier haben sich die Körperkräfte wie die Blasenkapazität bedeutend gehoben.

Ich rate aber nur dann bei doppelseitiger Nierentuberkulose zu der Exstirpation, wenn die eine Seite ausgesprochen pyonephrotisch und die andere Seite auf Grund einer leidlichen Farbstoffproduktion als beginnend tuberkulös anzusehen ist. Alle anderen Fälle sollten der ausgezeichnet wirkenden Heliotherapie zugeführt werden.

Daß der doppelseitige Ureterenkatheterismus bei Nierentuberkulose irreführen kann, geht aus folgender Beobachtung hervor:

Der 27jährige G. kam 1912 in eine Lungenheilstätte wegen Lungenspitzenkatarrhs. 1913 wurde er nochmals dort aufgenommen und als gebessert entlassen. 1916 war er 20 Wochen hindurch krank an Lungenspitzenkatarrh mit blutigem Auswurf. Weihnachten 1916 wurde Nieren- und Hodentuberkulose festgestellt und G. wiederum in eine Heilstätte geschickt. Seit etwa 4 Wochen leidet der Patient an stärkeren Nachtschweißen, häufigem Harndrang und Schmerzen in beiden Nierengegenden, besonders aber links.

Befund: 22. 5. 1917: Großer, blasser Mann, schlechter Ernährungszustand, rechtsseitige Hodentuberkulose, rechte Lunge stark geschrumpft, über der rechten Spitze vollkommene Dämpfung, scharfes In- und Exspirium, keine Rasselgeräusche, untere hintere Grenze schlecht verschieblich. Der trübe Urin enthält reichlich Eiter und Eiweiß, Tuberkelbazillen werden im Gesamturin nicht gefunden. Kystoskopie: Blasenkapazität normal, rechter Ureter normal, linker entzündet und kraterförmig, in der Umgebung bullöses Ödem. Funktionsprüfung: rechts nach 8 Minuten gut blau, links keine Funktion (Chromokystoskopie). Doppelseitiger Ureterenkatheterismus: rechter Urin enthält Eiweiß in Spuren, viel Leukozyten, Epithelien und einige granulierte Zylinder sowie rote Blutkörperchen, linker Urin enthält reichlich Eiweiß, Leukozyten und Erythrozyten. Mit dem Urin der rechten und linken Niere wird ein Tierversuch angestellt. Derselbe fällt auf beiden Seiten positiv aus. Trotzdem wird am 5. 3. 1918 in Narkose die linke Niere exstirpiert. Eine Nachuntersuchung im Jahre 1920 ergibt, daß G. sich wohl befindet, keinerlei Blasenbeschwerden und an Gewicht zugenommen hat. Die Kystoskopie zeigt eine normale Blase, in der keine Spur von Tuberkulose mehr nachweisbar ist. Mit dem Ureterenkatheter wird aus der rechten Niere Harn entnommen. Der Harn ist klar, frei von Eiweiß und Formelementen und von Tuberkelbazillen, wie die erfolglose Impfung auf Meerschweinchen beweist.

Während die Funktionsprüfung für alle infektiösen Erkrankungen der Niere ein sehr feines Reagens ist, bleibt ihre Leistung bei der Lageverschiebung und angeborenen Dystopie der Niere weit hinter der anatomischen Veränderung zurück und kommt als funktionelle Schwäche oder als Funktionsausfall erst dann zum Ausdruck, wenn die Niere entartet oder hydronephrotisch zugrunde gegangen ist. Hier leistet die topographisch-anatomische Methode der Pyelographie im Beginn der Erkrankung ungleich mehr.

Steine beeinflussen die Funktion der Niere, selbst wenn sie aseptisch bleibt. Namentlich die kleinen Nierenbeckensteine schwächen die Funktion der Niere durch den Fremdkörperreiz, welcher durch die Bewegung im Nierenbecken hervorgerufen wird. Größere Steine, Korallensteine mit Ausguß der Nierenkelche können die Funktion gänzlich aufheben. Von den Tumoren beeinflussen die Hypernephrome, wie bereits erwähnt, erst spät die Funktion der Niere. Dagegen setzen diejenigen Geschwülste, welche im Nierenfleisch oder Nierenbecken sich ansiedeln, frühzeitig Blutungen veranlassen, in Kelche und Nierenbecken einbrechen, den Funktionswert des Organs erheblich herab.

Pyo- und Hydronephrose bedingen einen vollständigen Funktionsausfall.

25. Kapitel.

Technik der Pyelographie.

Die Pyelographie (Völcker und Lichtenberg), die röntgenographische Darstellung des Nierenbeckens nach Anfüllung mit schattengebender Substanz, konnte sich in Deutschland lange Zeit nicht einbürgern. Erst nachdem ausländische Autoren (Braasch und seine Schüler u. a.) über eine größere Anzahl von Pyelographien berichtet und die bedeutenden diagnostischen Aufschlüsse, welche man mit dieser Methode erreichen kann, betont hatten, ist das Verfahren in Deutschland bekannter geworden. Seiner Verbreitung stand anfangs die nicht ganz unberechtigte Furcht vor Unfällen, vor Schädigung der Niere oder Schädigung des ganzen Organismus im Wege. Tatsächlich haben sich bei der Pyelographie eine ganze Reihe schwerer und schwerster, sogar tödlicher Unfälle ereignet, welche genügend Veranlassung wären, diese Untersuchungsmethode aus der chirurgischen Diagnostik zu verbannen, wenn sie nicht sämtlich zu vermeiden und bei richtiger Technik die Pyelographie, namentlich bei Verwendung der Halogenkontrastmittel, eine absolut harmlose Methode wäre. Wenn man die Statistiken über Pyelographie im Hinblick auf die Unfälle näher einsieht, so ist es sehr auffällig, daß diejenigen Autoren, welche auf dem Gebiete größere Erfahrungen haben, von ernsteren Unfällen verschont blieben. So hat Braasch aus der Mayoschen Klinik über mehrere tausend Pyelographien berichtet, ohne daß ein ernsterer Unfall eintrat. Die Kümmellsche Klinik hat ebenfalls gute Erfahrungen bei ausgiebiger Verwendung der Pyelographie gemacht. Die Zuckerkandlsche Klinik ist durchweg eine Anhängerin der Pyelographie und führt Unfälle, welche sich bei der Methode einstellen, auf mangelhafte Technik zurück. Französische Autoren (Legueu, Marion) haben gleichfalls von der Pyelographie reichlichen Gebrauch gemacht, ohne daß es zu nennenswerten Zwischenfällen kam. Ich selbst habe ca. 300 Pyelographien bei allen möglichen chirurgischen Erkrankungen und auch bei normalen Nieren anfertigen lassen oder selber angefertigt, ohne nennenswerte Unannehmlichkeiten für die Patienten. In 95% der Fälle traten überhaupt keine erheblichen Beschwerden auf, in 3% ein unangenehmes spannendes Gefühl in der Nierengegend, welches sich nach einigen Stunden ohne therapeutische Beeinflussung legte. In 2% der Fälle traten stärkere Koliken auf, wie man sie aber auch gelegentlich nach Ausführung des Ureterenkatheterismus oder der Nierenbeckenspülung beobachtet. Zum allergrößten Teil wurden die Untersuchungen ambulant durchgeführt, da in der Klinik gewöhnlich kein Platz vorhanden ist, um Fälle zu rein diagnostischen Zwecken aufzunehmen und erst dann ein Bett zur Verfügung steht, wenn die Entscheidung bereits feststeht, daß ein operativer Eingriff notwendig ist. Die Patienten kamen und gingen in den meisten Fällen ohne jede Beschwerde. Mehrfach hatten sie nach der Untersuchung noch längere Eisenbahnfahrten zurückzulegen.

Es besteht also ein Gegensatz zwischen denjenigen Autoren, welche wenige Pyelographien ausgeführt und relativ viele Unfälle erlebt haben, und denjenigen Autoren, welche viele Tausende von Pyelographien ausgeführt und keine nennenswerten Unfälle aufzuweisen haben. Es ist klar, daß diese Differenzen nur durch eine verschiedenartige Technik erklärt werden können.

So müssen zunächst die sogenannten Unfälle, in denen das Nierenbecken derart stark gefüllt wurde, daß es schließlich platzte, durchaus einer brüsken Technik zur Last gelegt werden. Nehmen wir an, daß derselbe Autor eine Nierenbeckenspülung mit physiologischer Kochsalzlösung ausgeführt und das Becken so stark gefüllt hätte, bis eine Ruptur eintrat, so würde zum mindesten die Kochsalzlösung aus dem geplatzten Nierenbecken, in den retroperitonealen Raum austretend, eine schwere Phlegmone erzeugt haben, da die Nierenbecken, welche wir der pyelographischen Untersuchung unterziehen, sämtlich mehr oder weniger als infiziert gelten können. Die Unfälle, bei denen die Sektion eine Ruptur des Nierenbeckens nachwies, müssen als Unfälle ausscheiden. Niemals ist eine derartige Überfüllung des Nierenbeckens möglich, wenn der Untersucher auf die Schmerzempfindung des Patienten Rücksicht nimmt und nicht mit ungestümer Gewalt die Flüssigkeitsmenge in das Nierenbecken einpreßt, wodurch es schließlich überdehnt wird und platzt.

Aber abgesehen von diesen „instrumentellen“ Unfällen sind bei Verwendung von Kollargollösung auch Todesfälle an akuter Silbervergiftung ohne Ruptur des Nierenbeckens erfolgt. Die Haut verfärbte sich intensiv grau, es traten überall Blutungen ein und schließlich der Tod als Folge akuter Argyrie. Obgleich ich persönlich der Ansicht bin, daß auch diese Unfälle bei richtiger Technik vermeidbar sind, wie Serien von mehreren hundert reizlos verlaufener und vielfach ambulant mit Kollargol ausgeführter Pyelographien beweisen, so gebe ich gern zu, daß das Bestreben von Prätorius u. a., eine harmlosere Substanz als das Kollargol zu finden und dem Anfänger an die Hand zu geben, berechtigt ist. Eine völlig harmlose Substanz ist allerdings nach Lage der Sache undenkbar. Denn auch die physiologische Kochsalzlösung würde bei Ruptur des Nierenbeckens eine Gefahr bedeuten, da sie Keime aus dem Nierenbecken in den retroperitonealen Raum mit sich schleppt. Jedenfalls war es aber berechtigt, einer ungestümen Technik wenigstens die Gefahr der Silbervergiftung zu nehmen.

Die Amerikaner Braasch und Weld, die eifrigsten Anhänger der Pyelographie, wiesen zuerst auf die schattengebende Wirkung der Halogene, insbesondere des Broms hin und empfahlen zur Füllung des Nierenbeckens eine 25%ige Lösung von Brom-Natrium. Das Brom-Natrium gibt in der Tat einen guten, wenn auch nicht ganz so intensiven Schatten, wie das 10%ige Kollargol; dafür ist es billiger und harmloser. Rubritius empfahl später, unabhängig von den amerikanischen Autoren, Jodkalilösung, welche nach meinen Erfahrungen dem Brom-Natrium an Schattenwirkung ungefähr gleichkommt. Auf der Suche nach schattengebenden Substanzen fand ich als beste das Jodlithium. Es gibt in 25%iger Lösung einen geradezu metallartigen Schatten, viel intensiver als alle übrigen bisher angewandten Substanzen. Dabei ist es, körperwarm injiziert, sowohl für das Nierenbecken wie für die Blase reizlos. In letzterer läßt man 100 ccm Wasser zurück, damit das rückströmende Füllmittel sich in der Blasenflüssigkeit verdünnen kann. Die Substanz wird als wasserklare, leicht bräunliche oder weiße, sterile Lösung in Ampullen von ca. 12 ccm Inhalt in 25%,ger Lösung von Kahlbaum geliefert. Zur Vermeidung von Zersetzung und Abspaltung freier Jodsäure muß die Lösung unter Wasserstoff hergestellt und abgefüllt werden.

Wichtiger als die Art des Füllmittels ist die technische Ausführung der Pyelographie. Der Patient wird angewiesen, am Nachmittage vor der Untersuchung den Darm durch Rizinusöl zu entleeren. Absolut notwendig ist diese purgierende Vorbereitung nicht. Ich habe mehrfach Pyelographien ohne sie ausgeführt, da das angefüllte Nierenbecken einen so intensiven Schatten gibt, daß die Deutung des Bildes durch Darminhalt usw. kaum gestört wird. Nur wo eine chronische Obstipation vorliegt, wie sie sich gerade bei den Zuständen der Enteroptose und Nephroptose gern einstellt, wo alte harte Kotmassen das Bild verdunkeln, ist eine energische Vorbereitung des Darmes geraten. In eiligen Fällen geht es aber bei guter Röntgen- und urologischer Technik auch ohne diese.

Bei der Ausführung des Ureterenkatheterismus verwende ich Wismuthkatheter mit farbiger Ringeinteilung. Von größter Bedeutung ist die Stärke des Katheters. Ein dicker Katheter füllt leicht den Ureter vollkommen aus und gewährt der Füllmasse bei Überfüllung des Nierenbeckens keine Gelegenheit zum Rückzug in die Blase, während ein dünner Katheter immer noch Raum übrig läßt, zwischen seiner Außenwand und der Innenwand des Harnleiters, um überschüssige Füllmasse in die Blase zurücktreten zu lassen. Normale Nieren fassen gewöhnlich 2 bis 6 ccm. Ich habe in das normale Nierenbecken 10 und 20 ccm eingespritzt, ohne Beschwerden zu verursachen, weil die Füllmasse sich neben dem dünnen Ureterkatheter in die Blase zurückbegeben kann. Ich verwende deshalb bei der Pyelographie niemals einen stärkeren Katheter als Nr. 5. Ich habe auch Fälle gesehen, wo selbst Nr. 5 noch zu stark war.

Es handelte sich hier um Kinder oder um kleine grazile Personen. Während der Einführung des Ureterkatheters hatte man genau dasselbe gummiartige Widerstandsgefühl, wie wenn man bei einer Harnröhrenstriktur eine stärkere Nummer probiert und sie nur mit Mühe vorwärts bewegen kann. Gewöhnlich ist dann schon der Ureterkatheterismus für den Patienten schmerzhaft, ja in einzelnen Fällen verursacht unter diesen Bedingungen schon der bloße Ureterenkatheterismus einen traumatischen Reiz auf den engen Harnleiter. Wenn der Ureterkatheter sich leicht vorschieben läßt, wenn man deutlich erkennt, daß neben dem Katheter noch Raum genug vorhanden ist und die Möglichkeit gegeben wäre, einen dickeren Katheter einzuführen, so hat man unbedingt den für Pyelographie richtigen Katheter erwählt. Der Katheter muß sich spielend und mühelos vorschieben lassen. Man darf nicht das Gefühl bei der Manipulation haben, daß der Ureterkatheter von der Wand des Harnleiters allseitig umdrängt nur mühsam in die Höhe gleitet. Der Katheterismus muß schmerzlos vor sich gehen und einen im wesentlichen blutfreien Urin liefern. Wenn die traumatische Wirkung des Ureterenkatheterismus dem Patienten bereits Schmerzen bringt oder blutigen Urin liefert, so nehme man von der Pyelographie Abstand, da durch die Füllung des Nierenbeckens die traumatische Wirkung noch gesteigert wird.

Hat man ca. 25 Ringe weit bei einem Patienten von mittlerer Größe den Katheter eingeschoben, so kann man annehmen, daß das Nierenbecken erreicht ist, ein Ereignis, welches sich gewöhnlich kurze Zeit später durch ein lebhaftes Abtropfen von Urin anzeigt. Bisweilen ist es auffällig, daß der Katheter ohne jedes Hindernis viel weiter als 25 Ringe hineingleitet. Es lassen sich manchmal 30, 40 und mehr Ringe hineinschieben. In diesen Fällen liegt meist entweder ein sehr weiter Harnleiter oder ein erweitertes Nierenbecken vor, und es empfiehlt sich, zunächst eine Röntgenaufnahme ohne Einspritzung von Füllmasse anzufertigen, da durch die schattengebenden Windungen des Wismutkatheters die Erweiterung des Organs und die pathologische Lage genügend gekennzeichnet wird. Wenn in anderen Fällen der Ureterkatheter schon nach 8 bis 10 Ringen stockt und durch keines der S. 122 angegebenen Mittel vorwärts zu bringen ist, so braucht man, vorausgesetzt, daß die zweite später zu erwähnende Hauptbedingung zutrifft, nämlich das Abtropfen eines unblutigen Urins, auf die Pyelographie nicht zu verzichten. Ich habe in solchen Fällen sehr gute Aufklärung durch gute pyelographische Bilder erhalten, obwohl es mir z. B. bei angeborener und erworbener Ureterstenose nicht gelang, den Katheter bis in das Nierenbecken einzuführen. Ebenso war es möglich, bei Harnleitersteinen, welche den Katheter nicht passieren ließen, die hydronephrotische Erweiterung des Nierenbeckens durch Pyelographie nachzuweisen.

Nachdem ein passender Katheter, an Kaliber bedeutend enger als das Ureterlumen, schmerzlos eingeführt einen blutfreien Harn in der üblichen Tropfenfolge entleert, wird das Kystoskop vorsichtig herausgezogen, während der Katheter möglichst in seiner Lage bleibt. Es schadet aber durchaus nicht, wenn der ca. 20 cm hoch eingeführte Katheter bei dieser Gelegenheit ein Stück weit nach der Blase zu zurückgleitet. Ich habe selbst bei einer Einführung von 10 cm Höhe noch gute Bilder erhalten.

Die Auswechslung des Kystoskops wird technisch in der Weise vollzogen, daß man, nachdem der Albarransche Hebel in Ruhestellung gebracht ist, zunächst durch Herausziehen der Optik die Blase bis auf 100 ccm entleert.

Dann wird die Optik wieder eingeführt und die Dichtung vom Katheterkanal abgeschraubt, ersteres, damit der Katheter beim Herausziehen sich nicht in den optischen Kanal verirrt, letzteres, damit er während der Auswechslung sich freier bewegen kann. Nunmehr wird das Kystoskop in der Weise herausgezogen, daß man das Instrument um dieselbe Strecke zurückzieht, um die gleichzeitig der Ureterkatheter blasenwärts vorgeschoben wird, so lange, bis die Gegend des Albarranschen Hebels im Orifizium oder in der Vulva erscheint. Jetzt wird der Katheter von einem Assistenten mit einer Pinzette oder mit den Fingern erfaßt und festgehalten, während das Kystoskop vollständig entfernt wird. Daß der Katheter ungefähr in seiner ursprünglichen Lage geblieben ist, erkennt man an dem regelmäßigen Abtropfen des Urins aus dem Nierenbecken. Beim Manne wird das Auswechseln des Katheters durch Zusammendrängen der beweglichen Harnröhre erleichtert, da sich auf diese Weise der Weg verkürzt, den das Kystoskop zurückzulegen hat. Der Katheter wird mit einem Heftpflasterstreifen an dem Oberschenkel der betreffenden Seite befestigt. Der Patient steht vorsichtig vom Untersuchungstisch auf und geht — ich habe niemals von dieser Bewegung irgend eine Schädigung gesehen — in das Röntgenzimmer. Hier wird alles zur Aufnahme fertiggestellt, der Patient flach gelagert, durch einen Bauchgurt die Atmung ausgeschaltet und die Lampe gut postiert. Dem Patienten wird eingeprägt, daß er im Moment der Aufnahme den Atem anhalten muß. Bei weniger intelligenten Menschen müssen dazu Vorübungen angestellt werden. Meist werden Übersichtsaufnahmen angefertigt. Muß man bei fettleibigen oder muskelstarken Menschen die Kompressionsblende anwenden, so stelle man sie vor Füllung der Niere ein, damit die gefüllte Niere nicht später durch die Blende gedrückt wird. Zunächst lasse ich stets eine einfache Aufnahme ohne Füllung des Nierenbeckens zu Vergleichszwecken machen. Hierauf wird bei gleicher Lage des Patienten eine zweite Platte untergeschoben, und die Aufnahme nach Füllung des Nierenbeckens noch einmal wiederholt. Der Patient wird vorher ausdrücklich angewiesen, sofort zu melden, sobald das geringste unangenehme Gefühl der Spannung oder des Unbehagens unter dem betreffenden Rippenbogen entsteht. Man darf sich aber andererseits von allzu ängstlichen Patienten nicht irreführen lassen, welche schon eine Sensation in der Blasengegend als Schmerz oder Störung melden, und muß die Patienten genau fragen, wo die unangenehme Sensation sich bemerkbar macht, und ob durch Hinzufügen kleinster Mengen — $^1/_2$ ccm — das unangenehme Gefühl bestehen bleibt oder sich verstärkt; andernfalls können sehr ängstliche Patienten uns zu einer völlig ungenügenden Füllung des Nierenbeckens verleiten. Gibt der Patient aber zuverlässig an, daß im Rücken ein Spannungsgefühl entsteht, so ist unbedingt die Füllung sofort abzubrechen. Gewöhnlich aber kommt es überhaupt nicht zur Äußerung eines Schmerzes oder unangenehmen Gefühles von seiten des Patienten, weil wegen der Gelegenheit zum Rückfluß und der geringen eingespritzten Füllmenge gar keine Spannung im Nierenbecken eintritt. Die Aichung des Nierenbeckens, welche von einigen Autoren vor Ausübung der Pyelographie geübt wird, ist deshalb bei Anwendung dünner Katheter unnötig. Richtige Resultate kann die Aichung nur dann erzielen, wenn ein dicker, den Ureter vollständig ausfüllender Katheter verwandt und das Nierenbecken bis zum Auftreten von Schmerz- oder Spannungsgefühl gefüllt wird. Dadurch wird ein unnötiger komplizierender Reiz geschaffen, selbst wenn die Probeauffüllung mit physiologischer Kochsalzlösung geschieht.

Nach diesen Vorbedingungen wird die Füllmasse, von der ich nochmals betone, daß sie gut körperwarm sein muß, unmittelbar vor der Aufnahme langsam mit einer Rekordspritze injiziert. Da in den allermeisten Fällen die Injektion vollkommen schmerzlos ist, muß man die Menge der Füllmasse ungefähr nach dem klinischen Bild berechnen, welches man sich von der Erkrankung gemacht hat, ob man eine Wanderniere, ein erweitertes Nierenbecken, eine Hydronephrose oder einen Tumor usw. vermutet. In normale oder annähernd normale Nieren mit normalem Nierenbecken und Kelchen braucht man höchstens 5 ccm einzuspritzen. Ich habe aber auch in völlig normale Nieren mit Absicht weit mehr, als ihre Kapazität betrug, bis zu 20 ccm eingespritzt, im Vertrauen darauf, daß der Ureterkatheter den Rückfluß nach der Blase gestattet. Man findet die überschüssige, zurückgeflossene Füllmasse später deutlich auf dem Röntgenbild als Schatten in der Blase wieder. Wenn man dicke Katheter verwendet und unter hohem Druck rasch und ohne Rücksichtnahme auf das Schmerzgefühl des Patienten die Füllmasse einpreßt, so müssen Unfälle die natürliche Folge sein.

Durchschnittlich werden 4—6 ccm, seltener 12—14 ccm, ganz ausnahmsweise 20 ccm und darüber eingespritzt. Sobald die Einspritzung erfolgt ist, wird die Aufnahme angefertigt. Unmittelbar nach derselben versuche ich mit der Spritze, welche ihre Verbindung mit dem Ureterkatheter behalten hat, einen Teil der Füllmasse aus dem Nierenbecken zurückzusaugen. Es gelingt nicht selten, die Hälfte oder ein Drittel der eingespritzten Menge auf demselben Wege wieder zu entfernen, auf welchem sie in das Nierenbecken gelangt ist. Eine Ausspülung des Nierenbeckens mit Kochsalzlösung, welche von anderer Seite im Anschluß an die Pyelographie geraten wurde, habe ich bisher niemals geübt. Sie käme wohl nur für die Fälle in Frage, in denen große Mengen Füllmasse in ein hydronephrotisches Becken mit ungünstigem Ausflußweg eingelassen wurde. Und auch hier ist es fraglich, ob nicht die Auswaschung nachträglich den traumatischen Reiz potenziert. Dagegen lege ich Wert darauf, den Ureterkatheter sofort herauszuziehen und den Patienten aufstehen zu lassen.

Ich fasse noch einmal als das Wichtigste der Technik folgende Punkte zusammen:

1. Die Verwendung dünner, den Ureter nicht ausfüllender Katheter.

2. Die Pyelographie wird nur dann ausgeführt, wenn der Ureterenkatheterismus spielend gelingt, der Katheter sich mühelos vorschieben läßt. Man soll ferner bei der Manipulation nicht das Gefühl haben, daß er von der Wand des Harnleiters allseitig festgehalten ist. Der Katheterismus darf keinen Schmerz verursachen.

3. Die Einspritzung kleiner, den vorliegenden Verhältnissen angepaßter Mengen angewärmter Füllmasse unter Berücksichtigung eines etwa auftretenden Schmerzgefühls.

Ich glaube, daß derjenige, welcher sich an diese Vorschriften hält, viel Freude und wenig oder gar keine Unannehmlichkeiten bei der Pyelographie erleben wird. Die über die Pyelographie angestellten Tierversuche halte ich für unmaßgeblich, da sie nicht unter Berücksichtigung der verlangten Bedingungen vorgenommen wurden. Die Anwendung von Narkotika, wie Morphium, vor der Pyelographie halte ich für ebenso gefährlich, wie wenn man sie zur Betäubung des appendizitischen Schmerzes verabfolgt.

Ich möchte noch hinzufügen, daß ich im Vertrauen auf die richtige Technik nicht davor zurückgeschreckt bin, selbst einnierige, sehr empfindliche Privatpatienten zu pyelographieren, sobald ich mir einen diagnostischen Vorteil und einen Aufschluß für die einzuschlagende Behandlung davon versprach.

26. Kapitel.

Die Bedeutung der Pyelographie für die einzelnen Gruppen chirurgischer Nierenerkrankungen.

Die Beurteilung pathologischer Zustände hat eine genaue Kenntnis der Schattenform des normalen Nierenbeckens zur Grundlage.

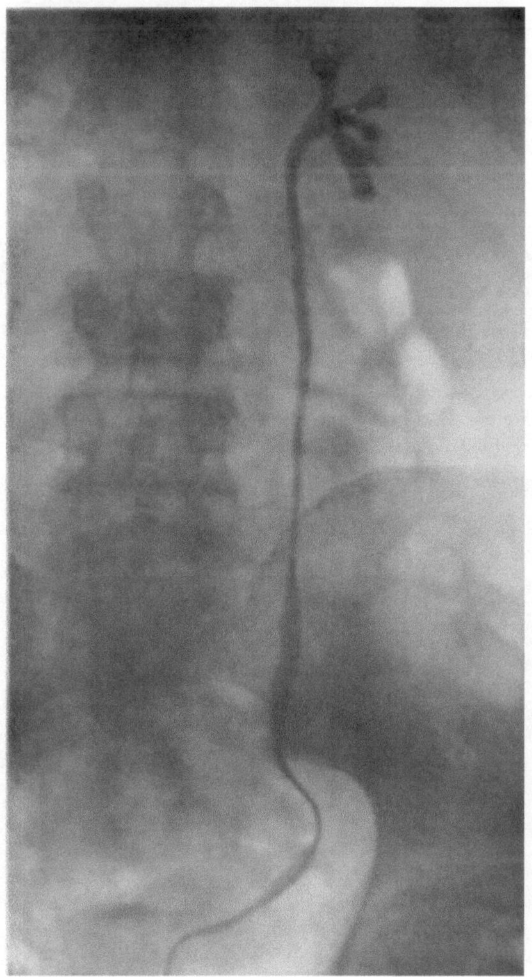

Abb. 183. Kleines normales Nierenbecken, von der schwach sichtbaren letzten Rippe in der Mitte gekreuzt. Reich verästelte, leicht kolbig endigende Kelche. Umbrenal-(Jodlithium)-Füllung.

Die Längsachse des normalen Nierenbeckens, als welche ich eine Verbindungslinie von der Spitze des oberen Kelches zur Spitze des unteren Kelches

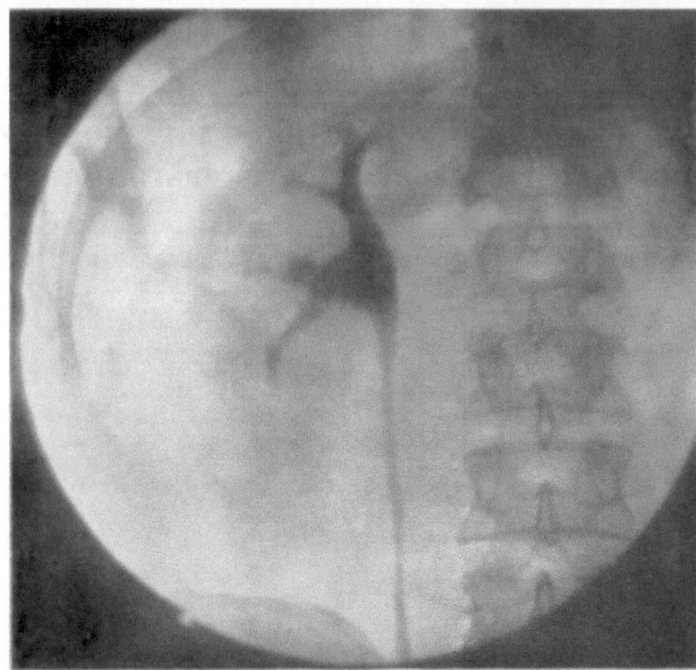

Abb. 184. Normales Nierenbecken, geräumiger als in 183. Die letzte Rippe schneidet den oberen Pol. Die Kelche sind in einen oberen und einen unteren mit zugehörigen Tochterkelchen geteilt. Umbrenal-(Jodlithium)-Füllung.

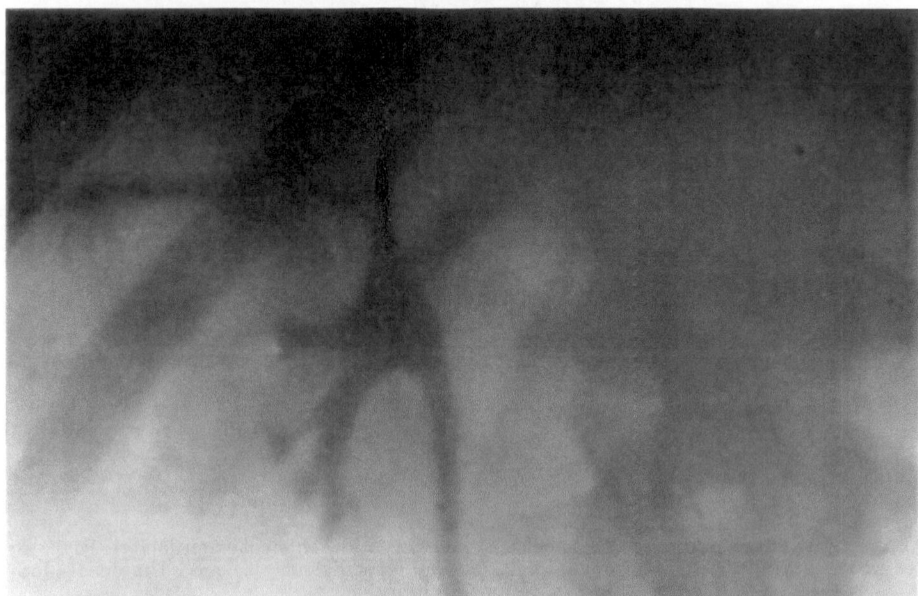

Abb. 185. Die letzte Rippe schneidet das Nierenbecken in der Mitte. Normale Verästelung der Kelche. Jedoch zweigt vom oberen Kelch ein abnorm langer Tochterkelch bis zur 10. Rippe ab. Vervollständigt man sich die Kelchspitzen umkreisend den Nierenkörper, so ergibt der Umriß eine mächtige, breit kuchenförmige Form des Organs. Kollargolfüllung.

auffasse, verläuft der anatomischen Lage des Nierenkörpers entsprechend leicht schräg von oben innen nach unten außen. Ziemlich in der Mitte wird der Nierenbeckenschatten von der letzten Rippe geschnitten. Aber selbst wenn zwei Drittel des Nierenbeckenschattens unterhalb der letzten Rippe liegen, kann man noch nicht von einem pathologischen Tiefstand reden, wenn nicht andere, später zu beschreibende Zeichen hinzukommen. Der Harnleiter, welcher, von einer leichten Krümmung im adrenalen Teil abgesehen,

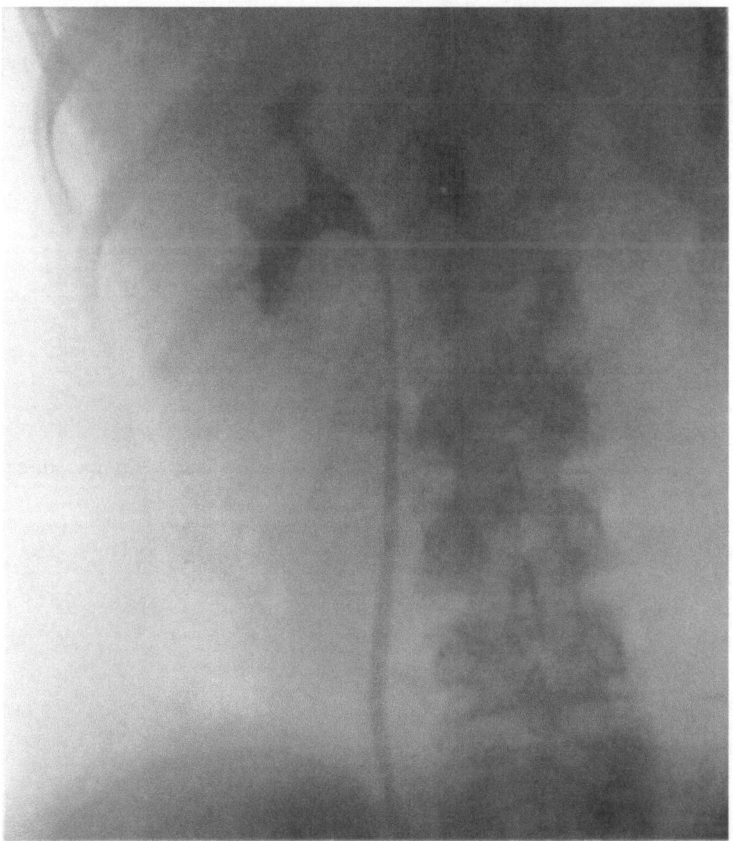

Abb. 186. Tiefer Einschnitt in das normal gelegene Nierenbecken. Plumpe, kurze Kelchbildung. Umbrenal-(Jodlithium)-Füllung.

im wesentlichen parallel zur Längsachse des Körpers verläuft, stößt so gegen die Achse des Nierenbeckenschattens, daß lateralwärts ungefähr ein Winkel von 45° und medialwärts ungefähr von 135° entsteht. Von dem Nierenbecken aus erstrecken sich die Kelche mit ihren Verzweigungen bis in die Höhe der vorletzten und ausnahmsweise sogar der drittletzten Rippe. Ich habe bei einer ganz normalen Niere (s. Abb. 185) einen Ausläufer, vom oberen Kelch entspringend, die 10. Rippe erreichen sehen. Wenn man sich vorstellt, daß in der Spitze eines solchen lang ausgezogenen Kelchvorsprungs ein kleiner Stein entsteht, wird man ohne Pyelographie kaum an die Möglichkeit eines Nierensteines der abnormen Lage wegen denken. Die Gestalt der Kelche wechselt

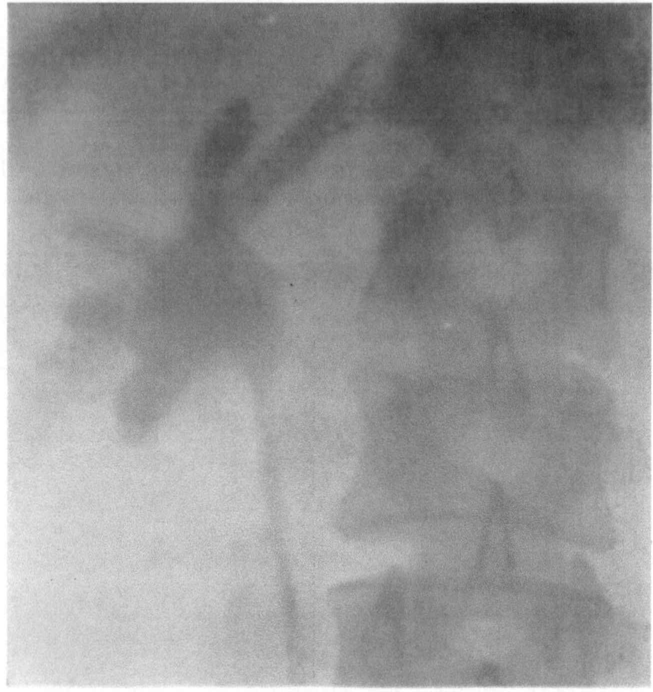

Abb. 187. Sehr geräumiges, aber noch normales Nierenbecken. Plumpe kurze Kelche. Kollargolfüllung.

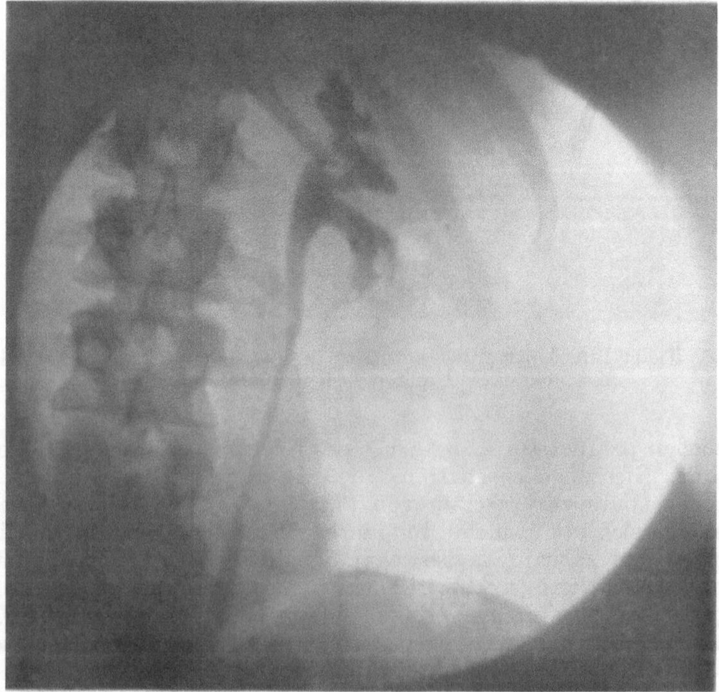

Abb. 188. Tütenförmiges normales Nierenbecken. Geweihartige Kelchverzweigung Umbrenal-(Jodlithium)-Füllung.

innerhalb der normalen Grenzen. Bisweilen sind die Kelche so wenig ausgebildet, daß das Nierenbecken die Form einer feinen Mondsichel annimmt und keine nennenswerten Verzweigungen von ihm abgehen. Bisweilen sind die Kelche umgekehrt sehr stark ausgebildet, weithin verästelt und mit Tochterzweigen versehen. Immer aber sind die normalen Kelche scharf begrenzt, meistens spitz und eckig, mitunter auch knopfförmig und rundlich, niemals verschwommen. Natürlich finden sich auch zahlreiche Varietäten;

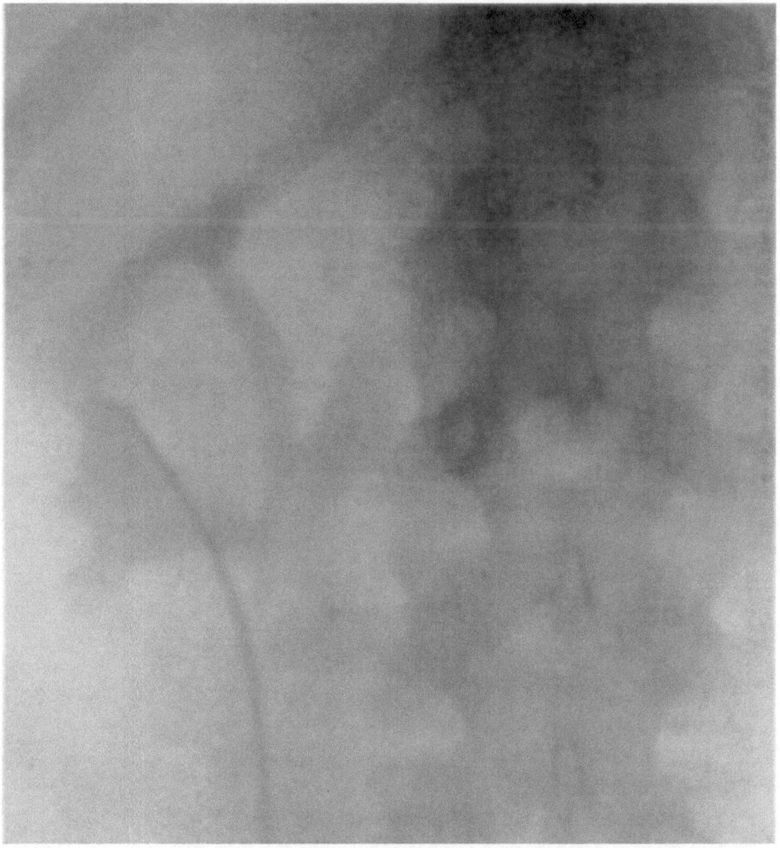

Abb. 189. Das Nierenbecken steht tief. Der mittlere Kelch erreicht die letzte Rippe. Das Nierenbecken ist nur schwach entwickelt. Der Nierenhohlraum besteht aus einem dreizackähnlichen Gebilde. Die Katheterspitze ist bis in das Ende des lateralen Zacken vorgedrungen. Kollargolfüllung.

so kann das Nierenbecken in zwei oder drei durch eine Furche voneinander getrennte, tütenförmige Abschnitte zerfallen, von denen jeder einzelne wieder seine Kelche trägt; oder die Varietät kann sich zu einer richtigen Abnormität auswachsen und ein vollkommen doppeltes Nierenbecken und doppelte Kelche erzeugen. Die Norm ist, daß das Nierenbecken einen stark ausgebildeten oberen und einen stark ausgebildeten unteren Kelch trägt, welche ihrerseits Tochterkelche aufweisen. Zwischen beiden Orten können sich kleinere Kelche einfinden, oder es kann eine leichte Einschnürung das Nierenbecken an dieser

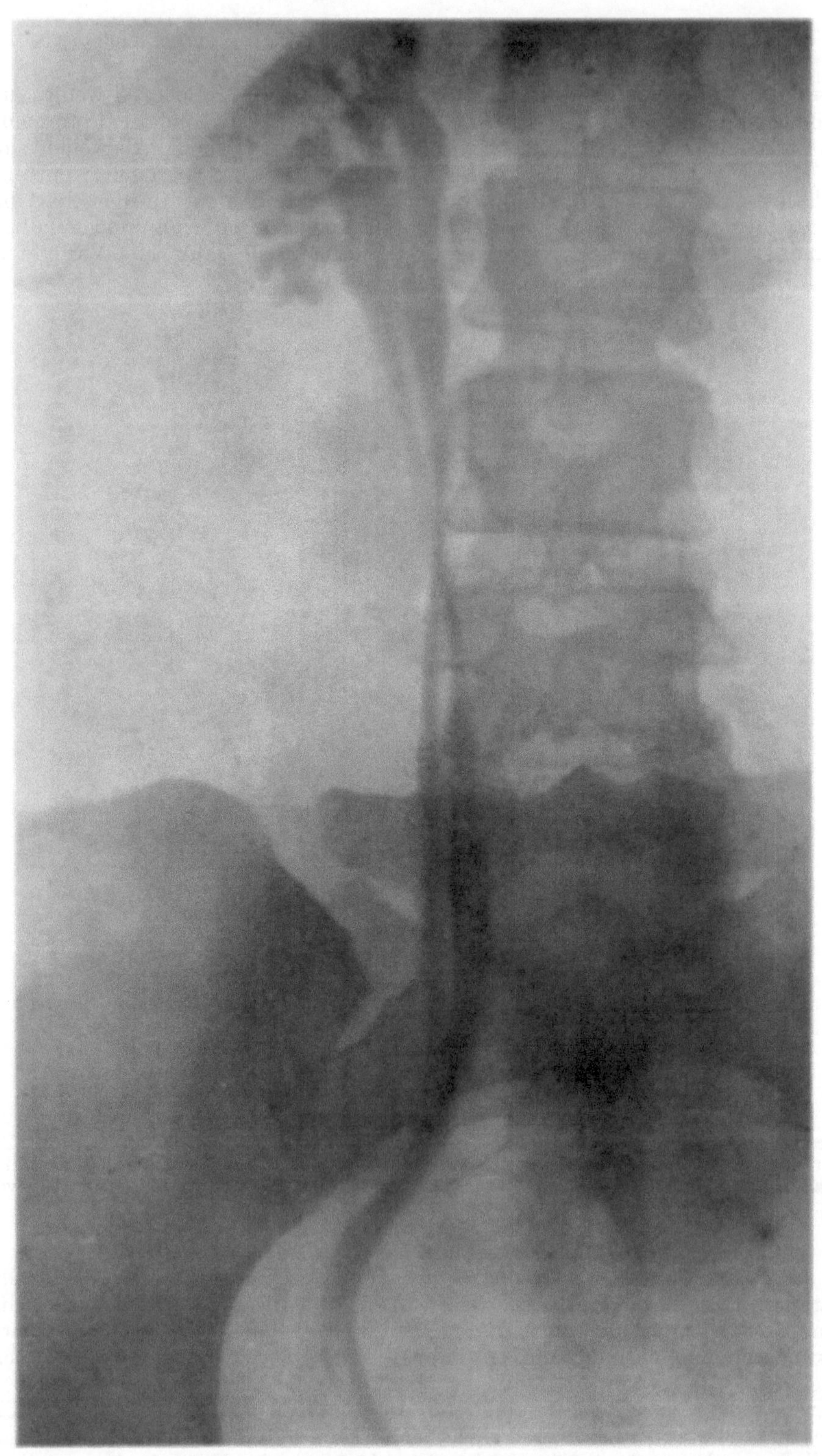

Abb. 190. Erklärung hierzu siehe Seite 153.

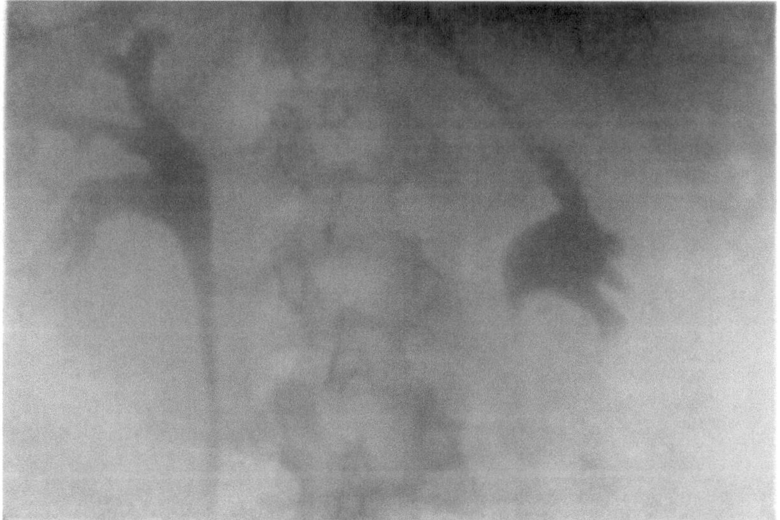

Abb. 191. Doppelseitige Pyelographie. Rechte Niere an normaler Stelle. Nierenbecken fast normal in Form und Richtung. Linkes Nierenbecken hat sich gesenkt. Stauung und dementsprechend Verbreiterung des Nierenbeckens. Die Achse des linken Nierenbeckens hat sich leicht lateralwärts verschoben. Kollargolfüllung.

Erklärung
zu Abb. 190 auf Seite 152.

Doppeltes Nierenbecken u. doppelter Harnleiter. Beide Nierenbecken sind tütenförmig, das laterale Nierenbecken ist reich verzweigt. Anscheinend kommunizieren die Nierenbecken oben und in der Mitte. Der Harnleiter des äußeren Nierenbeckens kreuzt den Harnleiter des inneren Nierenbeckens am oberen Rand des 4. Lendenwirbels und verläuft von der Kreuzungsstelle an medialwärts von dem ursprünglich inneren Harnleiter. Im kleinen Becken scheint er letzteren nochmals zu kreuzen und sich wieder an die Außenseite des inneren Harnleiters zu begeben, um sich schließlich oberhalb der Blase mit ihm zu vereinigen. Kystoskopisch war nur eine Harnleitermündung sichtbar. Die Niere ist leicht gesenkt. Kollargolfüllung.

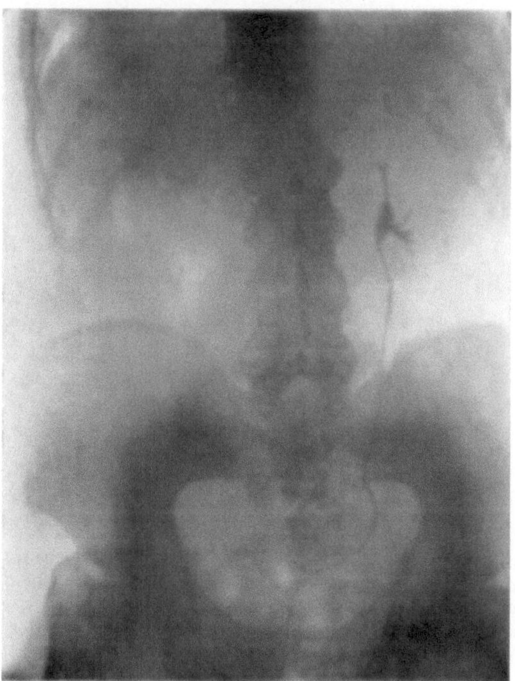

Abb. 192. Tiefstand der Niere ohne Änderung der Form und Richtung bei allgemeiner Enteroptose. Es besteht keine Veranlassung zur operativen Befestigung, da keine Stauung und Dilatation sich eingestellt hat. Kollargolfüllung.

Stelle einkerben. Auch die Weite des Nierenbeckens schwankt bei der normalen Niere nicht unbeträchtlich zwischen 2 und 6 ccm.

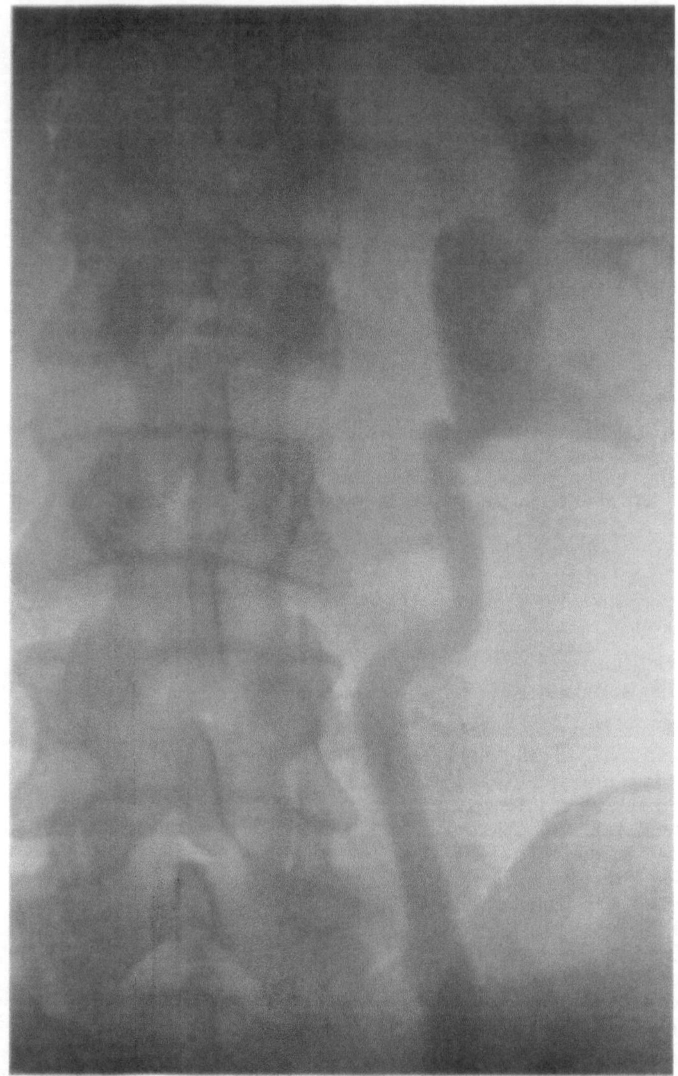

Abb. 193. Durch Senkung der Niere ist der Harnleiter zu lang geworden und hat eine korkzieherähnliche Gestalt angenommen. Dadurch ist es zu Störungen im Urinabfluß, zur Verbreiterung des Nierenbeckens und der Nierenkelche gekommen. Es besteht eine absolute Indikation zur Fixation der Niere. Kollargolfüllung.

Diese innerhalb gewisser Grenzen noch normalen Schwankungen in der Form, Lage und Fassungskraft des Nierenbeckens können in jeder Beziehung in das Pathologische umschlagen und sehr charakteristische Bilder für die Erkrankung der Niere liefern.

Das Nierenbecken verändert seine Lage, sobald das Organ in das Wandern gerät. In ausgesprochenen Fällen findet sich auf dem Röntgenbilde das Nierenbecken in ganz geringer Entfernung von der Darmbeinschaufel. In beginnenden Fällen erreicht der oberste Ausläufer des obersten Kelches die 12. Rippe. Die Senkung der Niere bringt häufig gleichzeitig eine Deformation des Nierenbeckens mit sich, welche an und für sich noch nicht unbedingt eintreten muß; so können tiefstehende Nieren, welche gewandert, aber von dem Operateur fixiert, und zwar in ihrer tiefen Lage fixiert sind, weil der kurze Nierenstiel eine Verschiebung nach oben kaum gestattete, in ihrer abnormen Lage un-

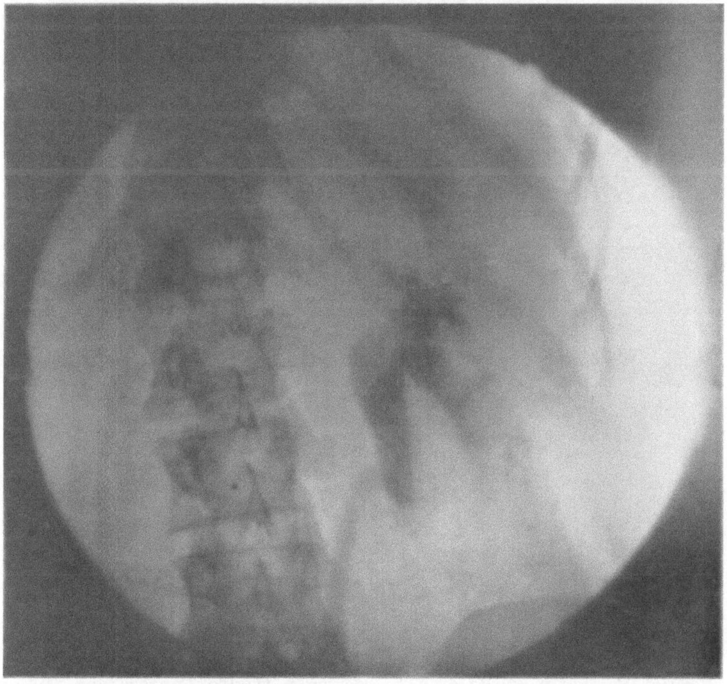

Abb. 194. Tütenförmiges, tiefstehendes Nierenbecken mit Abknickung und Schleifenbildung des zu langen Harnleiters. Die Niere muß operativ fixiert werden. Umbrenal-(Jodlithium)-Füllung.

beweglich verharrend, ein normales, aber tiefstehendes Nierenbecken aufweisen. Wenn die Niere aber nach abwärts sinkt und sich außer der Lageveränderung eine Abknickung des Beckens, eine Drehung des zu lang gewordenen Harnleiters einstellt, dann führt der behinderte Abfluß des Urins infolge Stauung zu einer Erweiterung des Nierenbeckens und Aushöhlung der Kelche. Die Mündung des Harnleiters verschiebt sich und damit seine Achsenstellung zum Nierenbecken. Er mündet nicht mehr in der Mitte des Nierenbeckens, sondern weiter oben und seitlich und nimmt nicht die beschriebene schiefe Winkelstellung zur Längsachse des Beckens ein, sondern hält sich mit ihr parallel, oder stößt rechtwinklig mit ihr zusammen. Schließlich kann die Niere sich derart senken und am Harnleiter nach abwärts hängen wie eine Traube an ihrem Stiel. Auch Drehungen des Nierenkörpers ohne Senkung des Organs können vorkommen (vgl. Abb. 191—198), wobei es mir allerdings fraglich ist, ob dieselbe Patientin statt liegend in aufrechter Körperhaltung geröntgt nicht auch einen Tiefstand der Niere aufweisen würde. Jedenfalls tritt die Senkung und Drehung der Niere, die Verschlechterung ihres Abflusses, die Stauung in dem Nierenbecken und in den Kelchen pyelographisch selbst in solchen Fällen zutage, wo der Palpationsbefund uns keinen sicheren Anhalt und keine Erklärung für die Beschwerden liefert. Gerade bei der Lageveränderung der Niere gibt

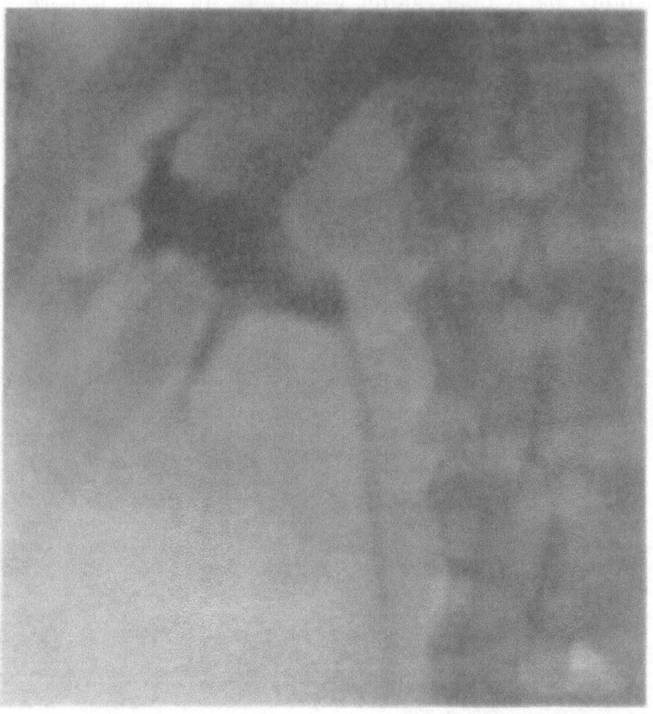

Abb. 195. Bei der Patientin wurde eine Niere wegen Hydronephrose von mir exstirpiert. 10 Jahre später Beschwerden in der zweiten Niere. Die Niere liegt an normaler Stelle. Die letzte Rippe schneidet das Nierenbecken in der Mitte. Man sieht, daß die Kelche nach abwärts gerichtet sind. Der Nierenkörper hat sich leicht nach außen gedreht. Seine Achse verläuft statt von innen oben nach außen unten, liegt von oben außen nach unten innen. Es ist nicht ausgeschlossen, daß dieselbe Niere im Stehen pyelographiert aus ihrer normalen Höhe nach unten herabgesunken angetroffen wird. Kollargolfüllung.

uns die Pyelographie wertvolle und eindeutige Aufschlüsse, welche wir mit keiner funktionellen Methode erreichen können. Denn meistens kommen die Patienten zur Untersuchung in einer Zeit, wo die Niere nicht gerade um ihren Stiel gedreht oder wesentlich in ihrem Abfluß gehindert ist, und sind der Untersuchung während einer Drehkolik nur selten zugängig. In der anfallsfreien Zeit liefern diese Nieren normalen Urin und zeigen eine normale Funktion, da eine Entartung des Nierenparenchyms, wie sie später durch den Druck der Harnstauung erfolgt, in größerem Umfange noch nicht eingetreten und lediglich eine leichte Erweiterung der abführenden Harnwege vorhanden ist.

Erst die durch Anfälle geschwächte und schon mehr oder weniger hydronephrotisch entartete Niere zeigt entsprechend dem durch Druck und Stauung veränderten Nierenparenchym eine wesentliche Funktionsstörung. Für die Therapie ist aber gerade die Erkenntnis des Frühstadiums notwendig, wo man noch allein durch eine Fixation in geeigneter Lage dem gesunkenen Organ aufhelfen kann. Allerdings ist es bisweilen unmöglich, die Niere wegen der Schrumpfung des Nierenstiels auch nur annähernd in die alte Lage zurückzubringen. Man muß

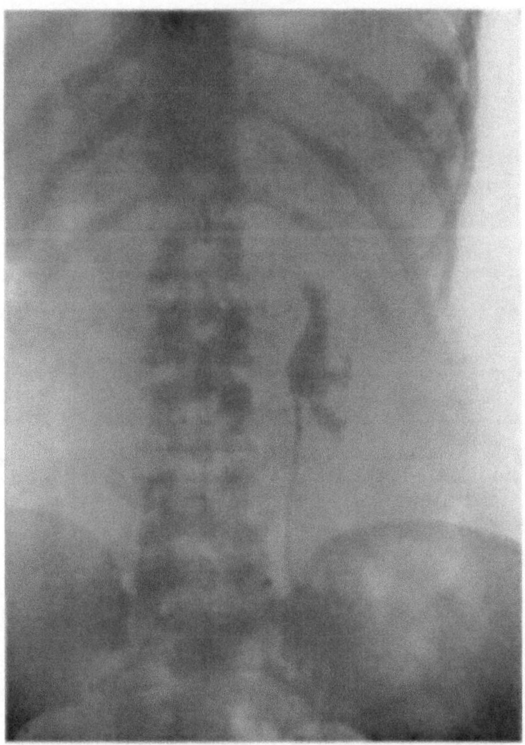

Abb. 196. Die Niere steht weit unter der letzten Rippe. Die Nierenachse verläuft mit der Harnleiterachse annähernd parallel. Die falsche Stellung hat aber noch nicht zu einer erheblichen Erweiterung des Nierenbeckens geführt. Es wird eine Bauchbinde verordnet. Kollargolfüllung.

sich begnügen, die Niere an der Stelle zu fixieren, wo sie sich nun einmal befindet. Jedoch bringt diese Fixation, wenn sie auch die Normallage nicht wiederherstellt, aber die Drehung und Zerrung des Organs verhindert, oft bedeutenden Nutzen. Unter Umständen aber weist das Pyelogramm vor der Operation deutlich darauf hin, daß die Niere hoch hinaufgeschoben und in erhöhter Stellung fixiert werden muß, um die Schlängelung des zu lang gewordenen korkzieherartigen Harnleiters, seine Schleifen und Knickungen, welche zu Abflußstörungen führen müssen, auszugleichen. Eine Fixation an der Stelle, wo wir die Niere bei der Operation gerade vorfinden, wäre unter diesen Umständen zwecklos.

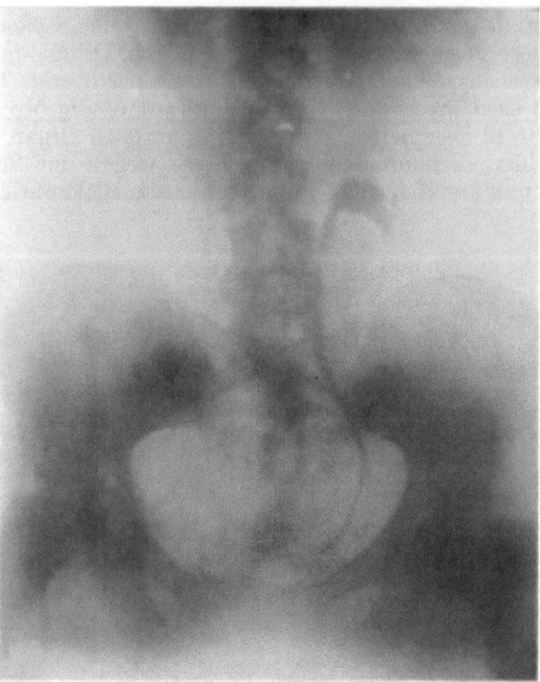

Abb. 197. Abknickung des Nierenbeckens gegen den Ureter. Nierensenkung. Die Nierenachse steht falsch. Das Nierenbecken ist erweitert. Die Niere muß fixiert werden. Kollargolfüllung.

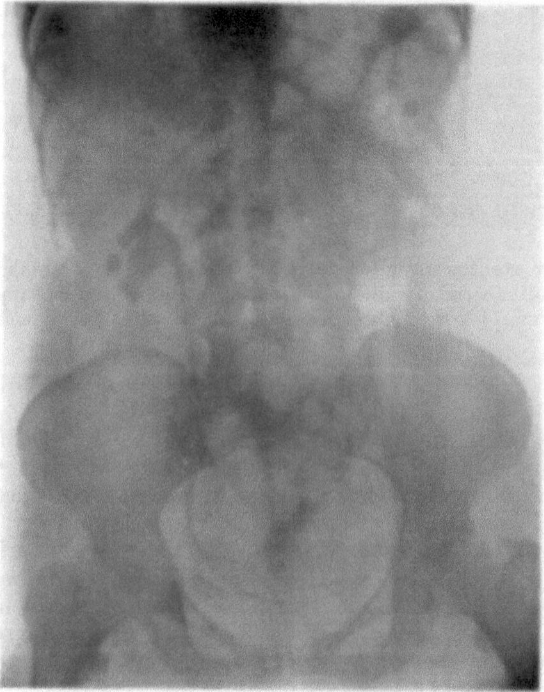

Abb. 198. Prähydronephrotisches Stadium einer stark gesenkten Niere. Die Niere hängt am Ureter wie eine Traube am Stiel. Fixation ist notwendig. Kollargolfüllung.

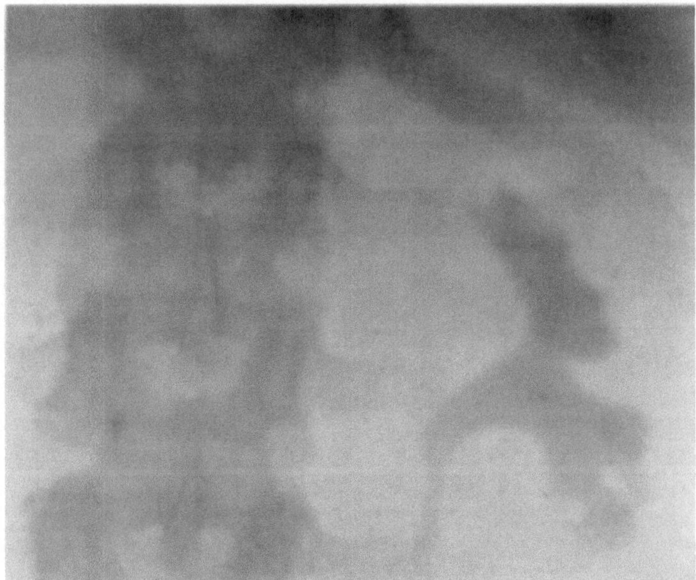

Abb. 199. Mäßige Senkung der Niere. Aber bereits Kelchstauung. Kollargolfüllung.

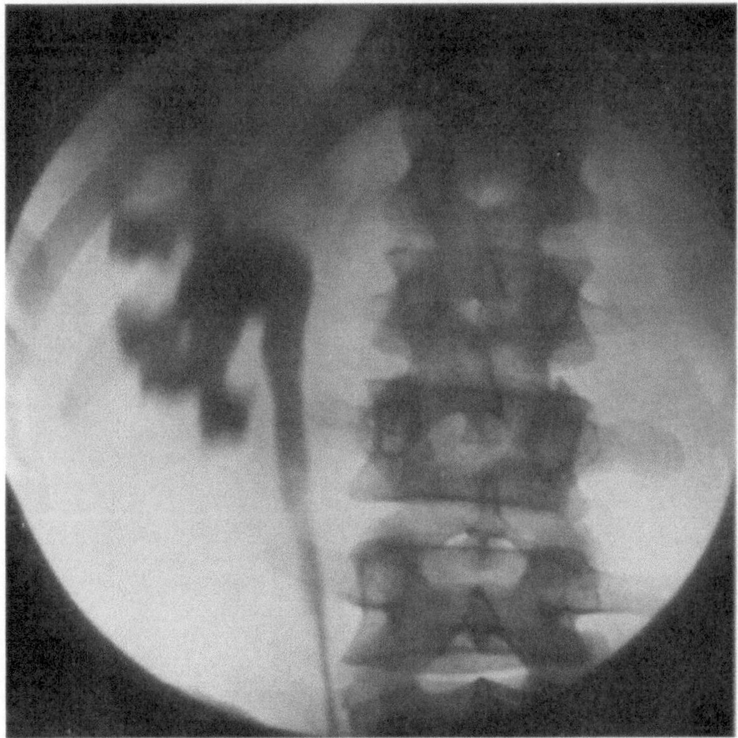

Abb. 200. Normale Lage der Niere und doch schon entschieden prähydronephrotisches Stadium des Organs. Die Abflußverhältnisse sind für die unteren Kelche sehr ungünstig. Daher ihre beträchtliche Dilatation. Umbrenal-(Jodlithium)-Füllung.

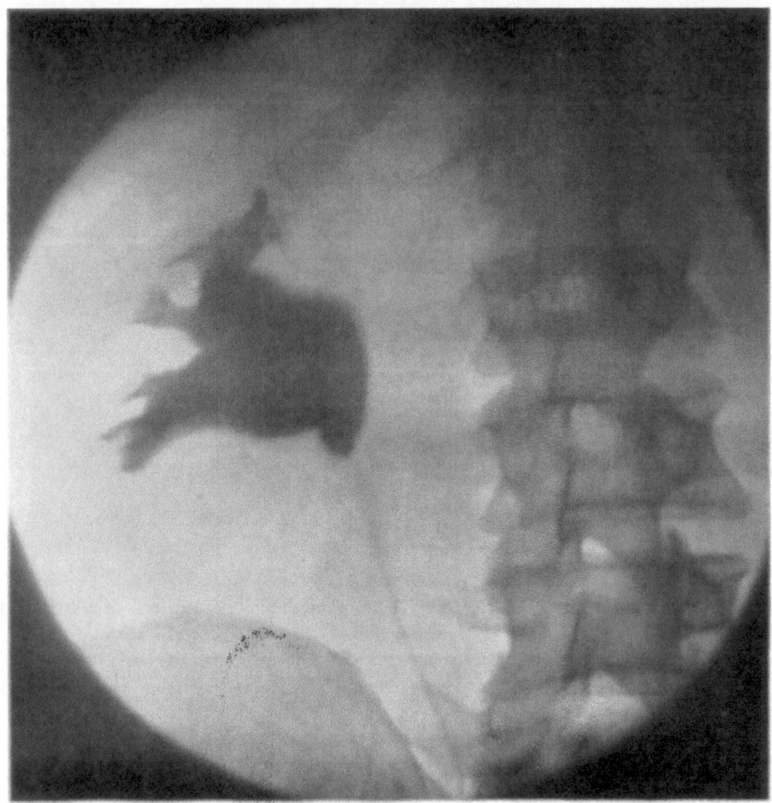

Abb. 201. Prähydronephrotisches Stadium einer leicht gesenkten Niere. Umbrenal-(Jodlithium)-Füllung.

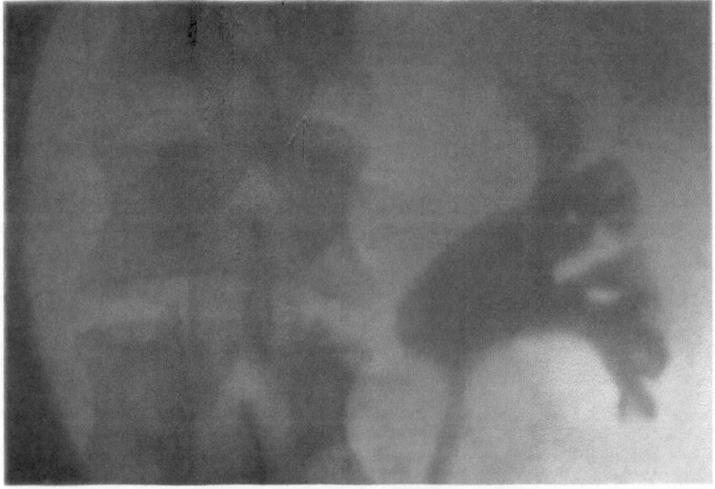

Abb. 202. Abnorme Einmündung des Harnleiters bei einer leicht gesenkten Niere. Dilatation des Beckens und der Kelche. Umbrenal-(Jodlithium)-Füllung. Bei beiden Nieren ist eine operative Korrektur notwendig.

So bringt die Pyelographie dem Chirurgen gegenüber der Wanderniere wertvolle Aufklärung und präzise Indikationen, sogar hinsichtlich der technischen Ausführung des operativen Eingriffes und beleuchtet damit ein Kapitel, welches vorher in Dunkelheit gehüllt war, da bekanntlich die Hysterie und die allgemeine Enteroptose erschwerend in die Erkenntnis dieser Zustände hineinragen und es nicht leicht machen, wirklich reelle Gründe, gute pathologische Vorstellungen und sichere Indikation für die operative Behandlung der Wanderniere zu gewinnen.

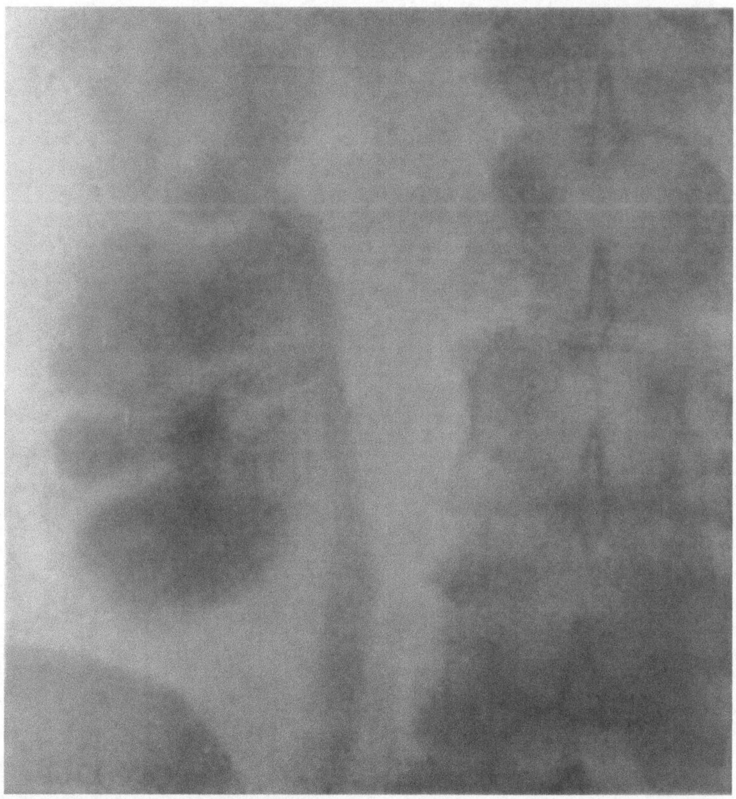

Abb. 203. Komplette tiefstehende Hydronephrose, wahrscheinlich ursprünglich Wanderniere. Traubenniere. Exstirpation. Ganz schmales Parenchym. Kollargolfüllung.

Sobald durch die Wanderung der Niere oder auch durch Ureterknickung infolge eines abnorm verlaufenden, atypischen, meist zum oberen Nierenpol ziehenden Astes der Nierenarterie der Harnabfluß chronisch behindert und schließlich völlig verbaut wird, kommt es zur stärksten Deformation im Nierenbecken, zur Hydronephrose, welche sich auf die Kelche überträgt und sie sackartig umbildet. Mit dieser pyelographisch nachweisbaren Veränderung stimmt die bedeutende Herabsetzung oder der völlige Ausfall der funktionellen Werte überein. Beide machen den Chirurgen von Anfang an entschlossen, das entartete, nicht mehr zu verbessernde Organ, welches leicht der Infektion zugänglich und damit eine ständige Gefahr für den Körper ist, zu exstirpieren. Dieser hydronephrotische Zustand kann natürlich auch sekundärer Natur sein, die Folge einer Steinverstopfung, umwachsender Tumormasse oder einer Ureterligatur. Gerade die Uretersteine richten, wenn sie längere Zeit die Niere blockiert haben, das Parenchym hydronephrotisch zugrunde. Nach Entfernung des

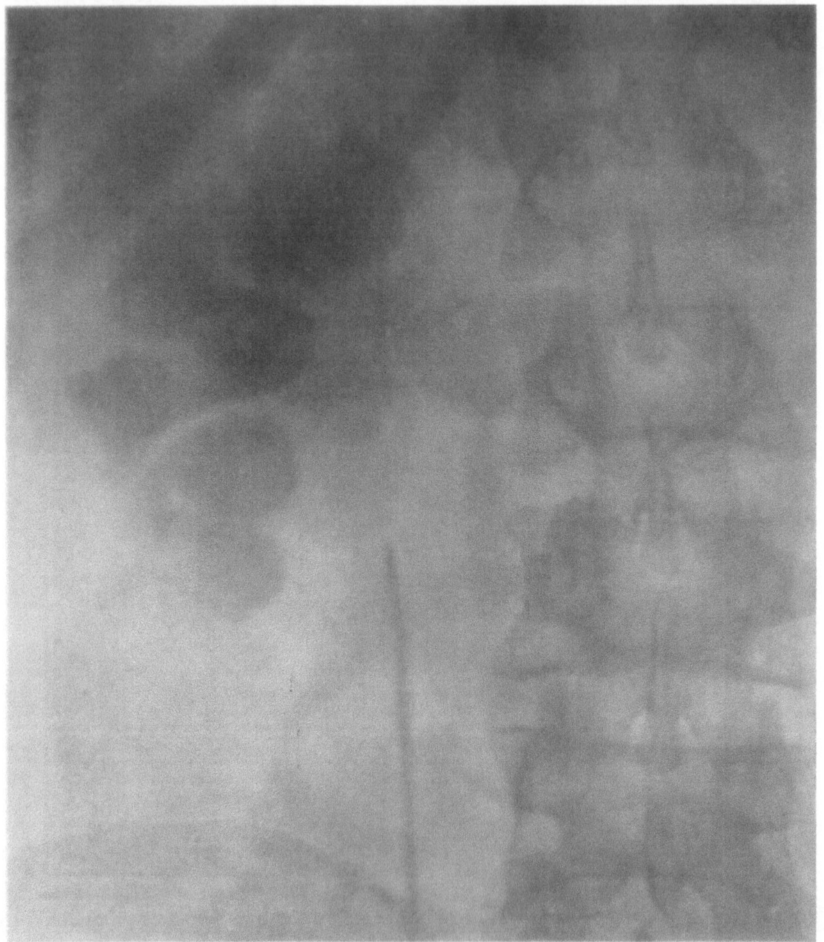

Abb. 204. Hydronephrose einer normal gelagerten Niere in ihrer Form der gelappten Schweinniere oder der embryonalen Niere gleichend. Exstirpation. Kollargolfüllung.

Steines bleibt eine große, nicht mehr rückbildungsfähige, meistens infizierte und von gestautem eitrigen Material angefüllte Sackniere zurück, welche sekundär exstirpiert werden muß. Man soll sich deshalb, wenn es technisch möglich ist, vor der Operation des Uretersteins ein pyelographisches Bild von der zugehörigen Niere verschaffen, da bei kavernöser Entartung des Nierenparenchyms durch Druckstauung und Infektion weniger eine Entfernung des Steines als eine Entfernung der Niere in Betracht kommt. So haben wir in einem Falle aus dem Harnleiter einen Nierenstein in der Hoffnung entfernt, daß nach der Operation die Pyurie erlöschen werde und man den Rest der Infektion in der Niere durch eine Kur in Wildungen beseitigen könne. Der Versuch schlug fehl, weil die infizierte Hydronephrose bestehen blieb und sekundär exstirpiert werden mußte. In einem zweiten Fall, in welchem das Pyelogramm (Abb. 206) einwandfrei nachwies, daß oberhalb eines kleinen Uretersteines eine große Hydronephrose entstanden war, haben wir von Anfang an neben der Entfernung des Steines die Exstirpation der Niere vorgenommen.

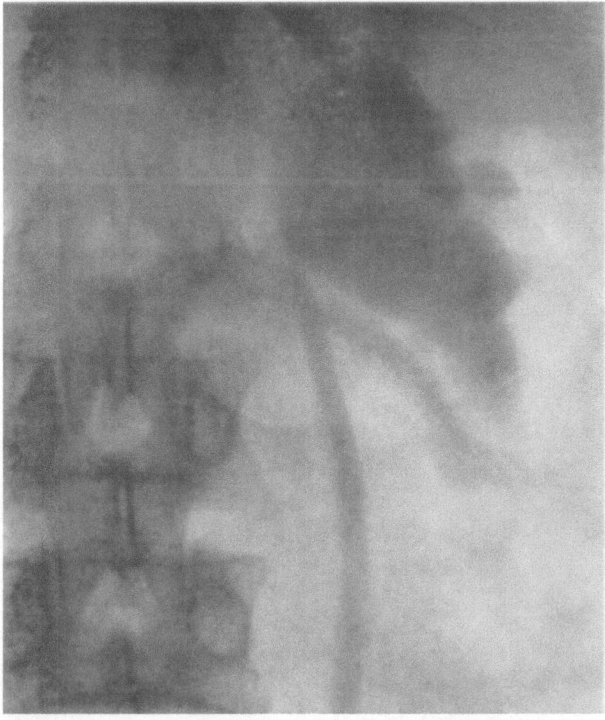

Abb. 205. Mittelgroße Hydronephrose, welche sich im wesentlichen aus dem oberen Kelch und der Mitte des Nierenbeckens entwickelt hat. Der untere Kelch ist entsprechend der Vergrößerung des Organs lang, aber nicht verbreitert. Operative Autopsie fand nicht statt. Umbrenal-(Jodlithium)-Füllung.

Dieser Tatsachen soll man sich erinnern, wenn von den viel besprochenen Versuchen die Rede ist, Uretersteine konservativ zu behandeln und ihre Entleerung durch intravesikale Eingriffe, wie Öleinspritzung in den Harnleiter oder Spaltung des Ureterostiums mittels der Thermokoagulationssonde zu betreiben, um für den andringenden Stein Platz zu schaffen. Diese Versuche sind sicher berechtigt; aber sie dürfen, falls sie fehlschlagen, und sie schlagen leider meistens fehl, nicht die Operation unnötig verzögern, damit der Patient nicht der Niere verlustig geht. Die ungefährliche Operation ist das bei weitem geringere Wagnis gegenüber einer langwierigen, mit Hydro- oder Pyonephrose endigender Blockade der Niere.

Für die ausgebildete Hydronephrose ist neben der starken Erweiterung des Nierenbeckens die kugelige Aushöhlung der Kelche und Tochterkelche cha-

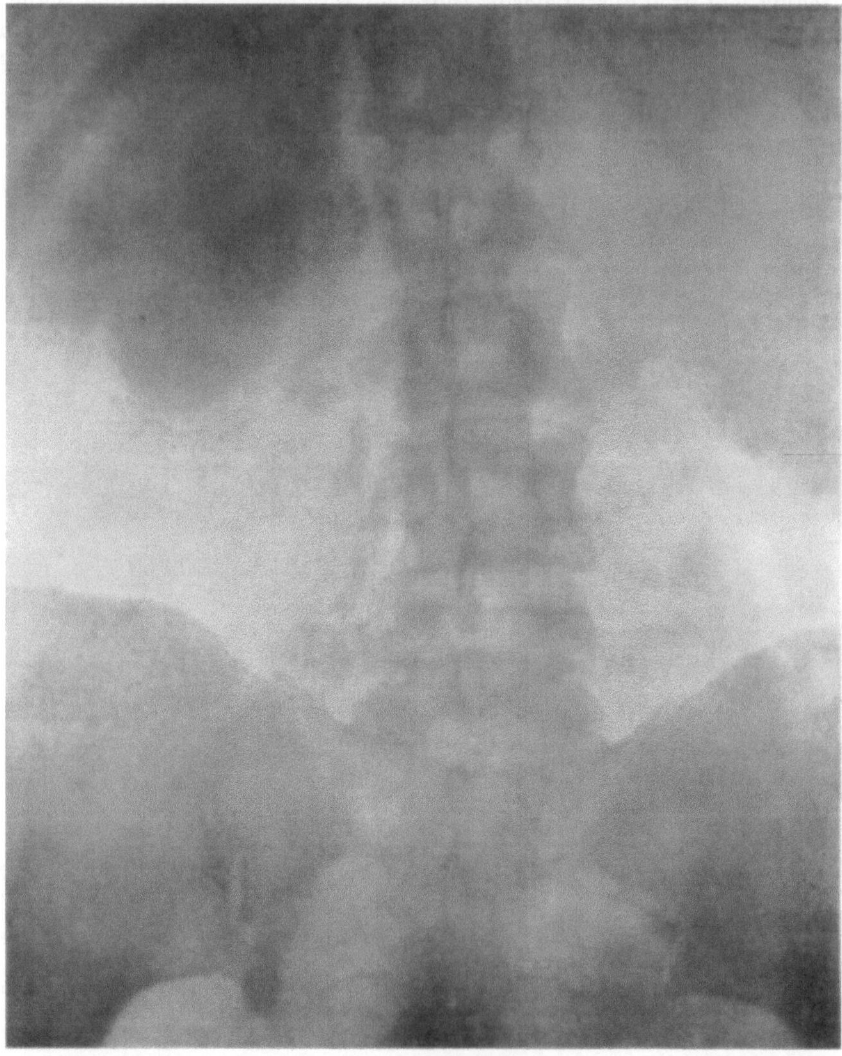

Abb. 206. Große Hydronephrose oberhalb eines kleinen Harnleitersteines am Eingang in das kleine knöcherne Becken. Der Stein ließ den Harnleiterkatheter passieren. Die Niere war demnach nicht vollständig blockiert, sondern nur in ihrem Abfluß behindert. Gerade dieser Zustand disponiert zur Hydronephrose, da bei einer vollständigen Verstopfung des Ureters die Niere ihre Sekretion vorübergehend einstellt, während bei Verengerung des Harnleiters die Sekretion anhält und infolge der Abflußstörung die Niere sich hydronephrotisch aushöhlt. Exstirpation der Niere. Kollargolfüllung.

rakteristisch, welche auf dem pyelographischen Bilde scharf hervortreten und an der herausgenommenen Niere jene Lappung zeigen, welche an die embryonale Niere oder an die Schweineniere erinnert.

Zwischen den normalen Kelchen und den hydronephrotischen liegen zahlreiche Zwischenstufen. Die Kelche sind mehr oder weniger napfartig oder kragenknopfförmig verbreitert und legen dafür Zeugnis ab, daß irgend eine mechanische Behinderung des Urinabflusses eingetreten ist, sei es, daß der Harn sich in der Niere staut, sei es, daß die gewanderte Niere, sich gegen den

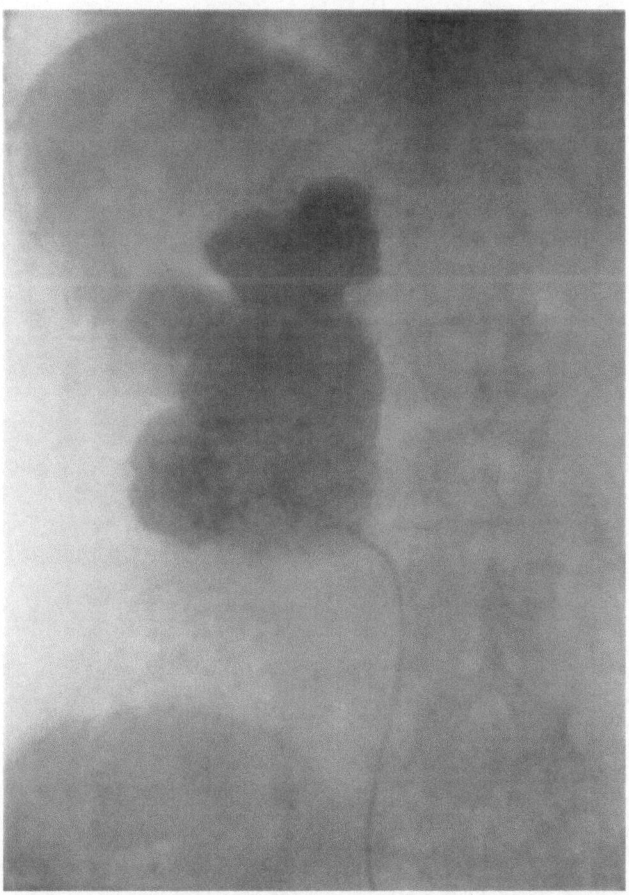

Abb. 207. Große Hydronephrose von der letzten Rippe bis zum 4. Lendenwirbel reichend. Umbrenal-(Jodlithium)-Füllung.

Harnleiter abknickend, unter ungünstigen Abflußbedingungen steht, sei es, daß ein Stein das Ureterlumen einengt, oder sei es, daß von außen her der Ureter zusammengedrückt wird, wie z. B. durch verkalkte tuberkulöse Drüsen (s. Abb. 242). Zu der seltensten Behinderung des Abflusses gehört die angeborene Stenose des Harnleiters.

Sie ist meiner Ansicht nach ohne Pyelographie einwandfrei überhaupt nicht zu diagnostizieren und wird meistens für das gehalten, was sie zeitigt, nämlich für eine Hydronephrose. Diese Auffassung ist übrigens kein Unglück, denn therapeutisch kommt doch nur gewöhnlich die Exstirpation der Niere in Betracht, da Ureterplastik oder Umpflanzung selten einen Erfolg bringen, und meistens sekundär durch die Entfernung der Niere korrigiert werden müssen.

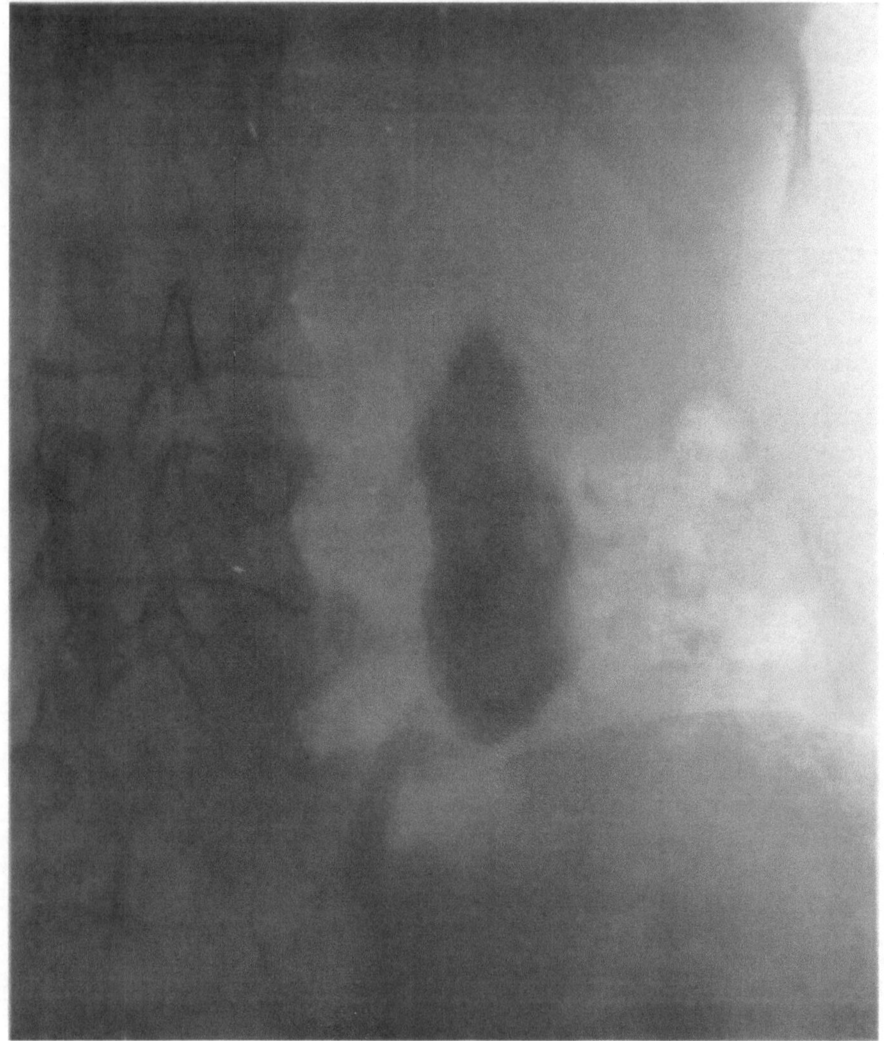

Abb. 208. Hydronephrose dicht oberhalb der Beckenschaufel. Umbrenal-(Jodlithium)-füllung.

Ich habe nur zwei Fälle von angeborener Ureterstenose beobachtet. Sie befanden sich beide in der Gegend der natürlichen oberen Ureterenge, nicht weit entfernt von der Mündung des Harnleiters in das Nierenbecken. Nur der eine Patient kam zur Operation. Nachdem der Versuch, rückwärts von der Nierenwunde aus die Stenose durch Einlegen eines Drainrohres zu dilatieren, gescheitert war, wurde die Niere sekundär exstirpiert.

Stauungszustände auf der Basis von Pyelonephritis durch Eindicken des pyogenen Inhaltes zeichnen sich durch die eigentümliche Form der Kelcherweiterung aus, welche an die Korbblüter des Botanikers erinnert. Die fertige Pyonephrose gibt pyelographisch dasselbe Bild, wie die Hydronephrose, aus welcher sie vielfach durch Infektion hervorgeht, nämlich große, aneinander angeschlossene Säcke oder eine einzige große Höhle. Während für die Pyelonephritis das klare Bild der Pyelographie durch den Nachweis der ausgehöhlten

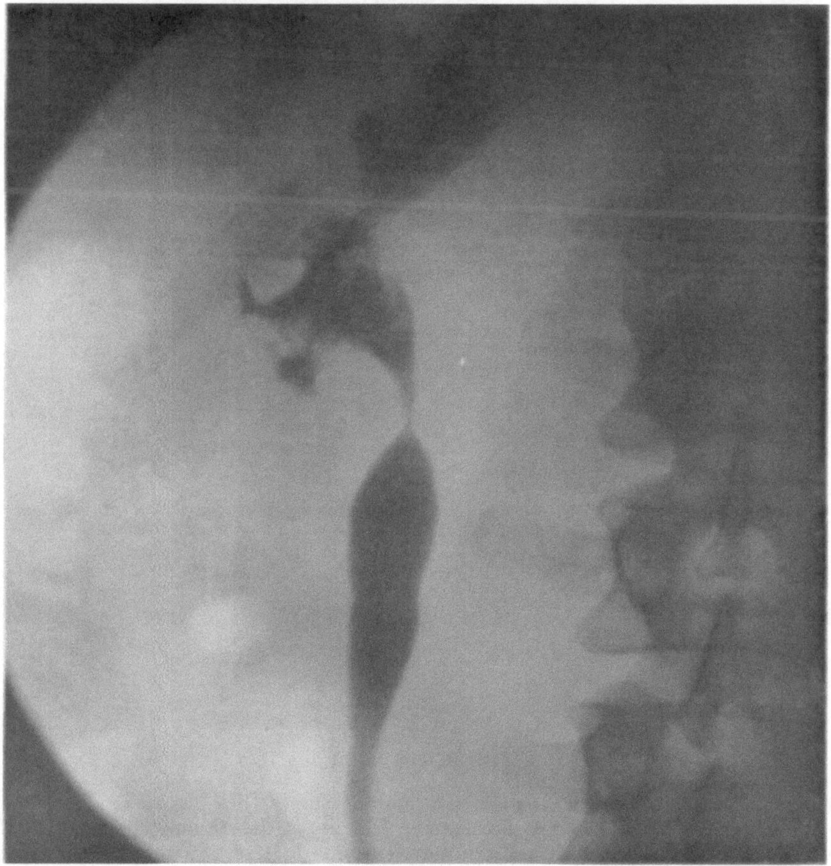

Abb. 209. Umbrenal-(Jodlithium)-Füllung. (Erklärung siehe unter Abb. 210.)

Kelche ein wichtiges diagnostisches Dokument und eine Anregung ist, die konservative Therapie zu verlassen und zu einer chirurgischen Ableitung des dicken, eitrigen Sekretes überzugehen, um der Umwandlung des Organs in eine Pyonephrose vorzubeugen, ist für die fertige Pyonephrose, deren Erkennung sich leicht durch einfachste Beobachtung (s. S. 61 u. 86) erreichen läßt, die Pyelographie unnötig und höchstens zur Beurteilung der Größe der Geschwulst und Schwere des Eingriffes verwertbar. Die tuberkulöse Pyonephrose unterscheidet sich pyelographisch zuweilen nicht von der gewöhnlichen Pyonephrose. Meistens ist die tuberkulöse Pyonephrose aber daran kenntlich, daß der perinephritische, schwielige Prozeß die Nierenbeckenachse aus der schrägen Linie in eine fast völlig vertikale stellt und den normalerweise leicht gekrümmten Ureter (s. Abb. 217 u. 218) in einen geraden, breiten, starren Strang verwandelt. Wo das Pyelogramm derartige Bilder liefert, kann der Operateur damit rechnen, daß ein alter schwieliger Prozeß vorliegt und der Eingriff an der Niere sich

Ureterstenose.

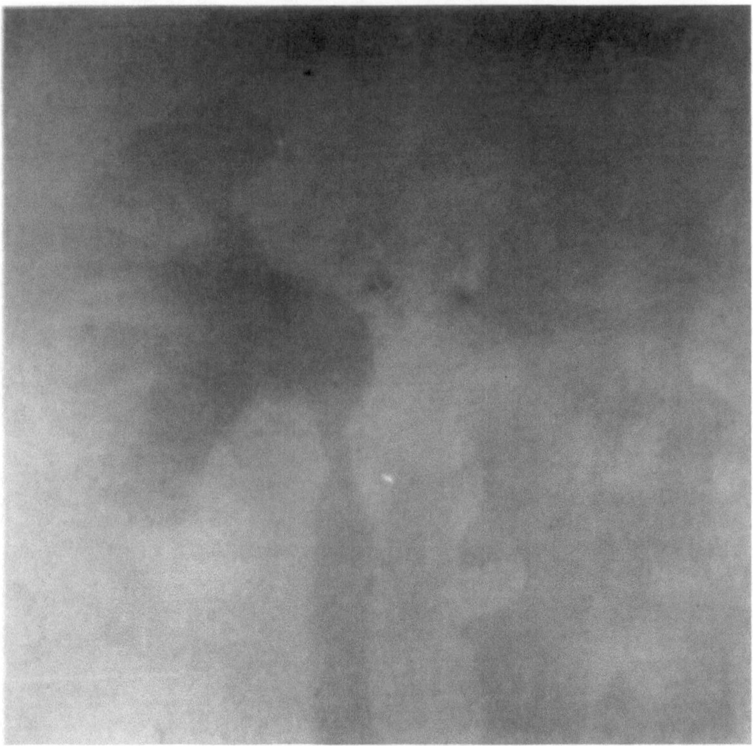

Abb. 210. Kollargolfüllung.

In beiden Fällen (Abb. 209 und 210) befindet sich die Stenose des Ureters an der typischen Stelle im adrenalen Abschnitt des Harnleiters. Die gegen die Stenose andringende Füllmasse macht dort zunächst Halt und erweitert den unterhalb der Stenose gelegenen Harnleiterabschnitt. Oberhalb der Stenose Erweiterung der Kelche und auch des Nierenbeckens. Der Fall Abb. 210 wurde operativ behandelt und endete mit Exstirpation der Niere, nachdem ein Versuch durch retrograde Sondierung und Bougierung von der Nephrotomiewunde aus fehlgeschlagen war.

technisch wegen der Adhärenz des Nierenkörpers und schwieligen Schrumpfung des Stieles nicht leicht vollziehen dürfte. Eine Ausführung der Operation in Lokalanästhesie kommt für Nieren, welche einen derartigen pyelographischen Befund bieten, nicht in Betracht.

Wir wollen die Bedeutung der Pyelographie für die septischen Zustände der Niere und für alle Momente, welche den Abfluß des Organes mechanisch stören, noch einmal kurz zusammenfassen:

Die völlige Entartung und Aushöhlung des Organs mit oder ohne Infektion läßt sich auch ohne Pyelographie durch die klinischen Symptome und den Ausfall der Funktion ausreichend erkennen. Dagegen gibt es keine Methode, mit der man die beginnende Stauung des Urins oder des Eiters und die Verände-

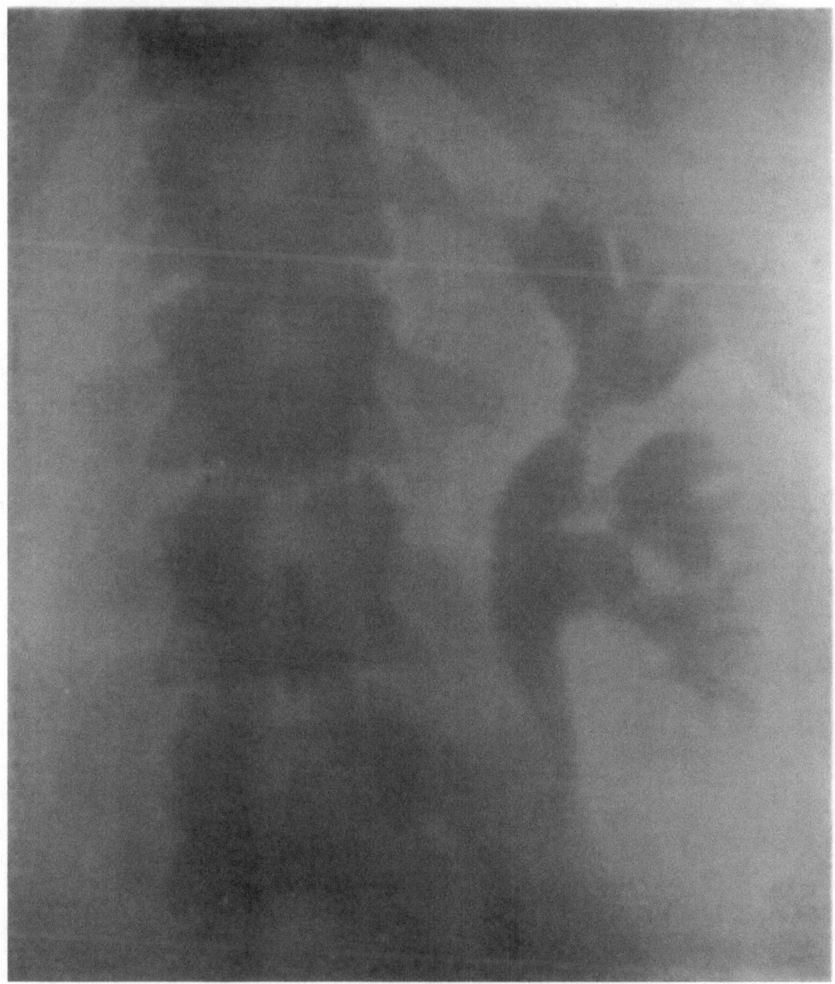

Abb. 211. Kelchverbreiterung durch Eiterstagnation bei Pyelonephritis. Kollargolfüllung.

rung, welche sie der Niere geschlagen haben (Kavernenbildung), so gut erkennen kann, wie mit der Pyelographie, und die uns durch das Bild der stark erweiterten Kelche (Kragenknopf-, Napfform) so strikte Indikation zur chirurgischen Behandlung an die Hand gibt. Denn die Funktionsprüfung besagt uns in diesen Fällen nichts; zeigt sie uns einen Funktionsausfall, so ist damit

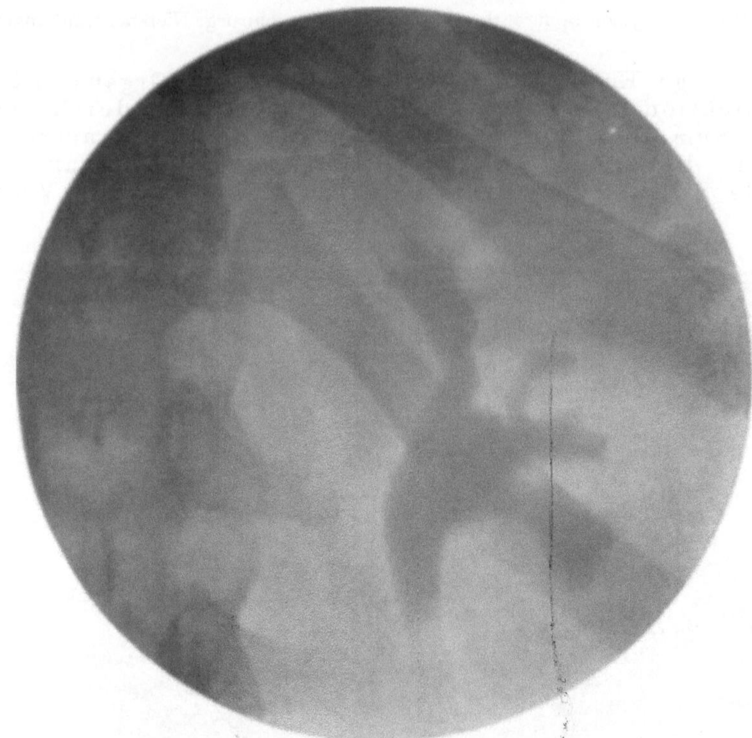

Abb. 212. Kelchverbreiterung durch Eiterstagnation bei Pyelonephritis. Kollargolfüllung.

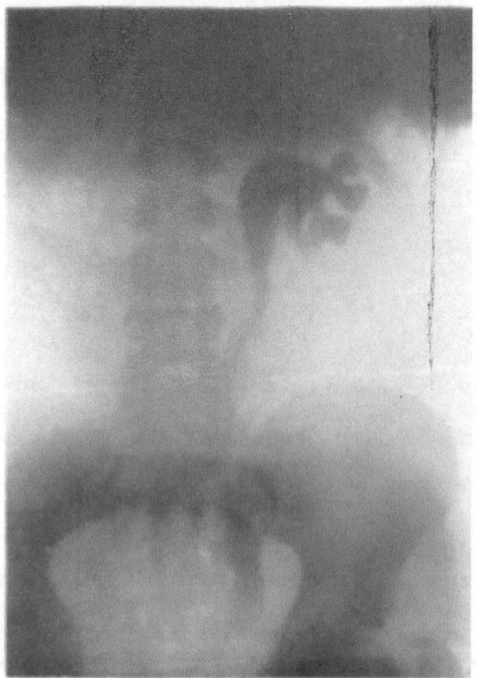

Abb. 213. Große Pyonephrose, zurückgeblieben als Folgezustand eines zu spät entfernten Uretersteins. Der Harnleiter ist in ein daumendickes starres Rohr verwandelt (s. Abb. 238). Kollargolfüllung.

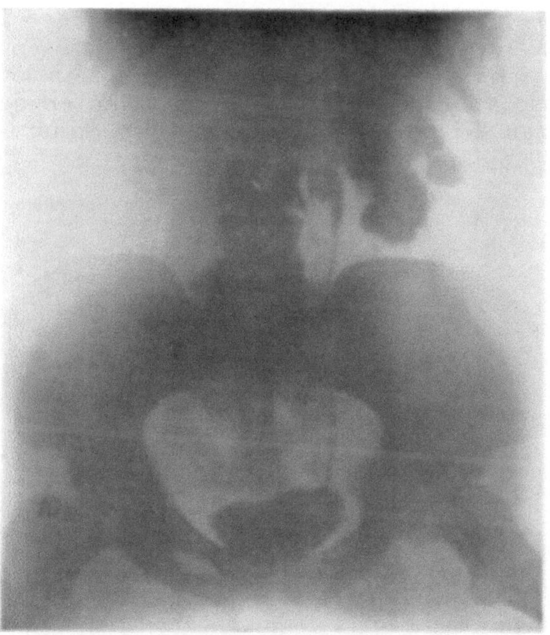

Abb. 214. Große Pyonephrose. Der Überschuß an Füllflüssigkeit ist neben dem dünnen Katheter in die Blase zurückgelaufen. Kollargolfüllung.

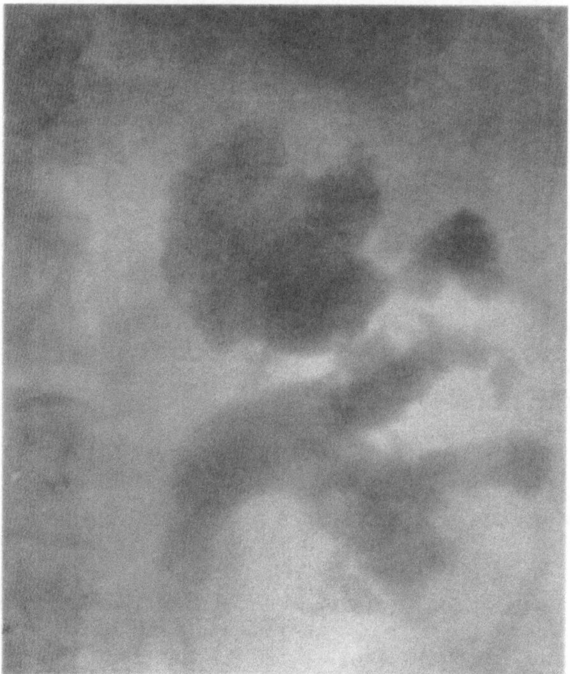

Abb. 215. Große tuberkulöse Pyonephrose mit Kavernenbildung. Kollargolfüllung.

noch nicht die Indikation zur Einleitung einer chirurgischen Therapie gegeben, da das Organ, von einer diffusen Pyelonephritis befallen, zeitlich außer Funktion gesetzt sein kann. Andererseits dürfen wir aber im Interesse des Patienten der erkrankten und der zweiten Niere nicht zu lange mit einer chirurgischen

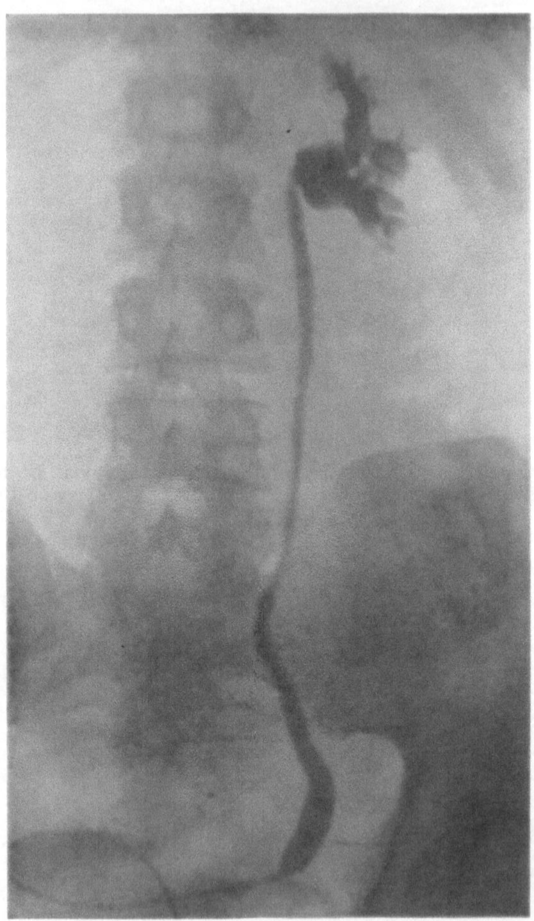

Abb. 216. Beginnende Kavernenbildung bei alter eitriger Pyelonephritis. Umbrenal-(Jodlithium)-Füllung.

Behandlung zögern und müssen eingreifen, sobald eine stärkere Höhlenbildung im Nierenparenchym infolge Harnretention oder Eiterstauung eingetreten ist.

Von hervorragender Bedeutung ist die Pyelographie bei Nierensteinen, da sie uns den Sitz der Steine im Nierenparenchym oder im Nierenbecken verdeutlicht. Diese genauere Lokalisation ist für die Beurteilung des Eingriffs keine bloße Spielerei, sondern von wesentlicher Bedeutung. Ganz abgesehen davon, daß es für den Operateur viel angenehmer ist, wenn er mit einem strikten Opera-

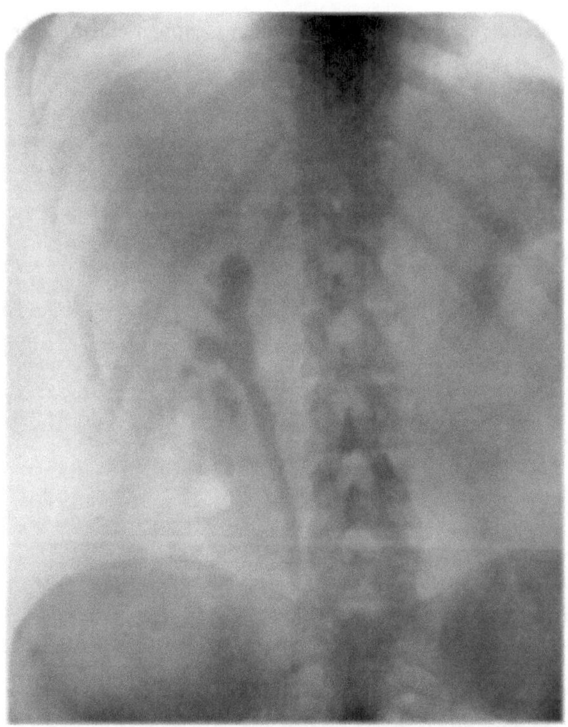

Abb. 217. Kavernöse Aushöhlung der tuberkulösen Niere. Schrumpfung und Streckung des Harnleiters infolge perinephritischer Schwielen. Der Harnleiter verläuft in gradliniger Fortsetzung als Abzugskanal des oberen Kelches. Kollargolfüllung.

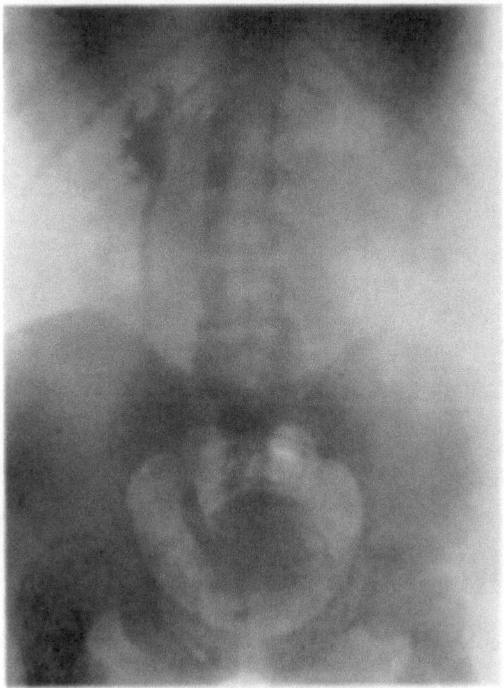

Abb. 218. Ureterschrumpfung und Verdickung infolge von Nierentuberkulose besonders am Eintritt in die Blase.

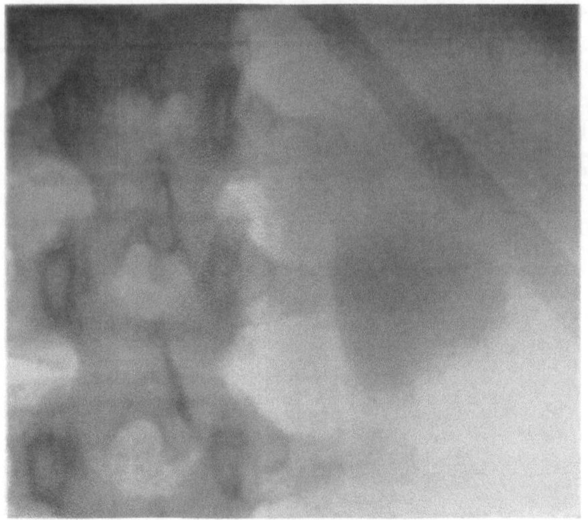

Abb. 219. Großer Nierensteinschatten.

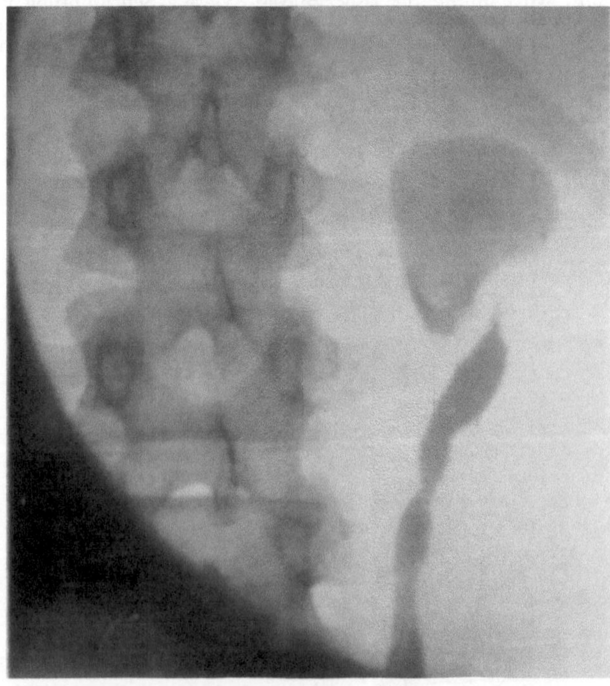

Abb. 220. Die Pyelographie beweist, daß der Stein durch Pyelotomie entfernbar ist. Umbrenal-(Jodlithium)-Füllung.

tionsplan seine Eingriffe ausführen kann und sich nicht erst durch Suchen und Freilegen über die Situation orientieren und dementsprechend sein Handeln einrichten muß, bringt uns die Pyelographie in die Lage, die Gefährlichkeit der Operation sicher abzuschätzen. Bekanntlich ist die Pyelotomie, die Eröffnung des dünnen, häutigen Nierenbeckens an richtiger Stelle, ein harm-

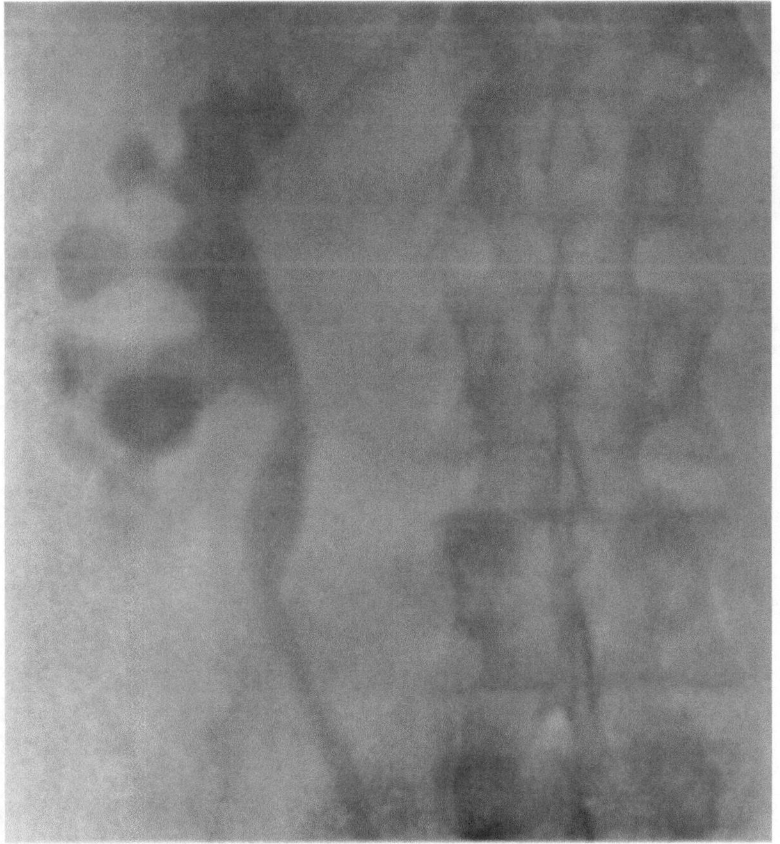

Abb. 221. Nierenstein im unteren Kelch. Der Stein begibt sich offenbar zeitweilig von dort durch die breite Verbindungsbrücke, welche zwischen unterem Kelch und Nierenbecken besteht, in das noch nicht erheblich erweiterte Nierenbecken. Dort ist es zur Harnstauung gekommen, welche in der kragenknopfähnlichen Verbreiterung der Nierenkelche ihren Ausdruck findet.

loser Eingriff, ohne oder mit ganz geringer Mortalität, während die Nephrotomie, die Durchtrennung des Nierenparenchyms, trotz aller Vorsicht selbst bei den besten Operateuren wegen der Nachblutung eine beträchtliche Mortalität nach sich zieht. Ob die eine oder andere Operation, die Pyelotomie oder Nephrotomie, gemacht werden muß, können wir vor der Operation mit Hilfe der Pyelographie feststellen und sind damit in der Lage, bei kleinen Steinen, welche ihrem Träger wenig Beschwerden machen und wegen ihres Sitzes in einem Nierenkelch die Nephrotomie erfordern würden, von dem Eingriff vorläufig abzuraten, während wir andererseits uns leicht entschließen, Steine, die im Nierenbecken sitzen, durch den kleinen Eingriff der Pyelotomie herauszuziehen. Auch der Patient gibt leichter seine Zustimmung zur Operation, wenn man ihm mit gutem Gewissen versichern kann, daß die Operation, weil sie als Pyelotomie durchzuführen ist, ein harmloser Eingriff und kein größeres Risiko ist, als höchstens eine einfache Appendixoperation.

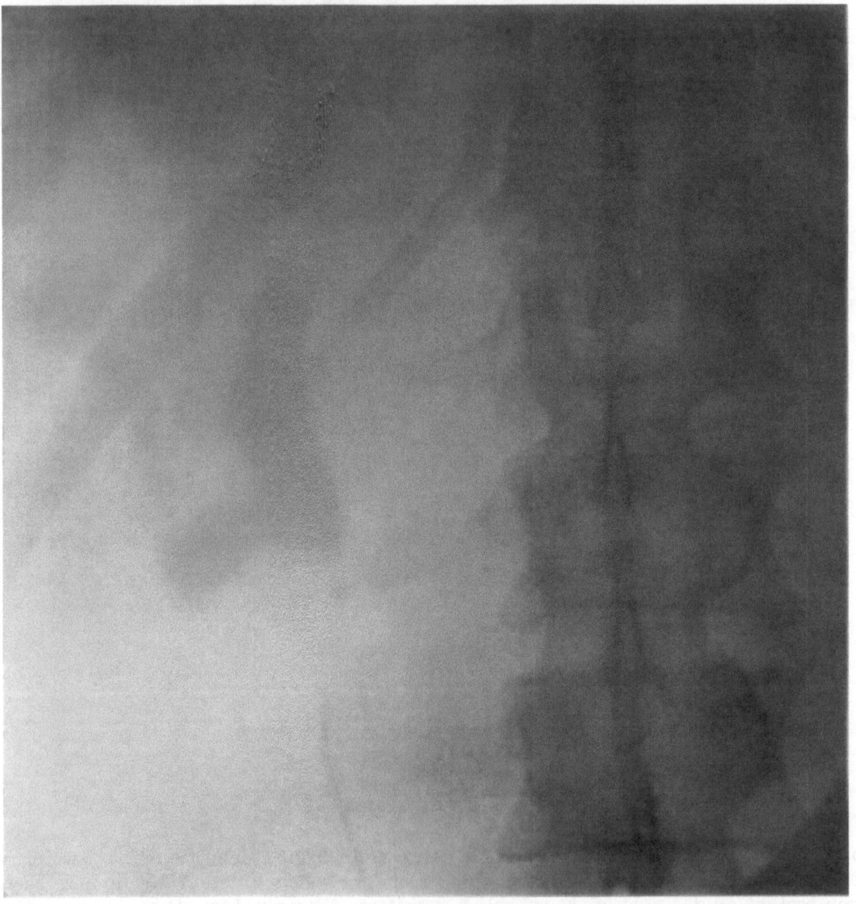

Abb. 222. Nierenbecken und Nierenkelche sind derart von Steinmasse erfüllt, daß man von einer natürlichen Pyelographie sprechen kann. Schon nach dem einfachen Röntgenbild läßt sich sagen, daß wahrscheinlich die Nephrektomie notwendig sein wird.

Nun gebe ich zwar zu, daß man vielfach aus der bloßen Form der Steine auch ohne Pyelographie mit Sicherheit sagen kann, ob die Konkremente sich im Nierenbecken oder im Nierenparenchym, oder in beiden befinden. Es ist sicher, daß z. B. der Korallenstein mit seinem Körper im Nierenbecken, mit seinen Ausläufern in den Nierenkelchen liegt. Die molarzahnähnliche Form entsteht durch den Ausguß der Kelche mit Konkrementsubstanz. Die kugelrunden, dattelkernförmigen, wetzsteinförmigen Gebilde sind als Beckensteine anzusprechen. Aber neben diesen sehr charakteristisch geformten Gebilden gibt es andere Gebilde von ganz unverbindlicher Form, von denen man nicht sagen kann, wo sie gelegen sind. Ich möchte sogar sagen, daß diese unverbindlichen Formen nicht selten sind. Jedenfalls können wir durch die Pyelographie in der operativen Indikation und Technik außerordentlich gefördert werden. Unentbehrlich ist uns die Methode für die Steine, welche für Röntgenstrahlen durchlässig sind und welche immerhin 8 bis 10% des gesamten Steinmaterials

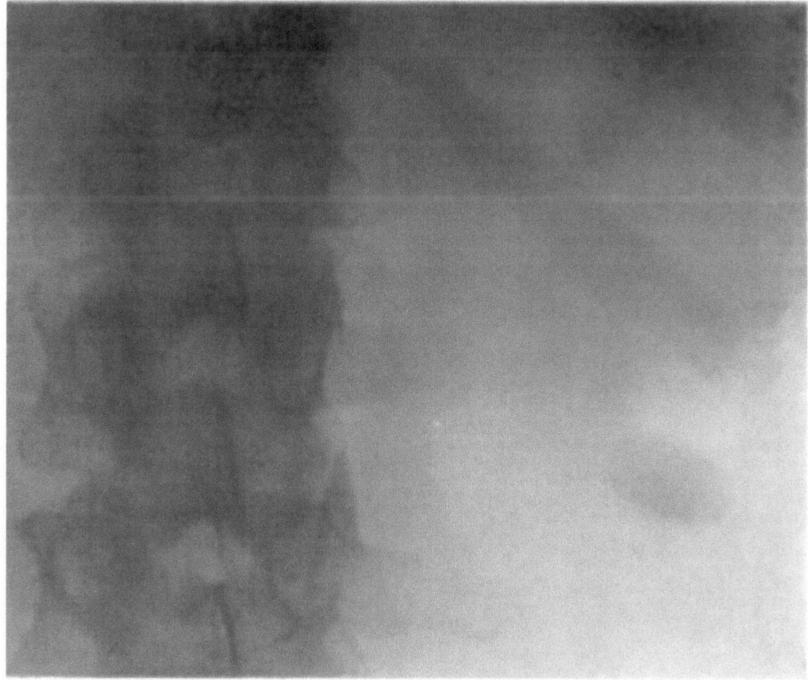

Abb. 223. Die Form des Konkrementes läßt vermuten, daß der Stein seinen Sitz im Nierenbecken hat. Ovalärer scharfer Schatten ohne Kelchfortsätze.

ausmachen. Man glaubte früher, daß die durchlässigen Steine nur aus reinem Uratmaterial beständen; diese Anschauung ist hinfällig, seitdem ich nachweisen konnte, daß auch Steine mit gut schattengebendem Material, wie Oxalsäure, phosphorsaurem Kalk, phosphorsaurer Ammoniakmagnesia für Röntgenstrahlen durchlässig sein können. Diese Steine sind dann gewöhnlich außerordentlich weich und zerbrechen, wenn man sie mit dem Finger derb anfaßt, oder mit der Pinzette anhakt. Bisweilen müssen ihre Bröckel aus dem Nierenbecken ausgespült werden. Ihre Weichheit wird verursacht durch den Mangel an Kittsubstanz, welche das steinbildende Material nicht zu einem einheitlichen homogenen Gebilde zusammenschweißt und zugleich die Ursache ihrer mangelhaften Schattenfähigkeit ist.

Ich habe vier derartige Fälle beobachtet und vermute deshalb, daß durch die Anwendung der Pyelographie der Prozentsatz der schattenlosen Steine sich als größer herausstellen wird, als man früher annahm. Zwei von diesen Fällen habe ich operiert.

In dem ersten Falle handelte es sich um eine abgemagerte Frau, bei welcher der Ureterenkatheterismus auf der verdächtigen Seite Eiterkörperchen, Bak-

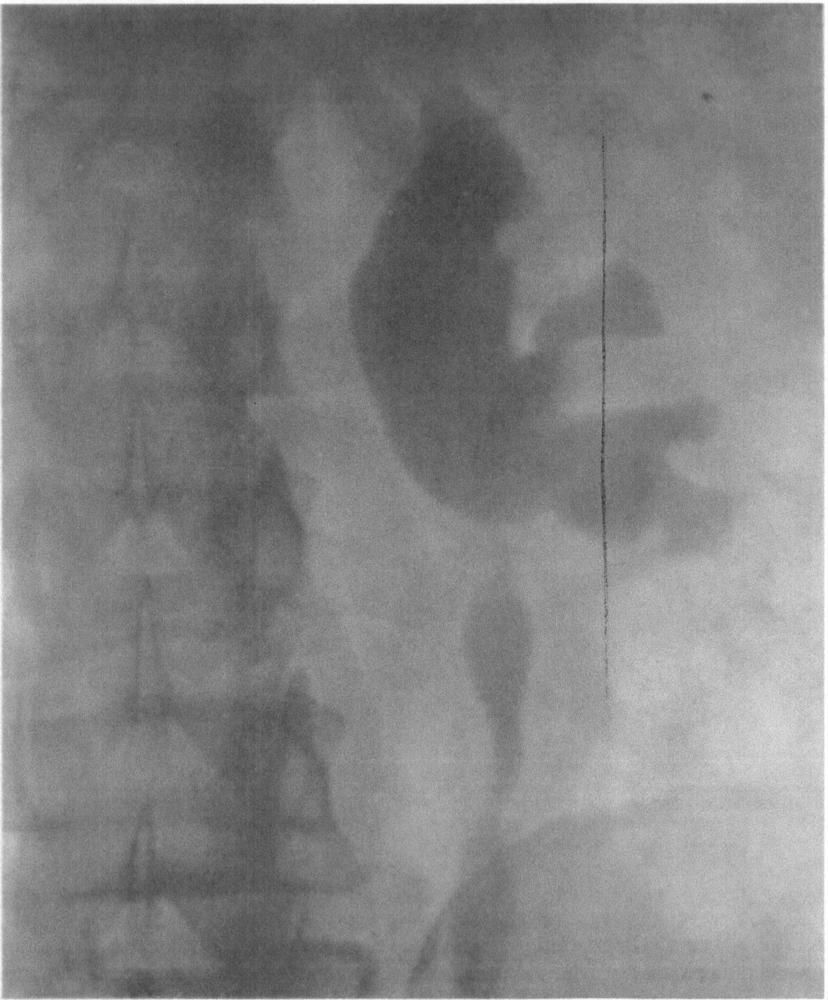

Abb. 224. Die Pyelographie zeigt, daß der Stein (Abb. 223) im unteren Kelch nahe dem Übergang zum Nierenbecken sitzt. Es läßt sich auf Grund des Bildes annehmen, daß der Stein in das Nierenbecken luxiert und durch Pyelotomie entfernt werden kann. Der Stein wurde durch Pyelotomie herausgezogen.

terien und Eiweiß lieferte und welche an heftigen Koliken litt. Wir nahmen zunächst an, daß eine Pyelitis vorlag und durch Sekretstauung die Anfälle auslöste, da das einfache Röntgenbild einen Stein nicht nachwies. Die Beschwerden verloren sich nicht und gaben uns Anlaß zu einer Pyelographie. Auf dem Bilde (s. Abb. 229) zeigten sich deutlich in dem intensiven Schatten der Füllmasse mehrere lichte Stellen, die nur so zu erklären waren, daß dort die schattengebende Füllmasse von einem für Röntgenstrahlen durchlässigen Gebilde verdrängt war. Eine zweite Aufnahme, die wir nach dem Vorschlage von Kümmell einige Zeit nach der Pyelographie ausführten, bestätigte unseren Verdacht auf die Existenz weicher Steine im Nierenbecken. Denn jetzt waren die Gebilde dadurch schattenfähig geworden, daß Kollargolmasse an ihrer rauhen Oberfläche haften blieb und ihnen auf dem Röntgenbild eine, wenn auch verschwommene Gestalt gab. Die Pyelotomie lieferte mehrere auf Fingerdruck

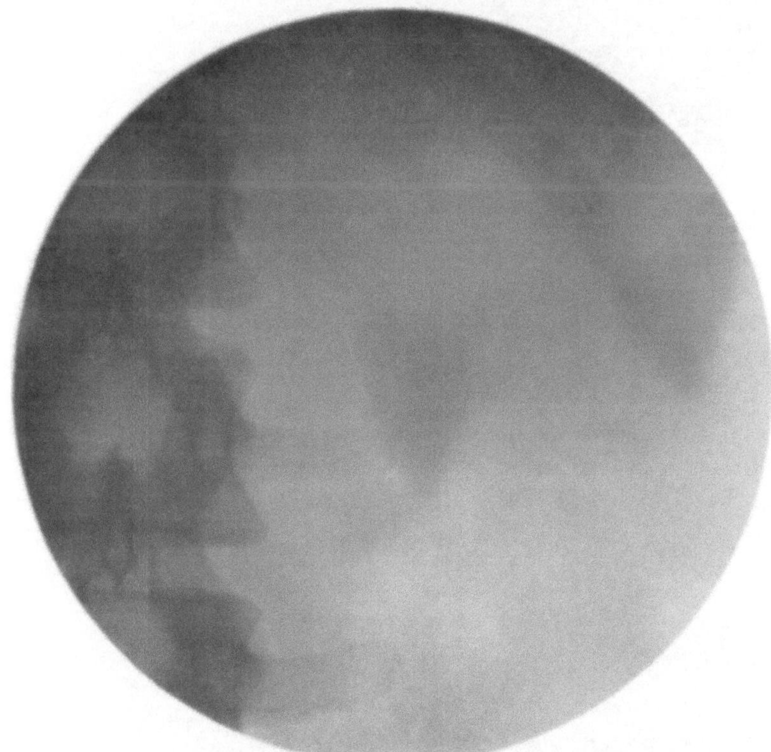

Abb. 225. Herzförmiger Nierenstein. Der Form nach wahrscheinlich Nierenbeckenstein. Pyelographie bei dem Stein.

zerbrechliche Steinmassen zutage, welche sich mit Kollargollösung durchtränkt hatten. Die chemische Analyse der Steine (Professor Loeb) ergab eine Zusammensetzung des Konkrements aus Phosphorkalk und Kollargol. Seit dieser Zeit habe ich auf die etwaige Existenz durchlässiger Steine in einschlägigen Fällen scharf geachtet. In einem zweiten Fall, in welchem das einfache Röntgenbild bei klinisch deutlichen Steinsymptomen ein Konkrement nicht nachwies, zeigte eine ovale Aussparung (s. Abb. 228) im Nierenbeckenschatten, daß ein Stein vorhanden war. Die Pyelotomie förderte ihn als ein dattelkernartiges Gebilde, welches in seiner Form genau der Aussparung entsprach, zutage; es war nicht einmal besonders weich und bestand, wie die chemische Untersuchung zeigte, aus oxalsaurem Kalk. Zwei andere Fälle mit gleichfalls prägnanten Steinsymptomen und pyelographisch sehr charakteristischer Form bei völlig negativem Befund des einfachen Röntgenbildes wurden nicht operiert. Die eine Patientin starb vorher durch einen Unglücksfall. Die andere Patientin ist gegenwärtig noch in unserer Beobachtung. Wir haben ihr, da sie ziemlich bejahrt ist und die Steine klein genug sind, um natürlichen Abgang zu finden,

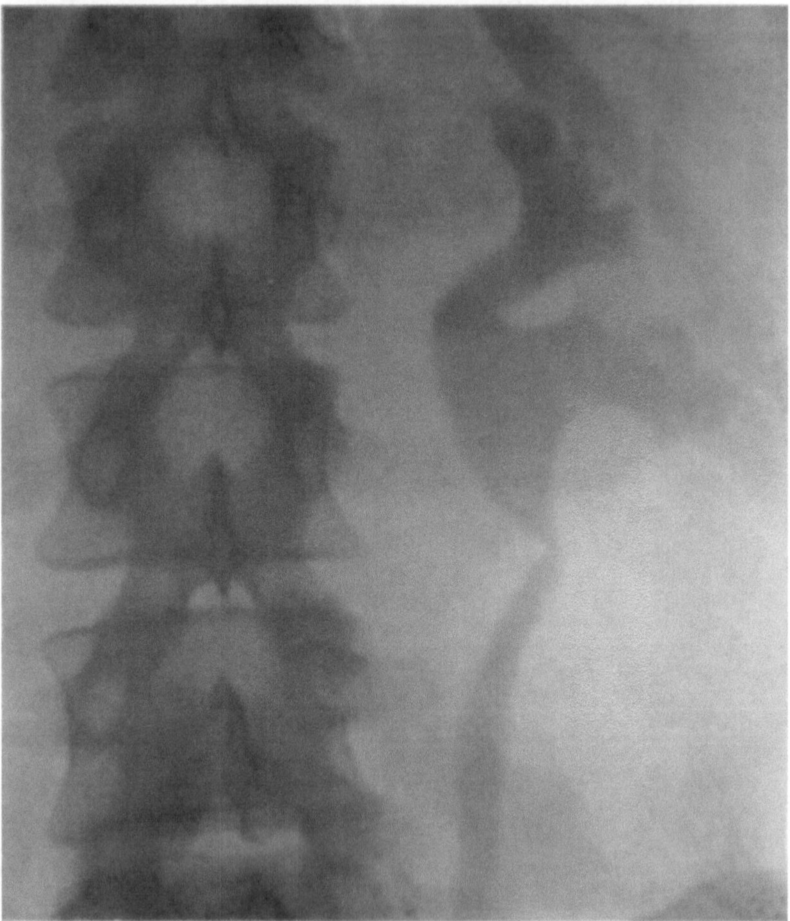

Abb. 226. Die Pyelographie bei dem Stein Abb. 225 zeigt, daß der Stein im Nierenbecken sitzt und durch Pyelotomie entfernbar ist. Bestätigung durch die Operation.

die Operation bisher nicht vorgeschlagen. Besonders charakteristisch ist die Aussparung des Pyelogramms und beweisend für die Existenz weicher Steine, wenn die lichten Stellen sich in ihrer Form und Lage bei zeitlich wechselnder Aufnahme innerhalb des Beckenschattens verschieben. Dadurch wird erwiesen, daß die Gebilde sich im Becken hin und her bewegen und nichts anderes als Konkremente sein können.

Endlich habe ich einen eigenartigen Fall beobachtet von fraglichem Nierensteinschatten, bei welchem die Pyelographie zur Ermittlung der Natur des

Gebildes eine ausschlaggebende Rolle spielte. Ein fettleibiger Herr war wegen eines deutlichen Nierensteinschattens in einer auswärtigen Universitätsstadt an der rechten Niere operiert worden. Die Operation war wegen der Korpulenz und einer schlechten Narkose sehr erschwert. Ein Stein wurde bei der Operation anscheinend nicht gefunden. Das Röntgenbild (Abb. 231) zeigte nach der Operation denselben Schatten in unveränderter Gestalt. Der Patient kam zu mir mit der Frage, ob es möglich sei, daß die Steine bei der Operation übersehen worden wären und er sich ein zweites Mal operieren lassen müsse. Es war mir von

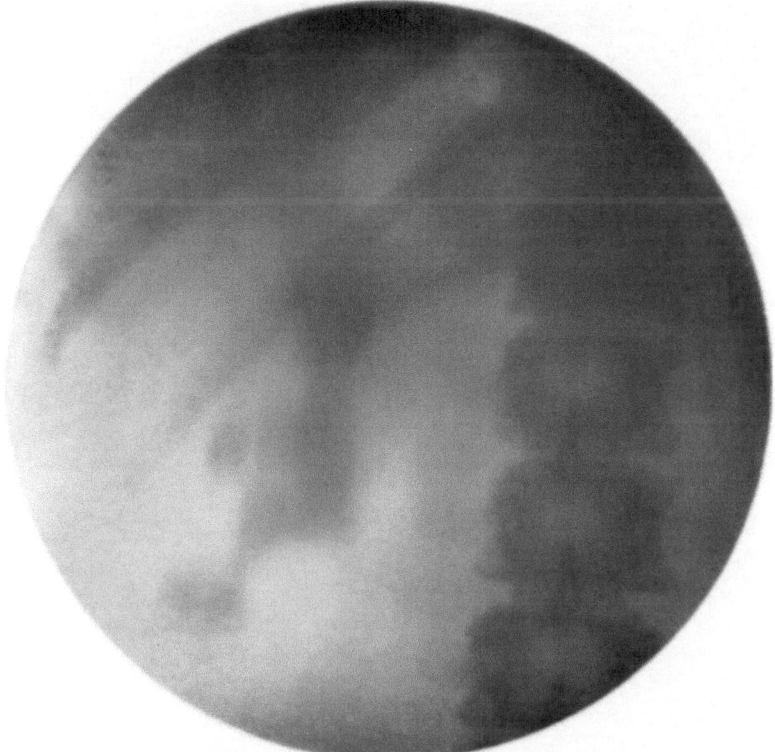

Abb. 227. Natürlicher Ausguß des Nierenbeckens und der Nierenkelche. Keine Pyelographie, einfaches Röntgenbild. Fall für Nephrektomie.

Anfang an unwahrscheinlich, daß Steine von dieser Größe von einem erfahrenen Operateur übersehen werden konnten, selbst wenn die Übersicht infolge der erwähnten Umstände schwierig und mangelhaft war. Außerdem zeigten die Steine auf der Platte eine Art Facettierung, eine Beobachtung, welche an Nierensteinen bisher nicht gemacht wurde. Endlich wiesen die Steine fast durchweg einen lichten Kern auf. Eine solche Aufhellung im Innern kommt zwar bei Nierensteinen vor, aber nur ganz ausnahmsweise. Alle diese Umstände sprachen gegen Nierenstein und mehr für die Annahme, daß die Gebilde Gallensteine waren und bei der Aufnahme in das Lager der rechten Niere projiziert, Anlaß zur Nephrotomie wurden. Um die Frage mit Sicherheit zu entscheiden, führte ich die Pyelographie (Abb. 232) aus. Sie wies einwandfrei nach, daß die Gebilde weder mit dem Nierenbecken, noch mit dem Nierenparenchym in Zusammenhang stehen konnten, da sie bei der Blendenaufnahme gar nicht auf die Platte kamen. Schütze gelang es, durch Röntgenaufnahme in Bauchlage die Gebilde einwandfrei als Gallensteine nachzuweisen. Er erklärt ihre gute Schattenfähigkeit durch ihren starken und seltenen Gehalt an Kalk.

Von ganz besonderer Bedeutung ist die Pyelographie für die Diagnose der Nierentumoren, speziell der Hypernephrome. Bei der Bösartigkeit dieser Ge-

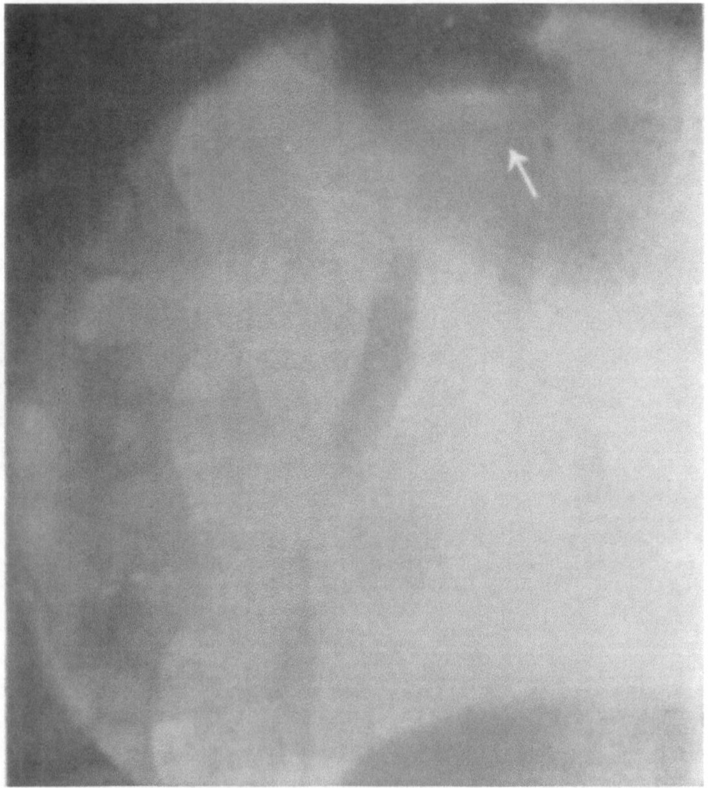

Abb. 228. Mitten im Kollargolschatten des Nierenbeckens ist eine ovaläre Aussparung sichtbar. Das einfache Röntgenbild zeigte keinen Stein. Durch Pyelotomie wurde ein dattelkernförmiger, weicher Oxalatstein entfernt.

schwülste ist ihre frühzeitige Ermittlung unbedingt notwendig, da nur eine Operation im allerersten Stadium Aussicht auf Erfolg gibt. Später, wenn der Tumor in die Nierenvenen und in die Drüsen eingebrochen ist, wird jede Hoffnung auf Dauererfolg damit vernichtet. Es muß deshalb die Aufgabe der praktischen Ärzte und der internen Kliniker sein, denen die Beobachtung dieser Patienten gewöhnlich zuerst zufällt, weil der blutige Harn den Patienten zum Arzte drängt, dieses Stadium nicht zu übersehen und auf sofortigen chirurgischen Eingriff zu drängen. Sämtliche Fälle mit zweifelhafter Hämaturie, namentlich bei älteren Personen, müssen der spezialistischen Untersuchung zugewiesen werden,

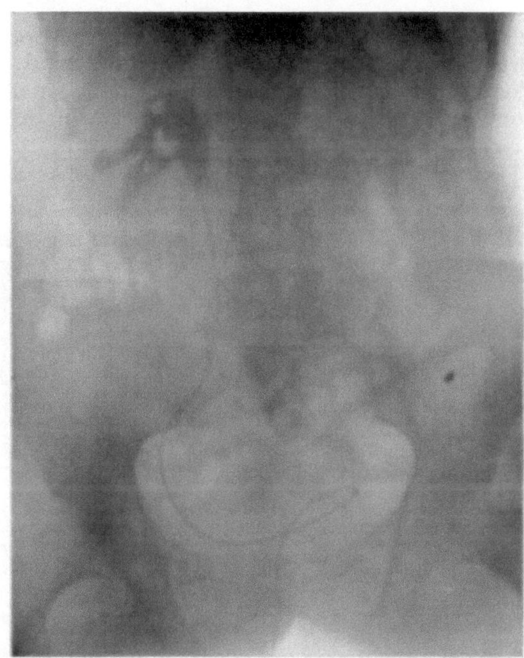

Abb. 229.
Die Patientin wurde lange Zeit wegen ihrer kolikartigen Beschwerden, da das einfache Röntgenbild keinen Stein nachweisen konnte, auf Pyelitis behandelt. Die Pyelographie wies im Nierenbeckenschatten verschiedene Aussparungen nach. Die größte ist herzförmig und liegt in der Mitte des Nierenbeckens. Durch Pyelotomie wurden mehrere ganz weiche lehmartige Steine entfernt. Die chemische Untersuchung ergab als Zusammensetzung ein Gemisch von phosphorsaurem Kalk, kohlensaurem Kalk und Kollargol, mit welchem die Füllung vorgenommen wurde.

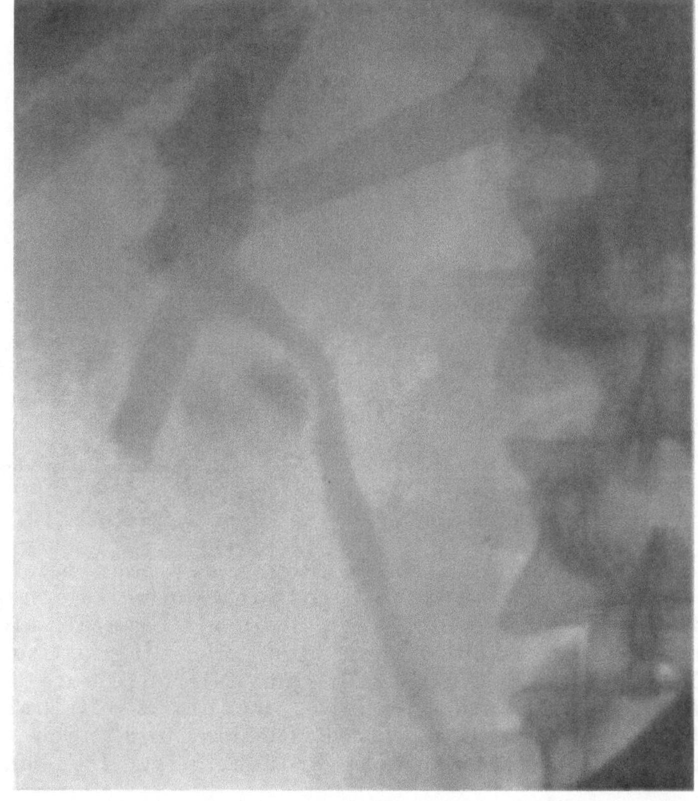

Abb. 230.
Die Pyelographie zeigt, daß kleine Nierensteine im unteren Nierenpol liegen. Zu ihrer Entfernung müßte man eine ausgedehnte Nephrotomie in der unteren Hälfte des Organs vornehmen und dort nach den Steinen suchen. Der Eingriff würde in diesem Fall im Verhältnis zu den geringen Beschwerden, welche in leichten und seltenen Blutungen bestanden, bei dem bejahrten Patienten zu beträchtlich und nicht ungefährlich sein. Von einer operativen Entfernung der Steine wurde deshalb zunächst Abstand genommen. Kollargolfüllung.

wenn die Hämaturie nicht ganz einwandfrei, nach dem klinischen Bild z. B. wegen der Blutdrucksteigerung als intern, d. h. nephritisch gelten darf. Diese Forderung, jede Hämaturie genau funktionell untersuchen zu lassen, ist schon von Nitze aufgestellt worden und deshalb so alt wie die Kystoskopie selbst. Leider wird noch oft dagegen gefehlt (s. S. 1 und 2).

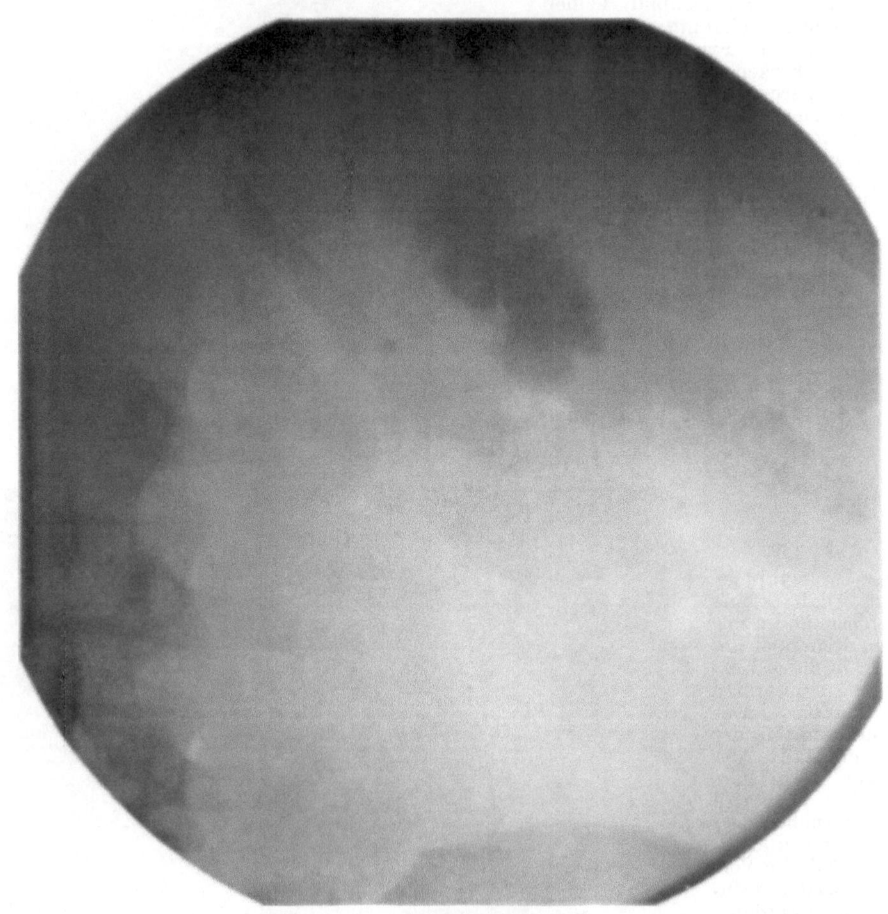

Abb. 231.
Erklärung hierzu siehe Seite 185 unter Abb. 232.

Daraus ergibt sich die Regel, daß man bei älteren Patienten mit Hämaturie, welche nicht einwandfrei als nephritisch gelten darf, oder für welche ein Stein als Ursache nicht nachweisbar ist, sehr vorsichtig sein und alle diagnostischen Mittel zum Nachweis oder Ausschluß eines Nierentumors erschöpfen muß. Dasselbe gilt für die Fälle, wo ein zweifelhafter Tumor ohne Hämaturie in der Flanke fühlbar und nach dem Palpationsbefund als Nierentumor verdächtig ist. Die Funktionsprüfung und der Ureterenkatheterismus leisten in diesen Fällen vielfach gar nichts, weil die Niere, von dem wachsenden Tumor nach abwärts gedrängt, im übrigen unverändert bleibt. Man kann auf beiden Seiten eine völlig normale Funktion und einen völlig normalen Urin finden. Dagegen ist die Verschiebung der Niere frühzeitig durch die Pyelographie (Abb. 233) und durch die eigentümliche Verbiegung des Ureters, in welchen man einen schattengebenden Wismuthkatheter einführt, einwandfrei nachzuweisen und damit die Dia-

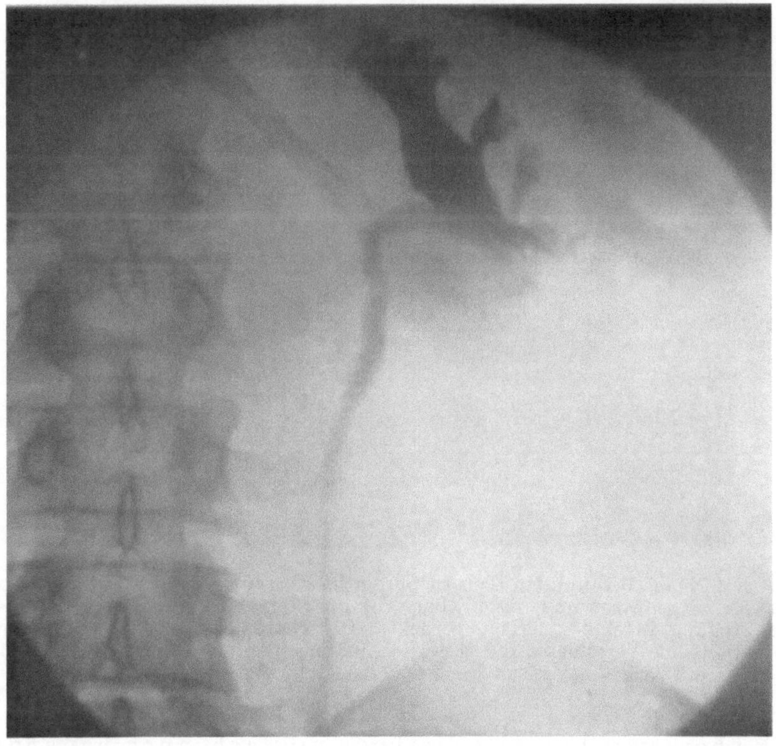

Abb. 232.

Abb. 231 u. 232. Der Schatten wurde von anderer Seite für einen Nierensteinschatten gehalten, die Niere gespalten und nach den Steinen gesucht. Obwohl der Schatten dem Nierenlager angehört, ist er in seiner Form durch die Facettenbildung der fraglichen Konkremente und ihren helleren Kern auffällig und zu deuten als Gallensteine, welche in das Nierenlager projiziert durch besonders starken Kalkgehalt gut schattenfähig sind.

gnose des Nierentumors zu stellen. Die anatomische Aufklärung durch die Pyelographie leistet hier viel mehr, als die Funktionsprüfung. Ich komme auf diesen Punkt bei der Pathologie des Harnleiters im Röntgenbild noch einmal zurück.

Ich fasse jetzt die Krankheiten kurz zusammen, in denen mir die Anwendung der Pyelographie unentbehrlich erscheint. Erstens: Mißbildungen der Niere; zweitens: Lageverschiebungen der Niere; drittens: Nierensteine; viertens: Nierentumoren.

Abgesehen von diesen vier Gruppen wird derjenige, welcher sich von der Harmlosigkeit der richtigen pyelographischen

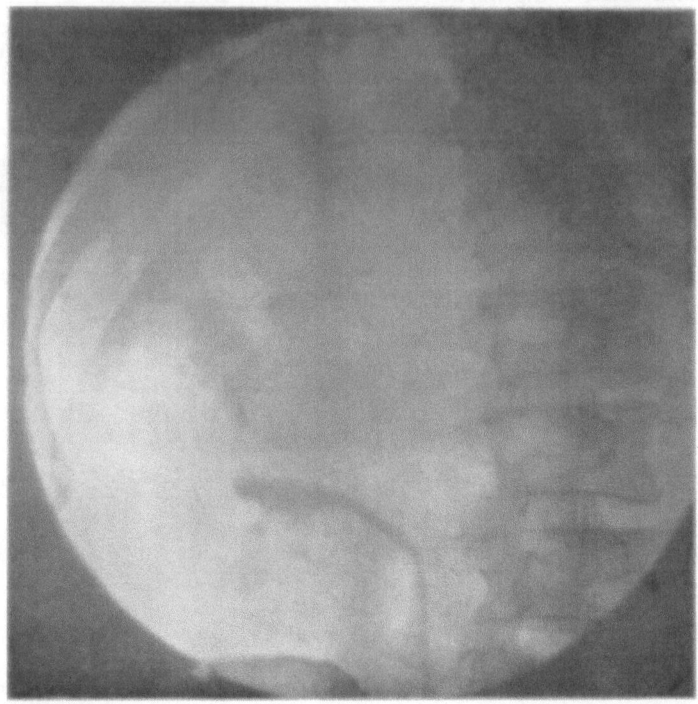

Abb. 233. Die Niere ist durch ein Hypernephrom im ganzen weit nach abwärts gegen die Darmbeinschaufel gedrängt und einschließlich des obersten Harnleiterabschnittes aus ihrer vertikalen Stellung in eine Querlage gerückt. Die Nierenkelche sehen nach abwärts. Derartige gewaltsame Verschiebungen des Nierenkörpers kommen nur durch den aktiven Druck einer rasch wachsenden Geschwulst zustande.

Technik überzeugt hat, die Methode vielfach auch bei anderen Erkrankungen gern zu Rate ziehen.

27. Kapitel.

Der Harnleiter im Röntgenbild.

Der normale Harnleiter (s. Abb. 234) macht eine Anzahl teils in sagittaler, teils in frontaler Ebene verlaufene Krümmungen auf dem Wege vom Nierenbecken zur Blase durch. Durch die sagittalen Krümmungen paßt sich der Harnleiter dem Verlauf des Skeletts an. In der Pars abdominalis besteht eine anfangs leicht sagittale Krümmung nach vorn, entsprechend der Lordose der Lendenwirbelsäule. Beim Eintritt in das kleine Becken biegt der Harnleiter nach hinten in die Kreuzbeinhöhlung um. Schließlich wendet sich der Ureter der Steißbeinkrümmung entsprechend scharf nach vorn und zugleich etwas nach oben, um die Blase zu erreichen. Diese sagittalen Krümmungen, auf welche die Anatomen großen Wert legen, haben für unsere diagnostisch-chirurgischen Zwecke geringe Bedeutung. Sie sind überdies nach Einführung des schattengebenden Röntgenkatheters nur im stereoskopischen Bilde nachweisbar.

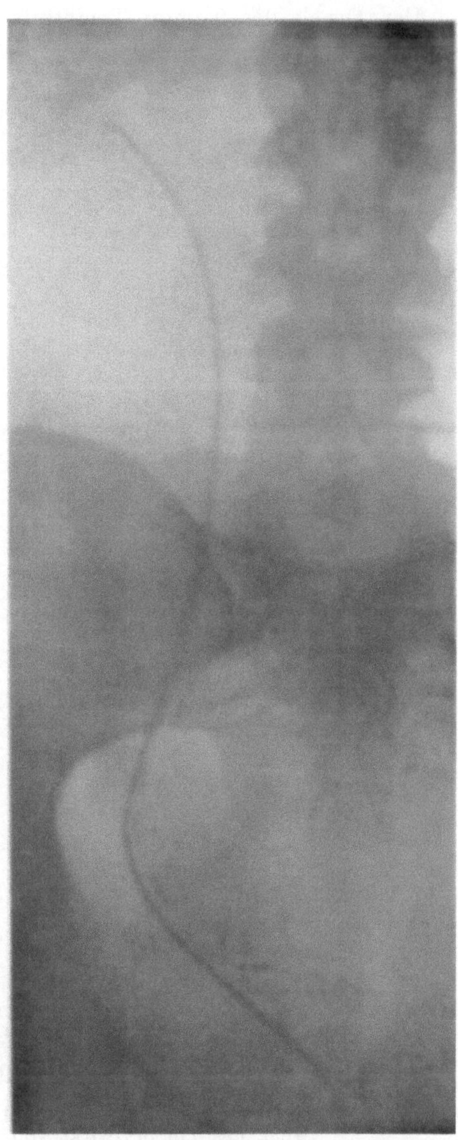

Abb. 234. Leicht S-förmiger Verlauf mit pararenaler, nach innen konvexer und paravesikaler, nach außen konvexer Krümmung des normalen Harnleiters.

Uns interessieren mehr die in frontaler Richtung verlaufenden, schon durch die einfache nicht stereoskopische Röntgenaufnahme sich darstellenden Harnleiterkrümmungen. Es gibt deren zwei: Eine in der Pars abdominalis mit medianwärts vorspringender Konvexität und eine in der Pars pelvina mit lateralwärts vorspringender Konvexität. Beide erklären sich leicht; die erstere durch den Übergang des Harnleiters in den lateralwärts gelegenen Nierenkörper, die zweite dadurch, daß der Harnleiter, der seitlichen Beckenwand folgend, unterhalb der medianwärts vorspringenden Vasa iliaca wieder lateralwärts ausbiegt. Diese zweite Krümmung kann durch alle Affektionen im kleinen Becken erheblich beeinflußt werden und hat von jeher deshalb das Interesse der Gynäkologen erweckt, welche die Erfahrung machten, daß durch gutartige wie bösartige Geschwülste der Ureter vielfach aus seinem normalen Verlauf abgelenkt wird.

Für uns ist hauptsächlich die obere frontale Krümmung wichtig. Sie ist normalerweise sehr seicht, wird durch den eingeführten Ureterkatheter gestreckt und fast ausgeglichen. Sie stößt gegen die Achse des Nierenbeckens, als welche wir eine schräg von oben nach unten außen verlaufende Verbindungslinie zwischen den Spitzen des Calix superior und Calix inferior annehmen, in einer normalerweise ganz bestimmten Winkelstellung. Der untere Mündungswinkel beträgt 45°, der obere 135° (s. Abb. 184, 185). Durch den Druck einer Geschwulst kann der obere Ureterabschnitt umgebogen und abgelenkt werden. Er kann, in extremen Fällen um 90° gedreht, gänzlich quer verlaufen (s. Abb. 235) und dadurch eine senkrechte Stellung zur Körperlängsachse einnehmen. Auch die Nieren werden dann gewöhnlich aus ihrem normalen Lager nach unten und außen herausgewälzt. Die Kelche sehen infolge der Drehung nach abwärts. Das ganze Organ steht als Fortsetzung des in derselben Richtung abgelenkten Harnleiters genau quer zur Körperrichtung.

Der Druck des Tumors beeinflußt auch noch den Verlauf des nächsten Harnleiterabschnittes. Er, der sonst geradlinig neben der Wirbelsäule verläuft,

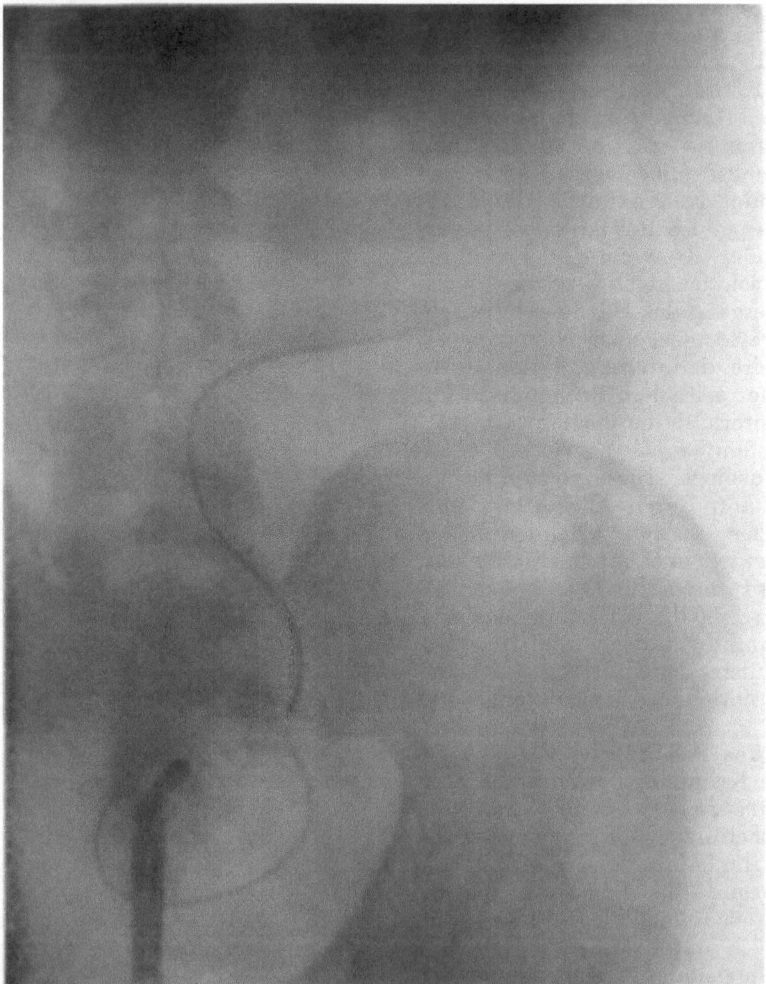

Abb. 235. Verlagerung des renalen Harnleiterabschnitts durch einen Nierentumor. Der Druck des Tumors wirkt von außen oben nach innen unten.

gerät in die pathologische Krümmung hinein. Er wird über die Mitte der Wirbelsäule nach innen gedrängt und stark gekrümmt. Die obere Harnleiterhälfte beschreibt unter dem Einfluß der Geschwulstkompression, welche sich von außen oben nach innen unten geltend macht, einen großen Bogen. Seine ideale Sehne zieht sich ungefähr von der letzten Rippe bis in die Gegend der Sakroiliakalverbindung. Die Höhe der Krümmung liegt mitten über der Wirbelsäule.

Hydronephrosen und Zystennieren verbiegen trotz ihrer Schwere, mit der sie am Harnleiter hängen, wie eine Traube am Stiel, den Harnleiter nur wenig. Die beschriebene, für Tumor charakteristische Verbiegung kommt wahrscheinlich durch den aktiven Druck der wachsenden Geschwulst zustande.

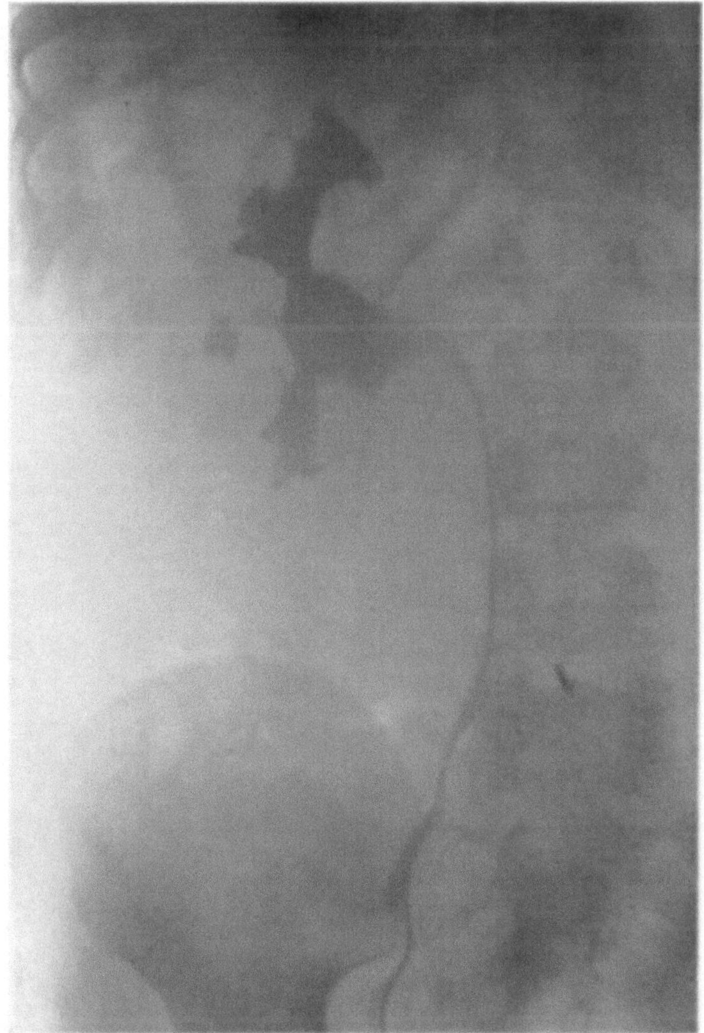

Abb. 236. Doppelseitige mächtige Zystenniere. Pyelographie der rechten Seite. Das Nierenbecken einschließlich der Kelche reicht von der 10. Rippe bis zum unteren Rand des 3. Lendenwirbels. Abgesehen von dem gigantischen Ausmaß ist es in seinem ganzen Bau annähernd normal. Umbrenal-(Jodlithium)-Füllung.

In einem einzigen Fall habe ich die Beobachtung gemacht, daß die Verschiebung des Harnleiters genau in der umgekehrten Richtung erfolgte (Abb. 237). Es handelte sich um retroperitoneale Metastasen eines Hodensarkoms. Hier entwickelte sich offenbar die Neubildung von unten innen nach oben außen, bog den Harnleiter gleich, nachdem er das Becken verlassen hatte, von der

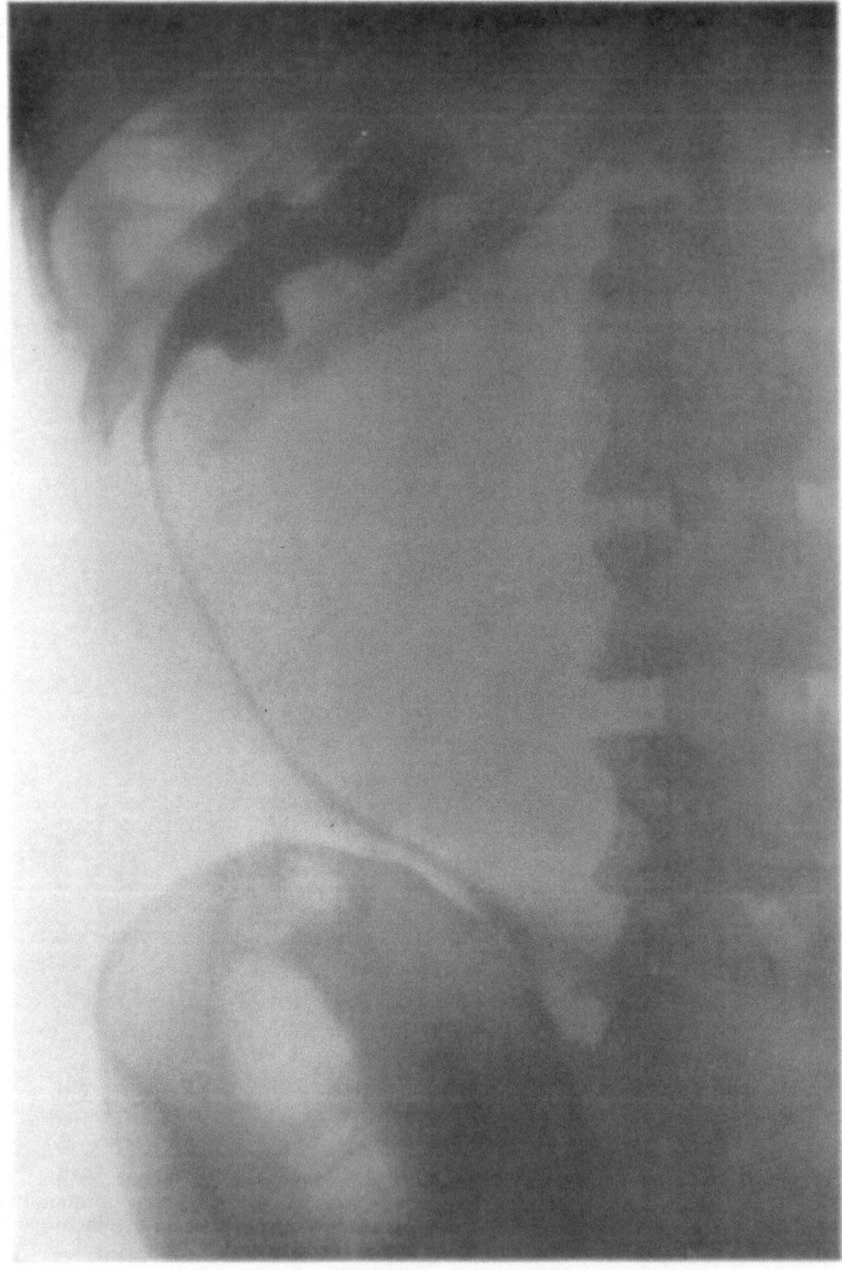

Abb. 237. Retroperitonealer metastatischer Tumor nach Hodensarkom. Der Harnleiter ist von der Wirbelsäule weit abgedrängt und gezwungen, einen großen lateralwärts gekrümmten Bogen zu schlagen. Die Niere ist unter dem aktiven Druck des offenbar von unten innen nach oben außen wachsenden Tumors in die Höhe gehoben und parallel zur letzten Rippe gestellt. Kollargolfüllung.

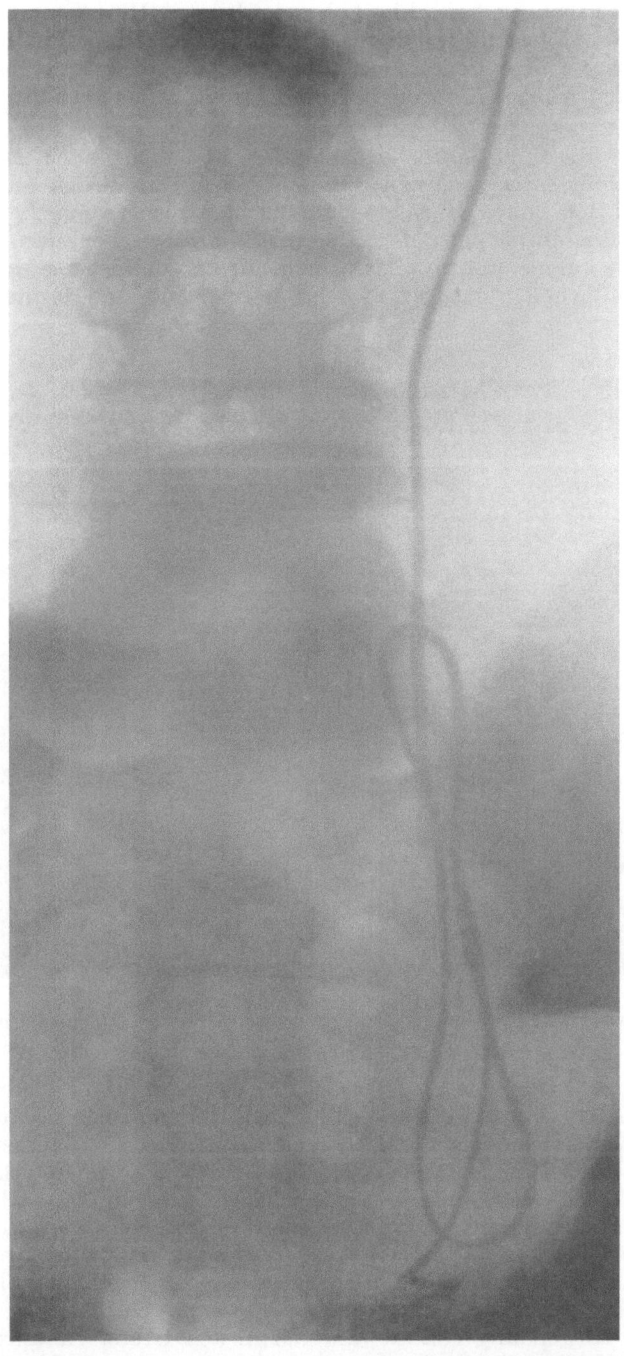

Abb. 238. Abnorm dilatierter Harnleiter, in welchem sich der Ureterkatheter umgerollt und eine Achtertour geschlagen hat. Die Erweiterung ist nach verspäteter Entfernung eines Uretersteins zurückgeblieben. Das Pyelogramm der zugehörigen hydro-pyonephrotischen Niere ist in Abb. 213 dargestellt.

Wirbelsäule ab gegen die Seite hin, hob den obersten Harnleiterabschnitt samt der Niere in die Höhe und im Bogen über die letzte Rippe hinüber. Wie ein Turner die Flanke über dem Reck macht, lag die völlig quergestellte Niere über der letzten Rippe. In einem großen, mit der Konvexität nach außen gerichteten Bogen zog der Harnleiter zur verlagerten Niere.

Natürlich wird durch solche enorme Verschiebungen auch die Länge des Ureters beeinflußt. Sie wird von den Anatomen verschieden angegeben; die einen schätzen den linken Harnleiter auf 30, den rechten auf 29 cm. Andere geben die Durchschnittslänge auf 26 cm an. Im urologischen Sinn ist der Harnleiter jedenfalls kürzer und im allgemeinen mit 25 cm zu bemessen. Wie man sich durch Einführung gestreifter, in Zentimeter eingeteilter Harnleiterkatheter,

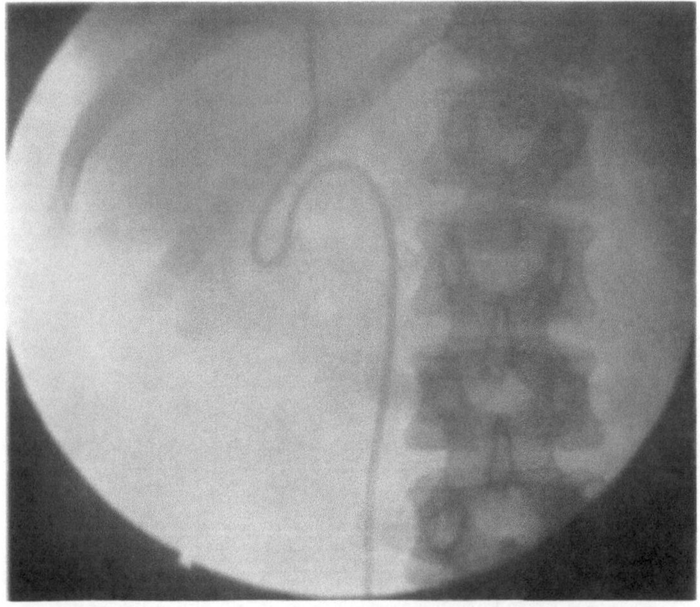

Abb. 239. Der Ureterkatheter hat im Nierenbecken Platz gefunden, um eine Schleife zu schlagen.

durch Ureterenkatheterismus und Füllung des Nierenbeckens mit schattengebender Substanz und nachfolgende Röntgenaufnahme überzeugen kann, erreicht man durchschnittlich nach Einführung von 25 cm Ureterkatheter das Nierenbecken. Der Harnleiter ist im urologischen Sinn vermutlich deshalb kürzer als im anatomischen, weil ein Teil der Windungen sich unter dem Einfluß des eingedrungenen Katheters ausgleicht und der Harnleiter sich über dem Katheter wie über einem Mandrin in Falten legt. Jedenfalls soll man stets, wie schon Voelcker betont hat, darauf achten, in welcher Länge der Ureterkatheter ohne Anwendung von Gewalt sich in den Ureter einführen läßt und falls auffällige Katheterlängen im Innern des Ureterrohres verschwinden, durch Röntgenaufnahme ermitteln, wo der überschüssige Katheter Platz gefunden hat (s. Abb. 238, 239 u. 240). Man erhält alsdann oft merkwürdige Aufschlüsse, so z. B., daß er sich im erweiterten Harnleiter umgekrempelt und in Schleifen gelegt, oder daß er sich im Nierenbecken aufgerollt hat. Auf diese Weise läßt sich dank einer einfachen Röntgenaufnahme ein ausgezeichneter plastischer Aufschluß über Veränderungen des Ureters und Nierenbeckens gewinnen.

In anderen selteneren Fällen ist der Ureter tatsächlich durch Dehnung zu lang geworden und nimmt deshalb auffällig große Katheterlängen auf (35 cm

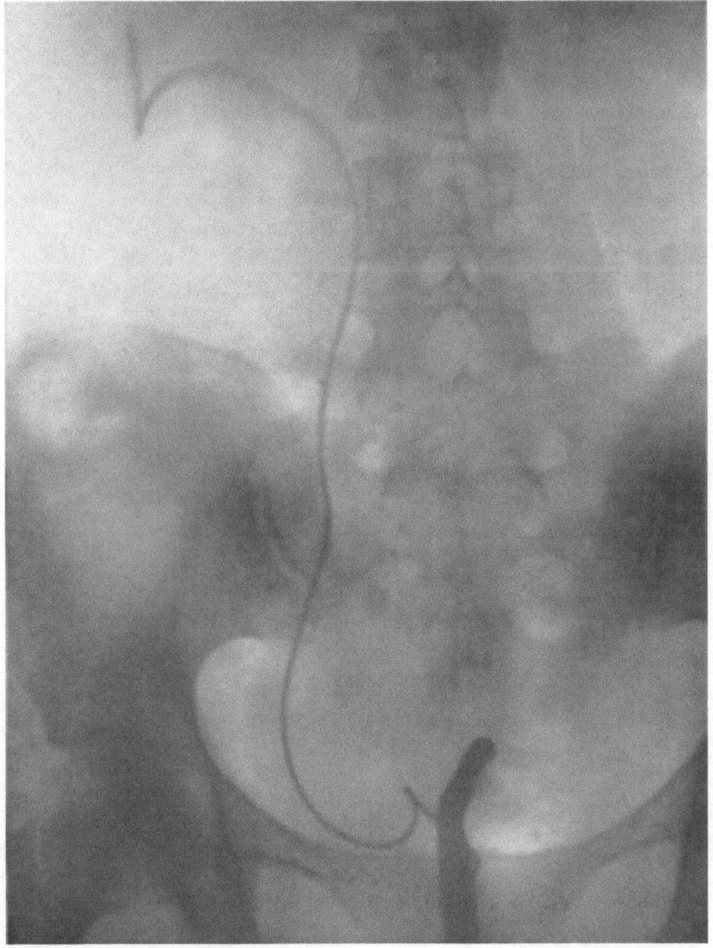

Abb. 240. V-förmige Aufrollung des Katheters im Nierenbecken.

und mehr). Aus seiner natürlichen Lage abgedrängt, kann er den Umweg nur durch Längendehnung überwinden. Diese Dehnung kommt fast ausschließlich unter dem Einfluß eines wachsenden malignen Tumors zustande.

Umgekehrt verkürzt sich bei Tuberkulose unter dem Einfluß perinephritischer, sich oft auf den Harnleiter direkt fortsetzender Schrumpfung der Ureter sehr beträchtlich (17 cm und weniger) (s. Abb. 217, 218). Diese Verkürzung findet kystoskopisch ihren Ausdruck in der veränderten Gestalt des Ureterhügels, welcher sich aus einem vorgestreckten Bürzel in einen eingezogenen Krater verwandelt. Am renalen Harnleiterende zeigt sie sich pyelographisch in der Umwandlung der renalen Harnleiterkrümmung in einen geraden, starren, direkt als Ausläufer des Calix superior nach abwärts ziehenden Strang.

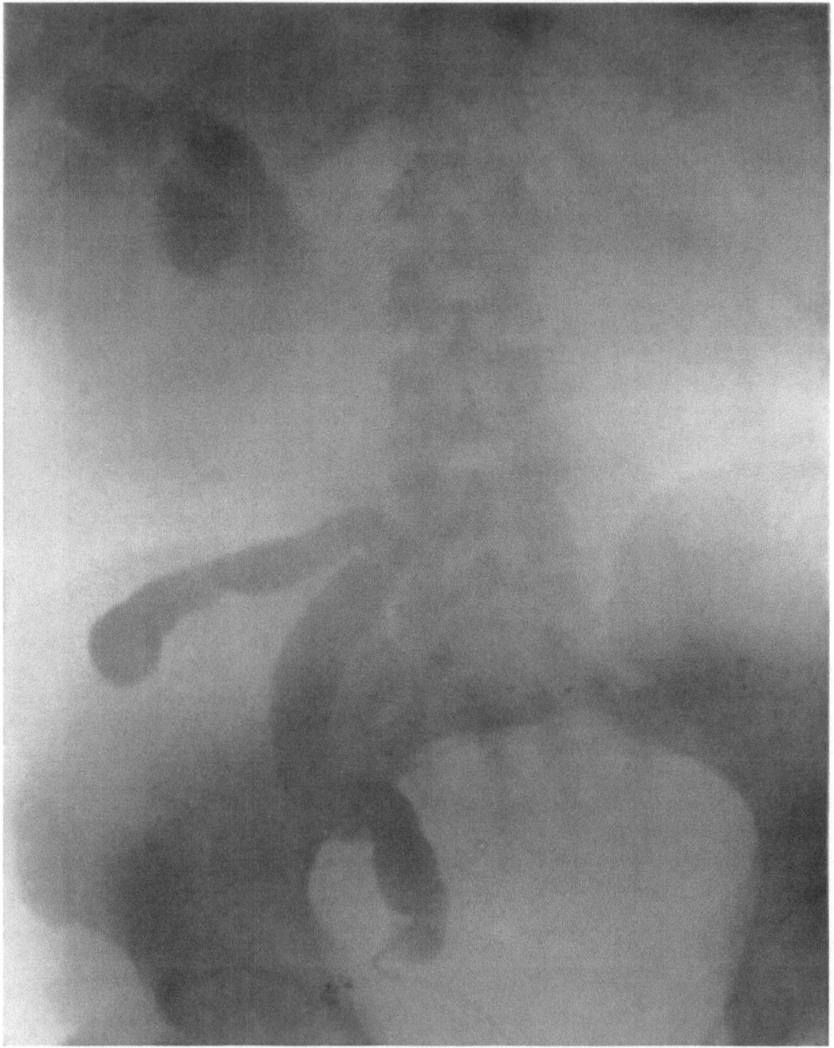

Abb. 241. Der Harnleiter ist auf Dünndarmdicke erweitert und winklig abgeknickt. Oberhalb des Harnleiters ist eine große, zum Teil nur schwach gefüllte Hydronephrose sichtbar.

Der normale Ureter ist im pyelographischen Bild bisweilen gleichmäßig stark, bisweilen ungleichmäßig, abwechselnd breit und eng geformt, ohne daß Enge und Weite des Harnleiters mit den natürlichen Engen übereinstimmen. Wahrscheinlich werden die Anschwellungen durch die Ureterperistaltik und die sich rückwärts in die Blase ergießende Füllmasse im Augenblick der Röntgenaufnahme zufällig und willkürlich hervorgerufen und sind den Kontraktionen vergleichbar, welche mit Wismutbrei gefüllte Därme auf dem Röntgenbild in Gestalt von Einschnürungen zeigen. Pathologische Verdickung des Ureters findet sich auf dem pyelographischen Röntgenbild bei Tuberkulose. Hier kommt auch gleichzeitig die beschriebene Schrumpfung und Verkürzung des Ureterrohres unter der Wirkung des perinephritischen Zuges zum Ausdruck.

Echte Verbreiterung oder Verengerung des Harnleiters ist der Form nach (s. Abb. 241) so auffällig, daß über die Pathologie des Zustandes kein Zweifel

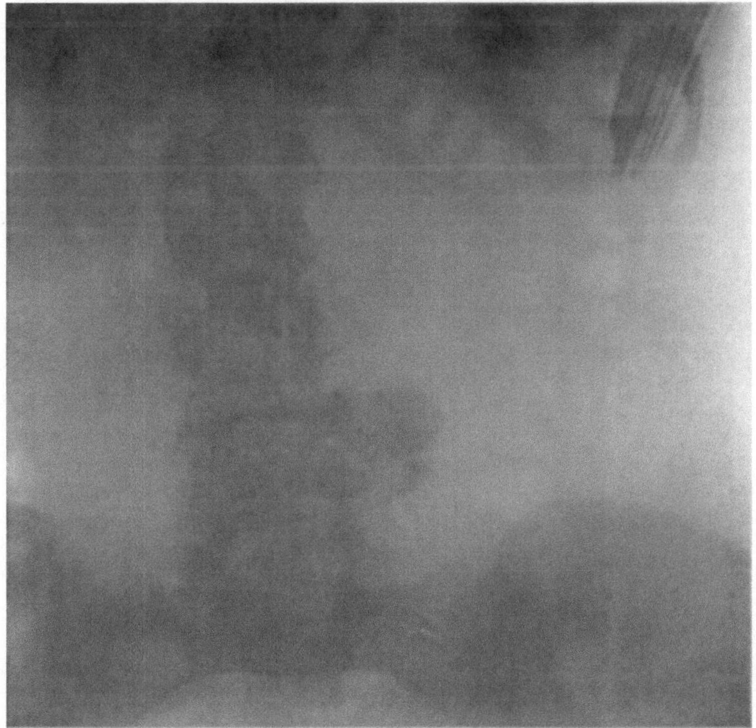

Abb. 242. Verkalkte Drüsen am linken Rande des IV. Lumbalwirbels.

herrschen kann. Verbreiterung ist überdies häufig durch die im Ureterrohr mitgerollten Windungen einwandfrei nachweisbar. Neben einem guten Röntgenbild ist auch für die Diagnose, Dilatation oder Striktur des Harnleiters eine kritische Betrachtung der dargestellten Form notwendig.

Uretersteine (s. Abb. 9) sind auf der Röntgenplatte gut sichtbar. Ebenso wie bei den Nierensteinen kann ein kleiner Prozentsatz von weichen, aus Uratmaterial zusammengesetzten, oder sehr kleinen Steinen die Röntgenstrahlen durchlassen. Häufiger werden Uretersteinschatten durch verkalkte Drüsen, Phlebolithen und Kalkeinlagerung in den großen Bauchgefäßen usw. vorgetäuscht. Um den Harnleitersteinschatten in seinem Charakter sicherzustellen, wird die schattengebende Uretersonde eingeführt und gegen das fragliche Gebilde vorgeschoben. Zerlegt sie dasselbe in mehrere Anteile (s. Abb. 246), so ist damit der Steincharakter des Gebildes sichergestellt; gleitet sie dagegen in einiger Entfernung an ihm vorbei, so ist die Annahme eines Harnleitersteines hinfällig. Wird die Sonde von dem Gebilde aufgehalten, so ist ein Harnleiterstein als wahrscheinlich, aber nicht als unbedingt sicher anzunehmen. Das gleiche gilt für den Fall, daß die Sonde dicht neben dem Gebilde in die Höhe geführt werden kann. Eine genaue klinische Untersuchung und kritische Wertung aller Möglichkeiten ist in allen derartigen Fällen notwendig und ergibt stets eine hinreichende Klärung der pathologisch-anatomischen Situation und

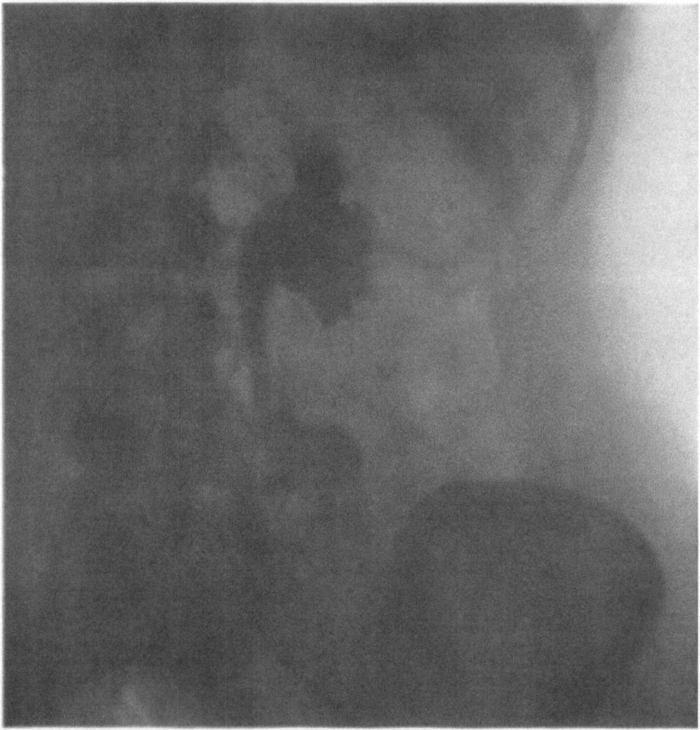

Abb. 243. Pyelographie zeigt Verwachsung der Drüsen mit dem Harnleiter und als Folgezustand beginnende hydronephrotische Erweiterung des Nierenbeckens (s. Krankengeschichte und Operationsbefund S. 199).

damit die Grundlage für einen etwaigen chirurgischen Eingriff. Ich gebe hier deshalb den von meinem Assistenten N. Kleiber ausführlich publizierten Fall von Pseudoureterstein als ein Beispiel wieder, wie die Vereinigung von urologischer und röntgenographischer Technik selbst schwierige Fälle bis in alle wünschenswerten Einzelheiten aufklären kann:

B. K., 22jährige Frau. Von 3 Brüdern leidet einer an chronischem Lungenspitzenkatarrh. Die Patientin selbst litt vor 2 Jahren an starkem, 3 Monate anhaltendem Husten mit geringem Auswurf. In den letzten Jahren erkrankte sie mehrfach an unbestimmten krampfartigen Bauchschmerzen in der rechten Seite, welche von verschiedenen Ärzten verschieden gedeutet wurden. Im Laufe des vorigen Jahres während der Schwangerschaft trat dreimal Hämaturie ein, die von starken kolikartigen Schmerzen begleitet wurde. Seit 2 Monaten ist wieder ab und zu Blut im Urin, auch haben sich die Schmerzen wieder eingestellt. Bei der großen kräftigen Frau findet sich über der rechten Schlüsselbeingrube eine kleine Dämpfung bei verschärftem Atemgeräusch. Sonst kein pathologischer Befund an den inneren Organen.

Der katheterisierte Urin ist klar und o. B. Die Kystoskopie ergibt eine Blasenkapazität von 250 ccm. Blasenschleimhaut und Ureteren normal. Chromokystoskopie: links nach 6 Minuten mittelblaue, nach 8 Minuten tiefblaue Sekretion. Rechts nach 7 Minuten mittelblau, wird nach 9 Minuten etwas dunkler, bleibt aber eine Spur schwächer als links. Röntgenaufnahme (s. Abb. 242) zeigt auf der rechten Seite dicht am Körper des vierten Lendenwirbels einen deutlichen, über pflaumenkerngroßen Schatten, darunter, nicht in direktem Zusammenhang, mehrere kleine Schatten von unbestimmter Form, zum Teil an die Gestalt eines Molarzahnes erinnernd. Pyelographie rechts (s. Abb. 243): Der Katheter läßt sich leicht bis zum Nierenbecken einführen und liefert klaren eiweißfreien Urin. Der stark verbreiterte Ureterschatten läuft durch den fraglichen Steinschatten so hindurch, daß man an dieser Stelle nicht mit Sicherheit sagen kann, was Ureterschatten und was fraglicher Steinschatten ist. Die Verbreiterung trifft sowohl den oberhalb wie den unterhalb des fraglichen Schattens gelegenen Ureteranteil. Das Nierenbecken steht an normaler Stelle. Die Einmündung des Ureters in die Niere ist ebenfalls normal. Das Nierenbecken ist stark erweitert, Calix superior, Calix inferior und zwei dazwischen gelegene Hauptkelche kavernenartig verbreitert. Für das schattengebende Gebilde kommen in Betracht:

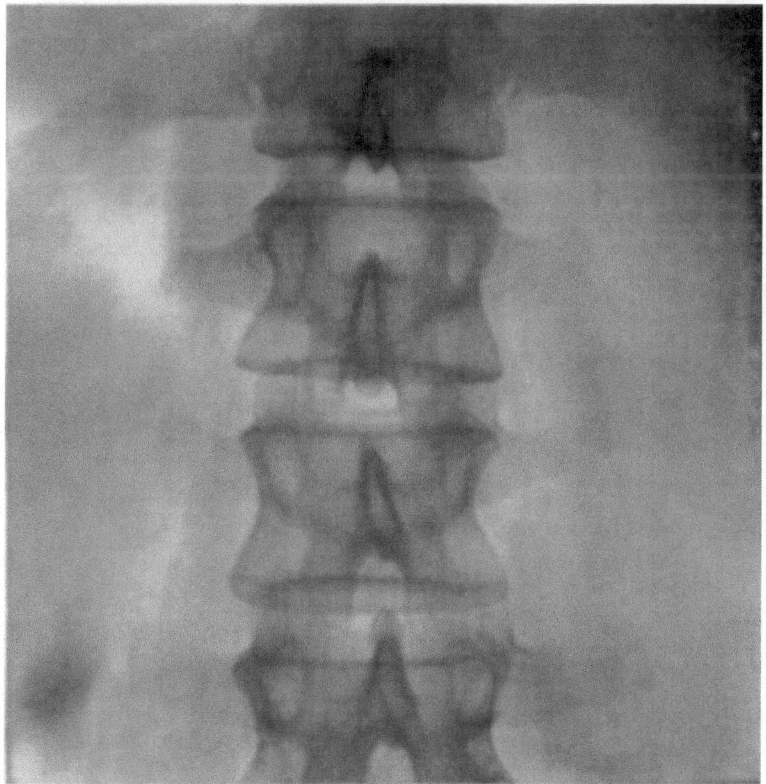

Abb. 244. Verkalkte Drüse neben dem rechten Querfortsatz des 3. Lendenwirbels.

1. Exostose der Wirbelsäule.

Hiergegen sprach Form und Größe des Gebildes.

2. Verkalktes Myom oder verkalktes Ovarium.

Hiergegen sprach der normale gynäkologische Befund.

3. Venensteine.

Ebenfalls unwahrscheinlich wegen der Größe und Form des Schattens.

4. Verkalkte Drüsen.

Diese Annahme war am meisten wahrscheinlich, weil die Patientin, tuberkulös belastet, bereits eine Spitzenaffektion durchgemacht hatte. Verkalkte Drüsen konnten auch sehr

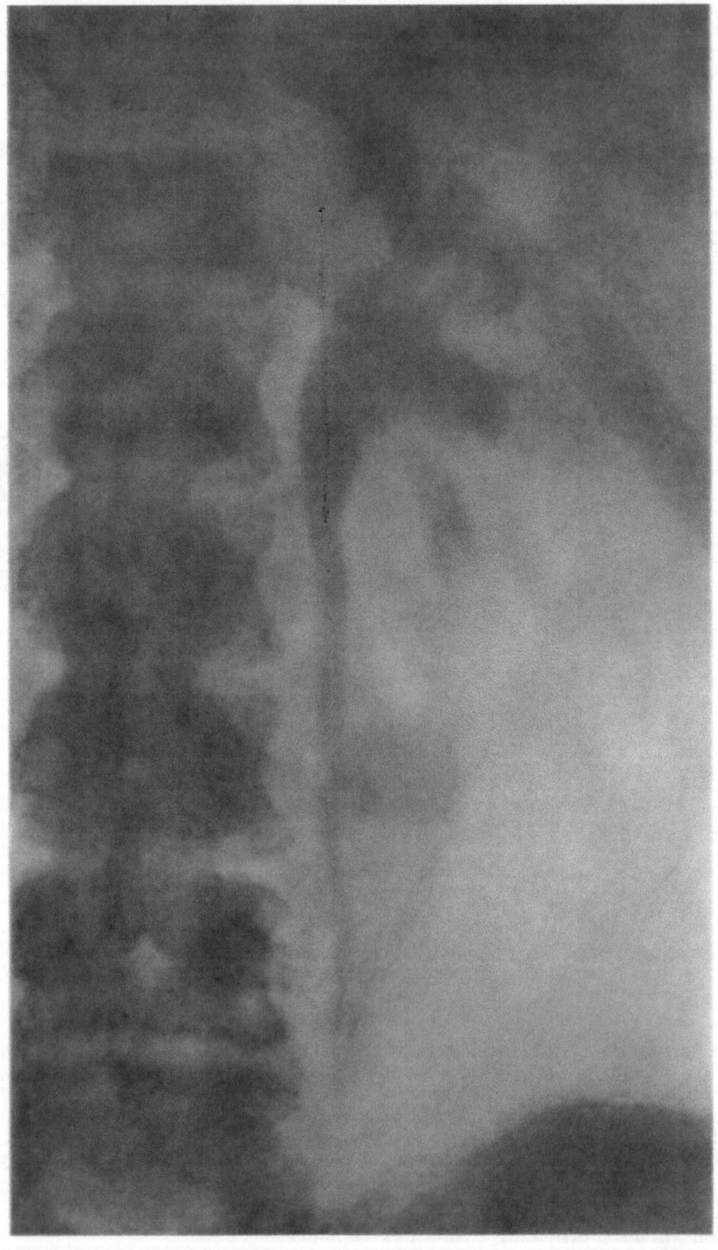

Abb. 245. Verwachsung zwischen dem linken Harnleiter und einem verkalkten Drüsenpaket. Leichte Stauung im Becken und den Kelchen der Niere, keine operative Autopsie.

gut diese eigentümlichen, auseinanderliegenden und multiplen Schattenrisse erzeugen. Dazu kommt noch, daß die Patientin lange Zeit an appendizitisähnlichen Anfällen gelitten hat und daß die Lage des Schattens ungefähr der Projektion des Mac Burneyschen Punktes auf die Bauchwand entsprach.

Wir nahmen deshalb verkalkte tuberkulöse Drüsen an und nahmen ferner an, daß diese Drüsen retroperitoneal lagen, da sie durch Verwachsungen mit dem Harnleiter eine Verzerrung desselben und als Folgezustand eine beginnende Hydronephrose erzeugten, welche offenbar infolge Harnstauung sowohl Kolik wie Hämaturie gelegentlich hervorrief.

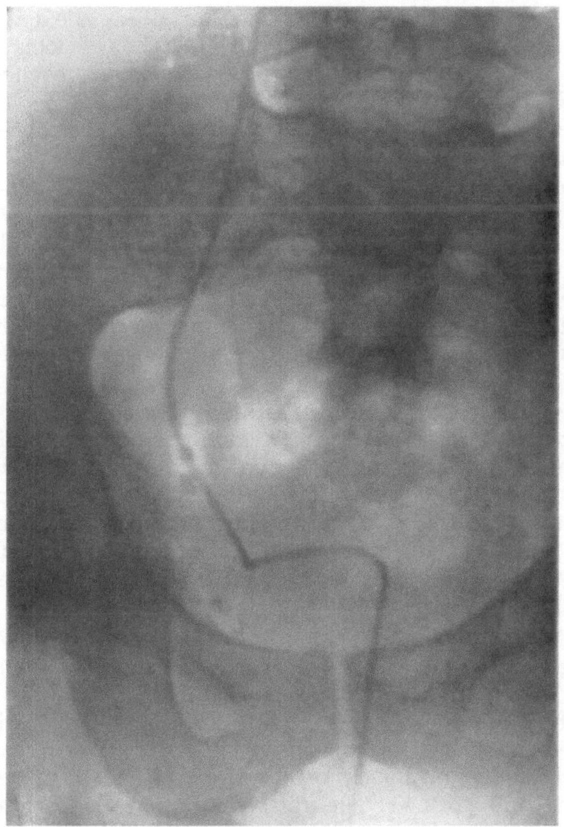

Abb. 246. Zwei kleine Harnleitersteine werden durch den eingeführten Harnleiterkatheter auseinandergedrängt.

Die Freilegung des rechtsseitigen Ureters zeigte, daß die verkalkten Massen Drüsen angehörten, welche im Mesenterium des Cökum gelegen waren. Sie wurden samt der Appendix soweit entfernt, als dies ohne Ernährungsstörung für das Cökum möglich war. Trotz ihrer intraperitonealen Lage waren die Drüsen, sich rückwärts zwischen den Blättern des Mesenteriums entwickelnd, mit dem Harnleiter adhärent geworden, eine Entwicklung, welche nach der Schilderung von Schmieden über die Beziehungen zwischen Cökum und Ureter in der Bier - Braun - Kümmellschen Operationslehre und der dort eingefügten Mayoschen Abbildung ohne weiteres verständlich ist.

Aus der exstirpierten Masse konnte man mehrere Gebilde von der Größe einer halben Bohne, vollkommen aus Kalkmasse bestehend, isolieren, welche auf der Röntgenplatte einen scharfen Schatten warfen.

28. Kapitel.

Intravesikale Operationen.

Nitze, dessen Idee bei der Erfindung des Blasenspiegels sich zunächst auf rein diagnostischem Gebiete bewegte, erkannte frühzeitig die Möglichkeit, auch therapeutische und operative Handlungen unter Leitung des Kystoskops in der Blase auszuführen. Dabei war seine Aufmerksamkeit in der Hauptsache darauf gerichtet, die gutartigen Geschwülste der Blase, die Papillome operativ in Angriff zu nehmen. Die Papillome sind auch heute noch bei weitem der häufigste Anlaß zu intravesikalen Operationen. Ihnen gegenüber treten alle anderen Eingriffe, die Extraktion von Fremdkörpern, die Zertrümmerung von Steinen unter Leitung des Kystoskops, Probeexzision und Probeexkochleationen der Blasenschleimhaut usw. zurück.

Ich werde mich deshalb hier, den Bedürfnissen der Praxis entsprechend, in erster Linie mit der Behandlung der Blasenpapillome beschäftigen und bei der Erörterung des Instrumentariums keinen Wert auf vollständige Aufzählung der zahllosen Modifikationen legen, welche seit Nitze entstanden sind, sondern nur das herausgreifen, was sich mir persönlich bewährt hat, ohne damit behaupten zu wollen, daß es daneben nicht noch andere handliche und brauchbare Konstruktionen für intravesikale Operationen je nach der Gewohnheit des Operateurs gibt.

Zunächst muß aber der Nachweis geführt werden, daß es überhaupt berechtigt ist, gutartige Blasengeschwülste intravesikal in Angriff zu nehmen. Diese Berechtigung wird bekanntlich von mehreren Seiten bestritten. Als Gegengrund wird die Tatsache angeführt, daß im Stiel anscheinend gutartiger Blasengeschwülste vielfach atypische, karzinomähnliche Epithelnester gefunden werden, und deshalb vom chirurgischen Standpunkt gefordert werden muß, diese Geschwülste als zweifelhaft aufzufassen und sie wie echte bösartige Geschwülste breit herauszuschneiden.

Die praktische Erfahrung hat aber im Gegensatz zu dieser Anschauung den zweifellos gelungenen Nachweis erbracht, daß die rein chirurgische und offen operative Behandlung der Blasengeschwülste nicht nur keine Vorteile, sondern erhebliche Nachteile gegenüber der intravesikalen Operation aufzuweisen hat. Im Vordergrund steht die von Nitze, Casper, Weinrich und anderen durch hundertfältige Erfahrung einwandfrei erwiesene Tatsache, daß gutartige Blasengeschwülste, unter ihnen viele mit Neigung zur Generalisation, multipler Aussaat und auch Rezidive nach blutigen Operationen intravesikal abgetragen und endgültig ausgerottet wurden. Im übrigen sind atypische Epithelwucherungen auch an anderen Stellen des Körpers, wie z. B. beim Fibroadenom der Prostata und der Mamma kein zwingender Grund für eine ganz radikale chirurgische Behandlung. Auch Exstirpationen innerhalb der bei gutartigen Tumoren üblichen Grenzen führen hier zum Erfolg.

Weit mehr als diese theoretische Erwägung ist die praktische Erfahrung maßgebend, daß die blutige Operation das Papillomleiden sehr oft verschlimmert und ungünstig beeinflußt. Mein verstorbener Lehrer Czerny, einer der besten Kenner auf dem Gebiete der Geschwulstpathologie, verglich die Papillome der Blase mit den Warzen der Hand. Wenn die Kinder an den Warzen reißen oder sie anschneiden, so entsteht durch Infektion frisch geöffneter Blut- und Lymphspalten mit dem unbekannten Saatstoff eine Vervielfältigung der Geschwülstchen. Im übrigen ist die Infektiosität der Warzen durch die Dermatologen experimentell erwiesen worden, indem es ihnen gelang, sie von Mensch zu Mensch und an demselben Menschen von einer Hautstelle auf die andere zu übertragen. Czerny operierte damals auf Grund dieser Vorstellung die Papillome zwar von oben, durch Sectio alta, aber mit großer Vorsicht, möglichst ohne die Blasenschleimhaut mechanisch durch Einsetzen scharfer Haken oder Klemmen zu ritzen, schnitt die Geschwülste mit dem Thermokauter ab und verschorfte ihren Grund. Die Natur der Papillome, wenn sie auch pathologisch-anatomisch echte Geschwülste von epithelialem Charakter sind, ist der Natur der Warzen nicht unähnlich. Unter diesen Umständen ist es zu verstehen, daß operative Eingriffe, in der Absicht radikaler Entfernung durch Sectio alta ausgeführt, gar nicht selten das Gegenteil von dem erreichen, was beabsichtigt wurde, nämlich ein Rezidiv in loco, ein Impfrezidiv in der Blasennarbe und eine frische Ansiedlung von Geschwülstchen an anderen Stellen der Blase, welche bisher unbeteiligt waren. Ja bisweilen sieht man, daß Blasenpapillome, die Jahre und Jahre unbehandelt ihrem Träger außer vorübergehenden Blutungen keine nennenswerten Beschwerden brachten, nach dem Versuch, sie radikal auf blutigem Wege durch Sectio alta zu entfernen, explosivartig an allen möglichen Teilen der Blase auflodern und in kurzer Zeit den Patienten durch allgemeine Papillomatose der Blase zugrunde richten. Z. B.:

Ein 62jähriger Landmann leidet seit 15 Jahren an Hämaturie. Im Jahre 1904 wurde ein Papillom als Ursache der Blutungen festgestellt. Im Jahre 1913 wurde der hahnenkammartige Tumor durch Sectio alta mit dem Thermokauter exstirpiert. Wenige Monate später waren zahlreiche Geschwülste in der Blasenschleimhaut sichtbar. Sie vermehrten sich so rasch, daß jeder Versuch, sie intravesikal zu entfernen, vereitelt wurde, und der Patient an allgemeiner Papillomatose der Blase zugrunde ging.

Diese Erfahrung, daß der blutig-operative Eingriff verschlimmernd wirken kann, ist nicht vereinzelt und muß prinzipiell zu dem Gesichtspunkt führen, daß die blutig-operative Behandlung, wenn irgend möglich, vermieden werden soll. Ich habe sie dementsprechend in den letzten Jahren nur ein einziges Mal bei einem über 80jährigen Manne angewendet, der so stark und anhaltend blutete, daß eine direkte Lebensgefahr eintrat. Ich räumte die fast auf Mannskopfgröße ausgedehnte, mit zersetzten Blutgerinnseln erfüllte Blase aus und trug zwei Papillome mit dem Thermokauter ab. Alle anderen Fälle habe ich intravesikal behandelt.

Aber auch hinsichtlich des Rezidivs, und dies ist der zweite schwerwiegende Punkt, steht die intravesikale Methode besser da als die blutig operative. Der operativen Behandlung folgen häufig Rückfälle örtlich am Sitz der Geschwulst, in der Narbe der früheren Sectio alta-Wunde oder wahllos an anderen Stellen der Schleimhaut. Soll dann zum zweiten Male operiert werden? Und wenn der Patient dazu seine Zustimmung gibt, kann ihm die Versicherung geleistet werden, daß das Rezidiv diesmal ausbleibt? Gewiß, auch die intravesikale Behandlung schützt nicht gegen Rezidive, obwohl auch diese jetzt durch die Ausrottung des Stieles mittels der tief in das Gewebe dringenden Thermokoagulation seltener geworden sind. Dagegen vermeidet sie eine Blasenwunde und damit das Impfrezidiv, pflügt die Schleimhaut durch Haken oder Pinzette nicht auf und vermeidet damit die Fernrezidive oder wenigstens einen Teil derselben. Ein anderer Teil ist wohl überhaupt nicht zu vermeiden, wie ich kurz an zwei Beispielen hier anführen möchte:

1. Einem Patienten wird im Sommer 1914 eine Niere wegen Papillom des Nierenbeckens entfernt. Er fühlt sich bis zum Jahre 1920 ganz wohl. Über 6 Jahre nach der Operation sucht er die Klinik wieder auf wegen Blasenbeschwerden. Es findet sich rings um die Harnleitermündung der herausgenommenen Niere ein mandelgroßes Papillom. Die Entstehung dieser Geschwulst kann kaum in anderer Weise erklärt werden, als daß Geschwulstkeime im Jahre 1914 aus der Niere abbröckelten und die Blasenschleimhaut infizierten. Sie

blieben 6 Jahre latent in der Schleimhaut liegen und keimten dann erst zu einer Geschwulst aus.

2. Einem Patienten werden zwei größere Papillome, die während der Behandlung Impfrezidive an anderen Stellen der Blase hervorbrachten, samt diesen Rezidiven in den Jahren 1913 und 1914 beseitigt. Der Patient wird als gesunder Mann eingezogen, in einen Stoßtrupp eingestellt und macht den ganzen Krieg sowie eine schwere Verwundung am Kniegelenk durch. Im Jahre 1920 stellt er sich zur Kontrolle vor. Die Blase wird völlig gesund befunden. Im Jahre 1921 kommt er zu erneuter Kontrolle. Jetzt findet sich um den linken Harnleiter, um welchen auch früher der Haupttumor gesessen hatte, ein kleines zartes, rasenförmiges Rezidiv, welches ich intravesikal beseitigte. Auch dieser Rückfall nach fast 7 Jahren ist nur durch die Latenz von Geschwulstteilen und das Auswachsen zu echten Geschwülsten nach jahrelanger Frist zu erklären.

Und wenn das Rezidiv eintrifft, so ist bei intravesikaler Behandlung der Patient sofort entschlossen, sich das neue Geschwülstchen auf demselben einfachen und schmerzlosen Wege ohne längeres Krankenlager entfernen zu lassen wie den Primärtumor. So mußten wir aus äußeren Gründen einen Teil unserer Patienten ambulant, sozusagen „ohne Berufsstörung" behandeln und konnten sogar zuweilen eine längere Eisenbahnfahrt nach der Behandlung nicht verhindern, ohne daß den Patienten ein Schaden erwuchs. Wenn auch zuzugeben ist, daß die Exzision auf operativem Wege den Tumor nebst seinem Stiel und die Implantationsbasis energischer beseitigt, als es auf intravesikalem Wege geschieht, so trägt diese Energie andererseits durch die Eröffnung von Blut- und Lymphspalten die Kehrseite des Impfrezidivs. In einer Richtung ist die intravesikale Behandlung entschieden viel radikaler, da sie die Möglichkeit bietet, auch den kleinsten Geschwulstknoten zu erkennen und zu behandeln. Während bei der Sectio alta nach Eröffnung der Blase auch bei bester Auseinanderfaltung der Wände und guter künstlicher Beleuchtung sehr leicht erbsengroße und kleinere Geschwulstimplantationen übersehen werden können, entgeht bei der Besichtigung der durch Wasserfüllung prall gespannten und mit dem stark vergrößernden Kystoskop betrachteten, tageshell erleuchteten Blase nicht der winzigste Tumor dem Auge und damit der Behandlung. Durch den vergrößernden optischen Apparat des Kystoskops erscheinen stecknadelkopfgroße Ansiedlungen wie eine Erbse und größer. Wir sehen also die Geschwülstchen übertrieben und behandeln sie demnach auch übertrieben und mit einer minutiösen Sorgfalt, die bei der ausgesprochenen Neigung zur Dissemination für den Patienten von großem Vorteil ist.

Patienten mit Blasenpapillomen müssen nach Beseitigung der Geschwulst, auch wenn sie sich wohl fühlen und klinisch kein Anzeichen eines Rückfalles aufweisen, sich alle vier bis sechs Monate ihre Blase kystoskopisch kontrollieren lassen, wie der Kulturmensch sein Gebiß. Bei Beobachtung dieser Vorsichtsmaßregeln wird sofort der kleinste Rückfall entdeckt und tatsächlich im Keim intravesikal zerstört.

Man soll prinzipiell nur einwandfrei gutartige Geschwülste der intravesikalen Behandlung unterziehen. Da in den meisten Fällen der kystoskopische Befund eine genügende Garantie für Benignität bietet, ist es nicht schwer, die richtige Auswahl mit Sicherheit zu treffen. In einem kleinen Prozentsatz der Fälle ist selbst von einem erfahrenen Beobachter die Geschwulst nicht einwandfrei zu deuten und sowohl Zeichen der Benignität wie der Malignität an ihr wahrzunehmen. Wie hat man sich unter diesen Umständen zu verhalten? Nehmen wir an, die Geschwulst sei wirklich bösartig, dann müßte sie breit im Gesunden exstirpiert werden. Aber ganz offen gestanden, es ist kein Unglück, wenn man einmal einen Fehlschlag tut und eine bösartige Geschwulst mit Thermokoagulation behandelt, da die operative Behandlung durch Exzision leider nur verschwindend selten einen Dauererfolg zeitigt und oft das Rezidiv rascher folgen läßt, ehe der Patient von dem langen Krankenlager der Operation sich richtig erholt hat. Aus diesem Grunde braucht man es nicht allzuschwer zu nehmen, wenn versehentlich einmal auch ein bösartiger Tumor intravesikal in Angriff genommen wird. Die von einigen Autoren mittels einer kleinen, durch das Kystoskop einführbaren Zange oder unter Benutzung eines sogenannten Rongeurs, welcher ebenfalls unter der Leitung des Kystoskops gehandhabt wird, ausgeführte Probeexzision bringt nur dann eine eindeutige Entscheidung, wenn sich malignes Tumorgewebe in dem kleinen, herausgerissenen Stückchen nachweisen läßt. Dies dürfte aber, abgesehen von den Tumoren, die wir sofort klinisch und kystoskopisch als bösartig erkennen, bei denen also die Probeexzision überflüssig ist, nur sehr selten zutreffen. Da die Degeneration des Papilloms gewöhnlich im Stiel anhebt, durch den die Geschwulst aus der Blasenwand entspringt, so ist die Probeexzision, die doch nur oberflächliche Zotten, aber nicht die Implantationsstelle in der Blasenwand erreichen kann, für die meisten Fälle nicht maßgebend. Von größter Bedeutung in der Abschätzung des Tumorcharakters ist und bleibt neben dem klinischen Verlauf vor allem das kystoskopische Aussehen der Geschwulst.

29. Kapitel.

Technik der Thermokoagulation.

Seitdem es dem amerikanischen Arzt Edwin Beer gelungen ist, einen Hochfrequenzstrom mit dem Kystoskop in Verbindung und innerhalb der Blase unter Leitung des Auges zur Wirkung zu bringen, hat die endovesikale Technik einen bedeutenden Fortschritt gemacht. Es ist nicht zu viel behauptet,

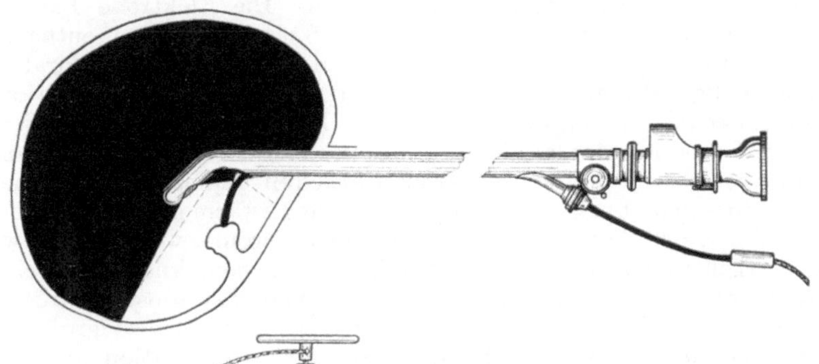

Abb. 247. Bipolare Anwendung der Thermokoagulation.

daß die Methode der Thermokoagulation gegenüber dem Blasenpapillom die Methode der Wahl geworden ist und das alte Nitzesche Verfahren, auf welches wir später zurückkommen werden, die Geschwülste mit der Schlinge und dem Thermokauter abzutragen, bis auf Ausnahmefälle verdrängt hat. Ihm gegenüber hat die Thermokoagulation folgende Vorteile:

1. Leichte, auch für den weniger geübten Kystoskopiker mögliche Handhabung.

2. Die Möglichkeit, den Strom nahezu überall im Blasenkavum, sowohl im Scheitel wie auch im Sphinkter, zur Anwendung zu bringen. An den Sphinkter kommt man gelegentlich besser mit dem Uretroskop, das eine Koagulationssonde mit sich führt, heran.

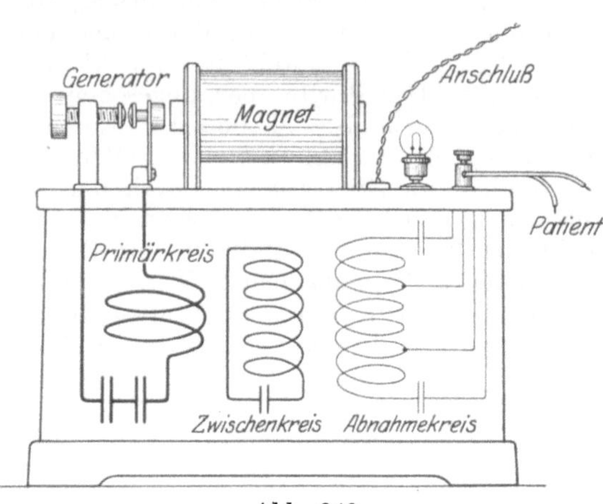

Abb. 248.

3. Völlig blutleeres Arbeiten während der Behandlung und deshalb gute Übersicht. Stillung der spontanen Blutung aus den Papillommassen, indem man den Strom gegen die hämorrhagischen Partien lenkt.

4. Bedeutende Tiefenwirkung auf die Blasenwand bei Behandlung des Geschwulststieles und der Geschwulstbasis. Wie uns Tierexperimente (Herzberg) gezeigt haben, kann man die Tiefenwirkung derart steigern, daß die Koagulationsnekrose schließlich die ganze Dicke der Blasenwand durchsetzt.

Wir bevorzugen die bipolare Anwendung der Thermokoagulation. Wenn man einen Diathermieapparat, dessen Konstruktion, Wirkung und Handhabung ich von der Behandlung von Gelenkleiden und anderen schmerzhaften Affektionen des Körpers als bekannt voraussetze, mit dem Kystoskop in Verbindung bringen will, so ist der wichtigste Bestandteil zu diesem Zweck eine ureterkatheterförmige Elektrode, die, durch den Ureterenkanal eines einläufigen Kystoskops eingeschoben, mit Hilfe des Albarranschen Hebels unter Leitung des Auges nach Wunsch dirigiert werden kann. Die Elektrode hat wie ein gewöhnlicher Ureterkatheter eine Dicke von 6 Charrière und enthält einen bis auf seine Platinspitze durch Seidengespinnst isolierten Metalldraht. Der zweite notwendige Bestandteil zur Erzeugung der Hochfrequenzwirkung ist eine breite Elektrode, die unter das Gesäß des Patienten gelegt wird. Während wir bei dem Verfahren der reinen Diathermie, z. B. bei der Behandlung von Gelenkleiden, mit zwei breiten Elektroden arbeiten und in dem zwischen den Elektroden eingespannten Körperteil eine starke Erwärmung in der Tiefe hervorbringen durch den Austausch der elektrischen Ströme, welche sich zwischen den beiden Elektroden entwickeln, wird in der kleinen, knopfförmigen Elektrode des Ureterkatheters die ganze Hitze, welche sich sonst auf die breite, flächenhafte Elektrode verteilt, konzentriert. Die Hitze ist so groß, daß bei Berührung der Gewebe mit der Sonde sofort eine Koagulation des Eiweißes der Zellen eintritt, weshalb man das Verfahren recht zweckmäßig seinem inneren Wesen nach mit dem Namen Thermokoagulation bezeichnet hat. Das zur Ausübung der Koagulation notwendige Instrumentarium besteht also aus einem einläufigen Ureterkystoskop, einer katheterförmigen Elektrode, einer breiten Elektrode und einem Diathermieapparat. Nachdem beide Elektroden mit dem Diathermieapparat Abb. 248 verbunden, die breite unter das Gesäß des Patienten gelegt, die katheterförmige in die Blase mit Hilfe des Ureterkystoskops eingeführt ist, tritt die thermokoagulierende Wirkung der kleinen Elektrode ein, sobald nach Einschaltung des Stromes eine Partie der Blasenwand berührt wird. Man kann diese Wirkung sehr gut an rohem, unter Wasser befindlichen

Fleisch erkennen, das, mit der Ureterkatheterelektrode betupft, an jeder Kontaktstelle einen gelbweißen Koagulationsherd aufweist und kann die Tiefenwirkung des Apparates vor Beginn der Behandlung auf diese Weise ungefähr, aber für praktische Zwecke völlig ausreichend bemessen, was namentlich bei der Stielbehandlung, bei welcher die koagulierende Elektrode gegen die Blasenwand gedrückt wird, von Wichtigkeit ist. Auf die nähere Schilderung des Diathermieapparates verzichte ich, da sie jedem leicht in einem einschlägigen Lehrbuch zugänglich ist.

Mit diesem Instrumentarium ist es selbst für den weniger geübten Kystoskopiker leicht, die Blasenpapillome zu behandeln. Sobald er die Geschwulst mit der Blasenelektrode berührt und seinen Gehilfen anweist, den Strom einzuschalten, sieht er sofort, wie ohne jede Blutung die rosigen, gefäßhaltigen Zotten des Papilloms erblassen, schneeweiß werden, in ihrer Gestalt zusammenschrumpfen und gelegentlich als weiße, nekrotische Fetzen an der Thermokoagulationssonde haften bleiben. Hat das Papillom einen deutlichen Stiel, so ist die Arbeit besonders leicht, indem man die Elektrode an den Stiel heranbringt und ihn so koaguliert, daß das Papillom wie ein Baum umfällt, dessen Stamm man durchsägt hat. In anderen Fällen ist zwar bei dem Papillom ein Stiel vorhanden, aber durch überwuchernde Zottenmassen verdeckt. Bisweilen hilft hier ein kleiner Kunstgriff, derart, daß man die Zotten mit der Elektrode etwas anhebt und nun den Stiel sowohl sehen, wie auch berühren und thermokoagulieren kann. Aber dieser Kunstgriff ist nur möglich, wenn die Zotten nach einer Seite überhängen. Hängen sie nach allen Seiten über, handelt es sich um einen ziemlich großen Tumor, so gelangt man in den ersten Sitzungen gewöhnlich nicht an den Stiel. Man muß sich damit begnügen, eine Bresche in die Zotten durch Thermokoagulation zu setzen, und nach Abstoßung der Zotten bzw. wiederholter Breschelegung die Behandlung des Stieles einleiten. Bei einem großen Tumor und ausgedehnter Verästelung vergehen deshalb oft mehrere Sitzungen, ehe zur Behandlung des Stieles geschritten werden kann. Solange man die Zotten selbst behandelt, geht die ganze Manipulation für den Patienten annähernd ohne jeden Schmerz und auch ohne jeden späteren, nach der Sitzung eintretenden Reiz vor sich, vorausgesetzt, daß man nicht bei sehr großen Papillomen allzu umfangreiche Stücke auf einmal zerstört, deren koaguliertes Eiweiß der Infektion verfällt, sich zersetzt und eine Cystitis mit starker Reizwirkung erzeugt. Besonders möchte ich hervorheben, daß selbst ohne Anwendung von irgend einem Anästhetikum die Behandlung der Papillome, solange man sich nicht der Blasenwand nähert, für gewöhnlich völlig schmerzlos ist. Die Patienten haben bei der Zerstörung der Geschwulst nicht die geringste Empfindung. Eine Schmerzempfindung tritt erst dann hervor, wenn wir in der Tiefe an den Stiel des Papilloms herangehen, da wo er aus der Blasenwand sich erhebt. Aber auch hier ist der Schmerz nicht bedeutend, für wenig empfindliche Personen ohne jedes Anästhetikum, für empfindlichere unter Anästhesierung der Blasenschleimhaut mit Alypin leicht zu überwinden. Nach jeder Sitzung läßt man einige Zeit vergehen, bis die thermokoagulierten Zotten sich abgestoßen haben und mit dem Urin abgetrieben werden. Sobald dies geschehen ist, was man leicht mit Hilfe des Kystoskops kontrollieren kann, und wobei sich gleichzeitig herausstellt, ob noch etwas von dem Tumor übrig geblieben ist, beginnt man mit einer neuen Sitzung und bringt wiederum ein Stück von dem Zottengewächs zur Thermokoagulation. Die Zahl der Sitzungen hängt, wie gesagt, nicht allein von der Größe der Geschwulst, sondern auch von ihrer Stielbildung und der Möglichkeit ab, den Stiel mit der Blasenelektrode zu erreichen. Mit Hilfe der Thermokoagulation kann man auch Geschwülste angehen, die für die Nitzesche Schlinge durch ihren Sitz im Sphinkter oder im Blasenscheitel unzugänglich sind; bisweilen allerdings auch mit der neuen Methode nur unter Schwierigkeiten. Gelingt es bei stark blutenden Geschwülsten die blutende Stelle mit dem Operationskystoskop einzustellen, mit der Blasenelektrode zu berühren, so hört gewöhnlich der Blutverlust sofort auf. Diese Art der Blutstillung bringt nicht nur eine Kräftigung des Patienten, sondern auch ein weiteres ungestörtes Arbeiten mit dem Operationskystoskop für die nächsten Sitzungen mit sich. Während man bei der Abtragung mit Schlinge und Kauter nicht selten störende Blutungen bekommt und nur kurze Zeit arbeiten kann, ist man mit Hilfe der Thermo-

Behandlung der Blasenpapillome.

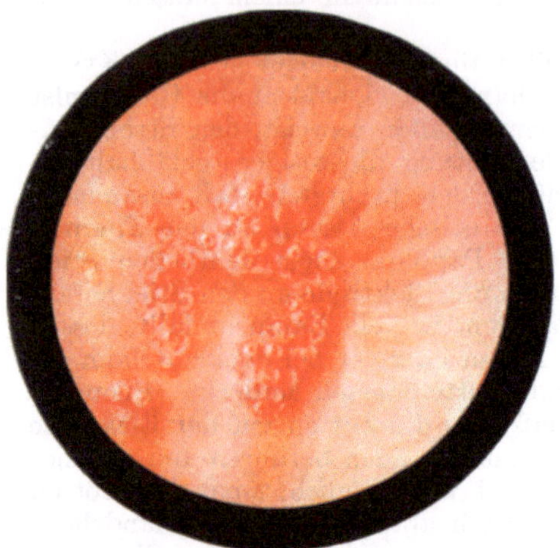

Abb. 249. Flacher Geschwulstrasen, welcher nach Behandlung eines größeren Blasenpapilloms mit Thermokoagulation übrig geblieben ist. Beginnende Narbenbildung in der Umgebung.

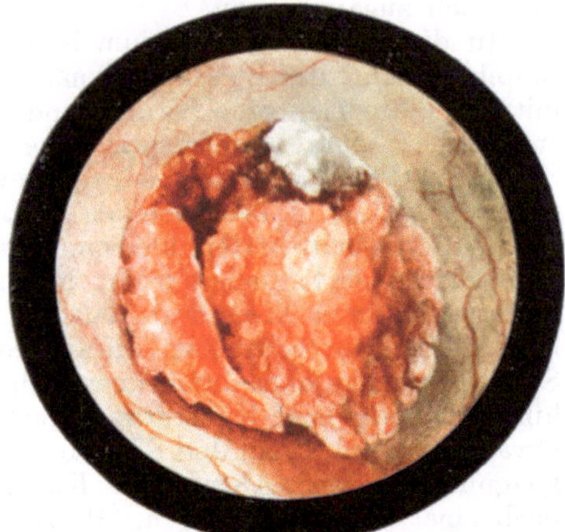

Abb. 250. Etwa kirschgroßes Blasenpapillom. Am oberen Pol ist mit der Thermokoagulation begonnen worden. Dabei hat sich die nächste Umgebung leicht blutig verfärbt.

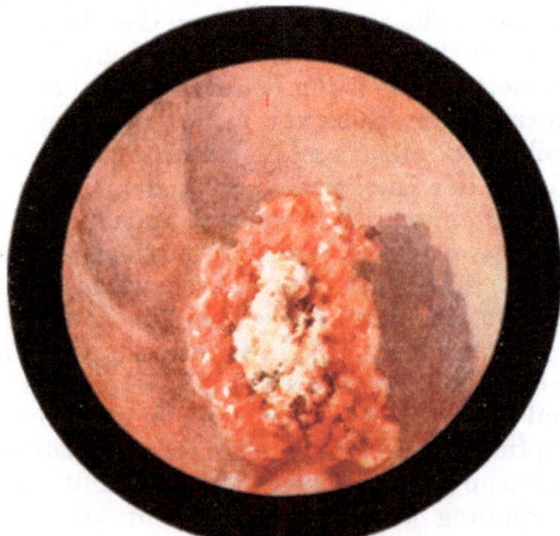

Abb. 251. Brandschorf, welcher auf einem Blasenpapillom als Folge der Thermokoagulation haftet. Die umgebende Schleimhaut ist stark entzündet.

koagulation imstande, völlig blutleer zu arbeiten und so übersichtlich und klar zu operieren, als wenn man an der Körperoberfläche einen Tumor in Angriff nehmen würde.

Technisch wäre noch zu bemerken, daß unter der Hitze der Elektrode abgespaltene Tumorstückchen an dem Knopf haften bleiben und ihn schließlich

Behandlung der Blasenpapillome.

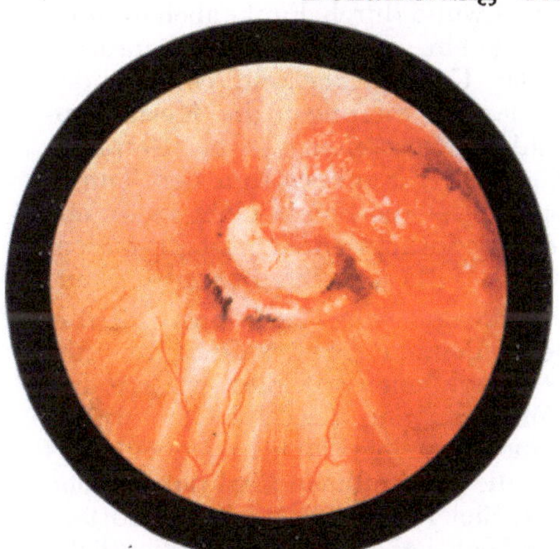

Abb. 252. Tiefes Ulkus nach Thermokoagulation eines großen Blasentumors. Ein Tumorrest ist noch zurückgeblieben.

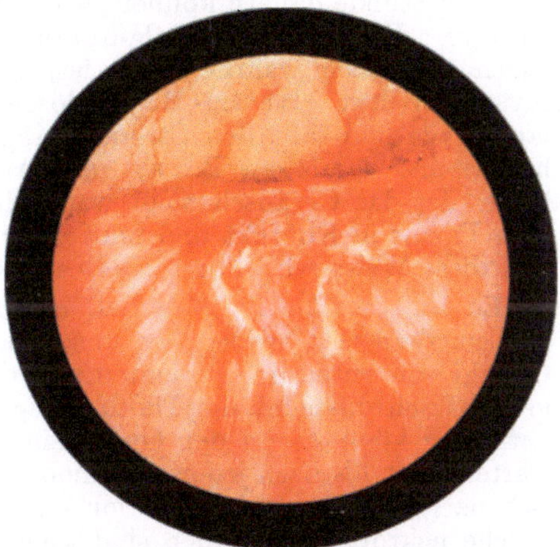

Abb. 253. Beginnende Narbenbildung an der Stelle, wo ein Papillom gesessen hat. Die Gegend ist noch stark hyperämisch.

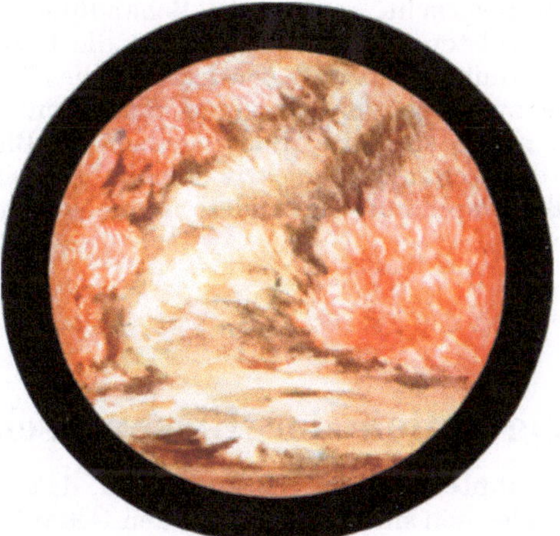

Abb. 254. Chemokoagulation eines großen Papilloms. Inmitten des Tumors haben sich einzelne Partien unter der Ätzwirkung weiß verfärbt. Auch in der Umgebung sind einzelne Zotten von der Säure getroffen und leicht angeätzt worden.

so einhüllen, daß die Wirkung der Koagulation nicht mehr richtig zustande kommt. Man hat dann nur nötig, die Thermokoagulationssonde in den Ureterenkanal zurückzuziehen und dort hin und her zu bewegen, wobei sich die Geschwulststückchen abstreifen, der Knopf wieder frei und die Sonde wieder wirksam wird.

Andere Autoren (Heitz-Boyer) ziehen die einpolige Behandlung der Blasengeschwülste mit Fulguration vor. Sie führen zu diesem Zwecke eine starke, dicke Ureterkatheterelektrode von 11 bis 12 Charrière mittels eines 23 Charrière starken, einläufigen Ureterenkystoskops in die Blase ein. Die Gesäßelektrode fällt weg. Von der Blasenelektrode springen, wenn sie mit dem geeigneten Hochfrequenzapparat in Verbindung gebracht wird, Funken auf den Tumor über. In Sitzungen, welche je nach Größe der Geschwulst bis zu einer Stunde dauern können, wird die Geschwulst durch Funkenbehandlung zerstört. Während der Fulguration entsteht ein eigentümliches Geräusch, welches deutlich wahrnehmbar ist, wenn der Untersucher sein Ohr an das Kystoskop legt. Heitz-Boyer löscht bei langen Sitzungen die Kystoskoplampe aus und läßt den Strom solange ruhig weiterlaufen, als das Geräusch hörbar und damit der Beweis geliefert ist, daß der Funkenstrom den Tumor trifft. Ist das Geräusch nicht wahrnehmbar, so ist die Sonde nicht mehr mit dem Tumor in Kontakt und muß von neuem kystoskopisch eingestellt werden. Auf diese Weise wird das Auge des Operateurs bei langen Sitzungen geschont.

Es steht außer Zweifel, daß die Thermokoagulation für kleinste, kleine und mittlere Geschwülste ein ausgezeichnetes Behandlungsverfahren ist. Mit Geduld von seiten des Patienten und des Arztes können wir auch größere und große Geschwülste mit der Thermokoagulation beseitigen. Ich habe Geschwülste entfernen können von der Größe eines kleinen Apfels. Da man jedoch stets warten muß, bis nach jeder einzelnen Sitzung die entzündliche Reaktion, welche sich nach der Thermokoagulation einstellt, zurückgebildet hat, bis die Zotten, welche nekrotisch geworden sind, sich abgestoßen haben, bis der entzündliche Hof die starke Hyperämie, die Suffusion und das bullöse Ödem, d. h. sämtlich Zeichen der Verbrennungsreaktion, verschwunden sind, was gewöhnlich eine Pause von 8 bis 10 Tagen, bisweilen aber auch bei empfindlichen Patienten von 3 bis 4 Wochen beansprucht, so muß die Behandlung sich über sehr lange Zeit bei großen Geschwülsten hinziehen und kann die Geduld des Arztes wie des Patienten derart ermüden, so daß der letztere die Behandlung abbricht. Man kann die Pause zwischen den einzelnen Sitzungen dadurch etwas abkürzen, daß man jeden Tag sorgfältig und reichlich die Blase ausspülen läßt. Viel Zeit wird auch dadurch nicht erspart. Ich habe mich deshalb bemüht, zunächst für die großen Papillome eine andere, schneller wirkende Behandlung ausfindig zu machen.

30. Kapitel.

Chemokoagulation der Blasengeschwülste.

Von der bereits erwähnten Vorstellung ausgehend, daß die Blasenpapillome mit den Warzen zu vergleichen sind, kam ich auf den Gedanken, die Geschwülste derselben Behandlungsmethode zu unterwerfen, welche die Dermatologen gegen die Warzen verwenden, nämlich sie durch Säure zu zerstören und zu verätzen. Ähnliche Versuche sind schon vor mir von Frank angestellt worden; sie haben aber offenbar zu keinem greifbaren Resultat geführt und sind von Frank wieder verlassen worden, da er sich später der Thermokoagulation zuwandte und ein begeisterter Anhänger derselben geworden ist.

Die Methode läßt sich sehr einfach ausführen, indem man durch einen Ureterkatheter unter Leitung des Auges Säure gegen die Geschwulst spritzt. Mein erster Versuch wurde an einem kaum erbsengroßen Papillomrezidiv mit

Hilfe reiner Salpetersäure angestellt, da die von den Hautärzten für diese Zwecke bevorzugte rauchende Salpetersäure sich nicht in eine Spritze fassen und durch den Ureterkatheter durchpressen läßt. Unter der Einwirkung der reinen Salpetersäure, welche gegen das Geschwülstchen gespritzt wurde, ergraute der vorher rosa gefärbte kleine Tumor, stieß sich in der Folgezeit ab und blieb verschwunden. Bemerkenswert war, wie wenig die anstoßende Blasenwand, deren Benetzung sich bei der Kleinheit der Geschwulst trotz langsamen Spritzens und trotz der Diffusion, die in der Blasenflüssigkeit stattfindet, nicht vermeiden ließ, unter der chemischen Wirkung gelitten hatte. Außer einer leichten entzündlichen Reizung und Bildung spärlicher feiner Fibrinflocken war die Blasenwand nicht verändert. Immerhin hatte ich für das kleine Geschwülstchen eine verhältnismäßig große Säuremenge gebraucht, so daß bei großen Geschwülsten kein Vorteil gegenüber der Thermokoagulation in dem Verfahren gegeben war. Ich suchte deshalb nach einer anderen wirksamen Säure und fand als beste die Trichloressigsäure. Die Kristalle der Trichloressigsäure lösen sich durch Erhitzen in ihrem eigenen Kristallwasser auf und liefern eine konzentrierte, stark ätzende Lösung, welche aber den Nachteil hat, nach Erkalten leicht wieder zu kristallisieren und die Spritzennadel zu verstopfen. Durch Zusatz von 10 Tropfen Glyzerin zu 4 bis 5 ccm der konzentrierten, durch Erwärmung der Kristalle im Reagenzglas verflüssigten Säure, und durch Anwärmen der zur Injektion benutzten Glasspritze wird die Trichloressigsäurelösung haltbar und läßt sich leicht durch den Ureterkatheter gegen die Geschwülste spritzen, ohne daß die Blasenwand getroffen wird. Wird sie getroffen, so verfärbt sich die Schleimhaut weißlich und stößt sich oberflächlich ab. Bisweilen bildet sich auch die entzündliche Reizung der Blasenschleimhaut infolge der Verätzung zurück, ohne daß die Schleimhaut abblättert. Auf alle Fälle pflegt der Schaden in drei Wochen repariert zu sein. Die Geschwulst selbst, welche gegen die Wirkung der Säure viel empfindlicher ist, als die gesunde Blasenwand, wird unter dem Anprall des Ätzmittels genau so wie bei der Thermokoagulation schneeweiß. Es lassen sich große Geschwülste in kurzer Zeit durch geringe Säuremengen von höchstens 2 ccm — über diese Menge bin ich nie hinausgegangen — verätzen. Technisch ist es notwendig, sehr langsam zu spritzen. Zunächst stellt sich kein Effekt ein, weil sich der Inhalt des Ureterkatheters, d. h. Wasser und Luftbläschen, entleert. Sobald aber Säure austritt, entsteht sofort die schneeweiße Nekrose der Geschwulst als Zeichen des Austrittes der ätzenden Lösung. Man benutzt am besten einen dünnen, gekürzten und abgebrauchten Ureterkatheter (Nr. 4), dessen Spitze gerade abgeschnitten ist, und hält ihn so, daß die Säure, welche schwerer ist als die Blasenflüssigkeit, auf die Geschwulst von oben herabfällt. Sofort beschlägt der Tumor, soweit die Säure mit ihm in Berührung tritt, schneeweiß. Der eigentliche Stiel der Geschwulst und die Basis des Stieles wird besser mit Thermokoagulation behandelt. Überhaupt scheint mir nach den letzten Erfahrungen eine Kombination von Thermokoagulation und Chemokoagulation das am besten und schnellsten wirksame Mittel zu sein.

Wendet man die Säure allein wiederholt bei demselben Tumor an, so läßt bisweilen ihre chemisch koagulierende Wirkung nach, weil die Geschwulst sich unter dem Einfluß der Säure verhärtet und epidermisiert. Die Säure wirkt viel energischer, wenn man ihr gestattet, in den Tumor einzudringen, welchen man durch Thermokoagulation in seiner Kontinuität an einzelnen Stellen eröf net, und dem man auf diese Weise Lücken beibringt, durch welche die Säure in das Innere des Tumors vordringen und ihre nekrotisierende Wirkung entfalten kann.

Auf diese Weise habe ich selbst große mazerierende Geschwülste in einer oder zwei Sitzungen zum Verschwinden gebracht. In erster Linie möchte

Intravesikale Behandlung der Papillome.

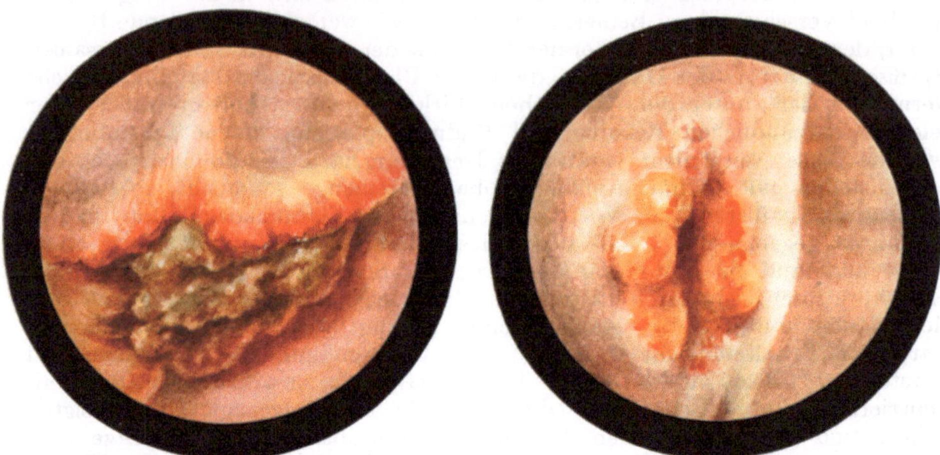

Abb. 255. Abb. 256.

Abb. 255. Durch Thermokoagulation nekrotisch gewordener Tumor einige Tage nach dem Eingriff. Der Tumor sieht nicht mehr weiß aus, wie unmittelbar nach der Thermokoagulation. Er hat eine braungelbe Farbe angenommen. Oberhalb des Tumors ist deutlich die Brandreaktion in Gestalt eines zackigen roten Saumes sichtbar.

Abb. 256. Tiefe Brandfurche mit bullös-rötlicher Reaktionszone.

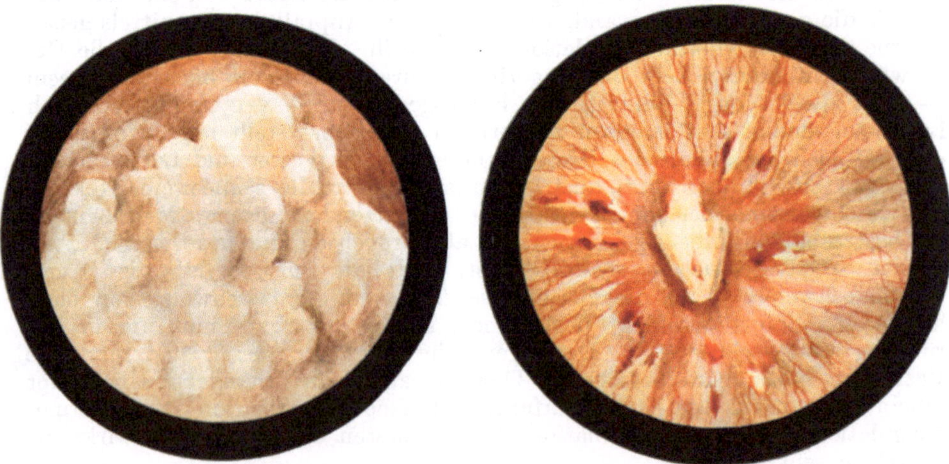

Abb. 257. Abb. 258.

Abb. 257. Mit Trichloressigsäure (Chemokoagulation) übergossener Tumor.

Abb. 258. Kleiner thermokoagulierter Tumor mit Verbrennungsreaktion.

ich die Chemokoagulation mit Trichloressigsäure für die großen Blasenpapillome empfehlen, bei denen die Thermokoagulation zu langsam arbeitet. Derjenige, welcher über keinen Thermokoagulationsapparat verfügt, wird auch für kleine

Papillome bei vorsichtigem Vorgehen die Chemokoagulation als geeignetes Mittel zur Beseitigung der Geschwülstchen heranziehen.

Ich habe auch maligne inoperable Geschwülste zur Stillung starker Blutung oder Herabsetzung des jauchigen Zerfalls mit Trichloressigsäure chemokoaguliert. Solide, nicht zerfallende Geschwülste, welche ihrem Träger wenig Beschwerden und nur geringen Blutverlust verursachen, unterwerfe ich der Behandlung nicht, um nicht durch chemische Entzündung den Tumor und die Blasenschleimhaut zu reizen.

30. Kapitel.

Intravesikale Eingriffe mit dem Operationskystoskop.

Nitze benutzte zur Abtragung der Blasengeschwülste eine Schlinge, welche entweder durch galvanokaustischen Anschluß zum Glühen gebracht wurde, oder durch Zusammenziehung ihrer Schleife als kalte Schlinge wirkte. Der Grund der Geschwulst und der Stiel wurde mit einem elektrischen Kauter verschorft. Der letztere ist ganz aus der Mode gekommen und durch die bei weitem wirksamere, in die Tiefe dringende Koagulationssonde, welche von einem Hochfrequenzapparat gespeist wird, ersetzt worden. Die Schlinge dagegen ist auch heute noch für schlanke, schmalstielige, polypenartige, günstig gelegene Papillome in Gebrauch, welchen man leicht das eiserne Lasso umwerfen und damit die Basis abschnüren kann. Indessen ist gegenüber so günstig gebauten Tumoren auch bei Anwendung der reinen Thermokoagulation Gelegenheit gegeben, durch Absägung des Stieles die Geschwulst auf einen Schlag zu beseitigen. Dagegen ist das früher übliche Verfahren, große Papillome stückweise mit der Schlinge abzuschnüren, der Behandlung mit Thermokoagulation bei weitem unterlegen, weil es zu Blutungen Anlaß gibt und nur ein kurzes Arbeiten gestattet.

Dazu kommt noch, daß das Nitzesche Instrument, bei welchem die einzelnen Operationsteile, der Schlingenträger, der Kauter, der Lithotripteransatz je nach der Forderung, welche die operative Handlung stellte, über das Sehrohr gestülpt wurden, die erhebliche Dicke von ca. 25 Charrière besaß. Dadurch entstand ein unangenehmes Hindernis für die allgemeine Verbreitung des intravesikalen Operationsverfahrens, namentlich bei männlichen Patienten.

Es bedeutete einen erheblichen Vorteil, als es den konstruktiven Bemühungen von Casper, Schlagintweit, Kneise, Kroemer und ganz besonders der ingeniösen Konstruktion von Blum gelang, das einläufige Ureterenkystoskop zur Entwicklung einer Schlinge umzugestalten, welche sich dazu noch über eine bei weitem größere Beweglichkeit auszeichnete, als sie ursprünglich der alten Nitzeschen Schlinge gegeben war.

Die größten Schwierigkeiten bereiten — wie bereits erwähnt — die am Sphinkter sitzenden Blasenpapillome der intravesikalen Behandlung. In einem solchen Falle, bei dem ich nicht recht weiter kam, konnte Schlenzka vermittels des Uretroskops den Anteil des Tumors, welcher der Sphinkterfalte aufsaß, erfolgreich abtragen und die Bahn freimachen für eine weitere intravesikale Behandlung der Geschwulst mittels des Operationskystoskops, das zunächst nicht anwendbar war, weil es vor Abtragung des Geschwulstteiles am Sphinkter stets gegen die dort ansässigen Zotten stieß, Blutungen verursachte und dadurch die Besichtigung wie das operative Verfahren vereitelte. In anderen Fällen, wo die Zotten der Geschwulst zwar an der Sphinkterfalte aufsprießen, aber sich nach innen entwickeln, besteht die Möglichkeit, vermittels des retrograden Kystoskops die Geschwulst gut zu übersehen und therapeutisch anzugehen. Natürlich ist es notwendig, daß unter diesen Umständen auch die Thermokoagulationssonde durch eine besondere Vorrichtung rückwärts gegen den Sphinkter gebeugt und so gegen den Tumor gerichtet und gleichzeitig in das Gesichtsfeld des Kystoskops gebracht wird. Lohnstein (Abb. 259) hat eine derartige sehr sinnreiche Konstruktion geschaffen, welche es ermöglicht, in Verbindung mit dem retrograden Kystoskop am Sphinkter ansässige, in die Blase hineinhängende Papillomzotten abzubrennen. Bisher ist, soviel mir bekannt, diese Erfindung noch nicht für diese Zwecke verwendet worden.

Auch die Geschwülste am Blasenscheitel sind mit der Schlinge meistens gar nicht zu erreichen, und deshalb entzogen sich die Rezidive nach Sectio alta der intravesikalen Behandlung mit dem Nitzeinstrument. Wir haben in einem solchen Falle die Geschwulst mit der Thermokoagulationssonde noch eben mit Mühe erreichen und in vielen Sitzungen, wenn auch schwer und langsam, so doch schließlich erfolgreich abtragen können. Für das Narbenrezidiv in der Sectio alta-Narbe der Blase nach blutiger Exstirpation von Papillom kommt deshalb ausschließlich die Behandlung mit Thermokoagulation in Frage, weil die Schlinge den Tumor nicht erreicht.

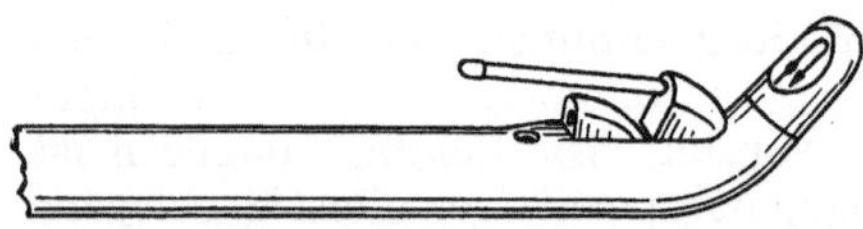

Abb. 259. Lohns eins Thermokoagulationshebel zur Behandlung von Blasengeschwülsten am Spinkter mittels des retrograden Kystoskops.

Von den zahlreichen, für den persönlichen Gebrauch der Autoren nach ihrem eigenen Geschmack konstruierten Modifikationen des kystoskopischen Operationsinstrumentariums habe ich hier eines der gebräuchlichsten, das Blumsche Instrument, abgebildet.

Blum hat als Führungsrohr für alle Instrumente eine 1,8 mm breite, eng gewundene Drahtspirale von 6 Kaliber Charrière gewählt. Diese aus besonderem Material angefertigte Spirale vereinigt nach der Angabe von Blum mit einer überaus guten Beweglichkeit und Biegsamkeit den Vorzug, daß man das Ende der Spirale tief in die Schleimhaut der Blase, z. B. an der Basis einer Geschwulst, eindrücken kann. In das Führungsrohr kann man nach Belieben andere operative Instrumente, wie z. B. eine Faßzange, eine Löffelpinzette, Doppelkürette, Greifpinzette einführen und zur Verwendung bringen. Für meinen Geschmack sind alle diese Instrumente nicht kompakt genug, um, abgesehen von der Schlinge, wirksame operative Leistungen zu vollbringen; dagegen eignen sie sich zur Probeexzision und Probeauslöffelung.

Für schwierige Fälle hat Blum folgenden Kunstgriff angegeben: Wenn der Tumor soweit vom Kystoskop entfernt ist, daß man unmöglich mit der Schlinge herankommen kann, entwickelt man die Schlinge ohne Rücksicht auf die Lage des Tumors zunächst ringförmig so groß, daß die größte Zirkumferenz des Tumors sich leicht in die Schlinge hineinlegen kann. Dann entleert man die Blase, we che anfangs stark gefüllt ist, bis auf 30 ccm. Durch die Kontraktion der Blase wird der Tumor in die vor ihm liegende Schlinge gedrängt und kann auf diese Weise abgeschnürt werden.

Für die reguläre Entwicklung der Schlinge empfiehlt Blum folgendes:

Die Spirale wird so weit vorgeschoben, daß ihr schlingentragendes Ende die gesunde Schleimhaut tief vor sich einstülpt; dann wird die Schlinge um die Basis der Geschwulst zugezogen, d. h. der Mandrin wird kräftig aus der Spirale herausgezogen, wobei man mitunter die „knirschende Empfindung des gequetschten Gewebes“ fühlt. Durch Vor- und Zurückziehen der

Spirale um etwa $^3/_4$ bis 2 cm, sowie durch Bewegungen mit dem Albarranschen Hebel überzeugt man sich, daß die Schlinge am Stiel festliegt und die Geschwulst alle Bewegungen der Spirale mitmacht. Ist dies der Fall, so wird die Spirale samt der Schlinge in der Blase belassen, das Ureterkystoskop wird entfernt, nach nochmaligem festen Anziehen wird die Schlinge durch Umbiegen des Mandrins am Stiele der Geschwulst geschnürt und solange liegen gelassen, bis sie von selbst abfällt. Dies ereignet sich in der Regel nach 24 bis 48 Stunden. In mehreren Fällen lag die Schlinge 5 bis 6 Tage. Sobald die Schlinge abgegangen ist, entleert der Patient mit dem ersten Urinstrahle die ganze Geschwulst, von der allerdings, wie Blum sich durch wiederholte histologische Untersuchungen überzeugen konnte, nichts mehr übrig geblieben ist als ein vollkommen mazeriertes, des Epithels ganz beraubtes Bindegewebsgerüst. Bei der kystoskopischen Revision findet man in solchen Fällen noch ungefähr

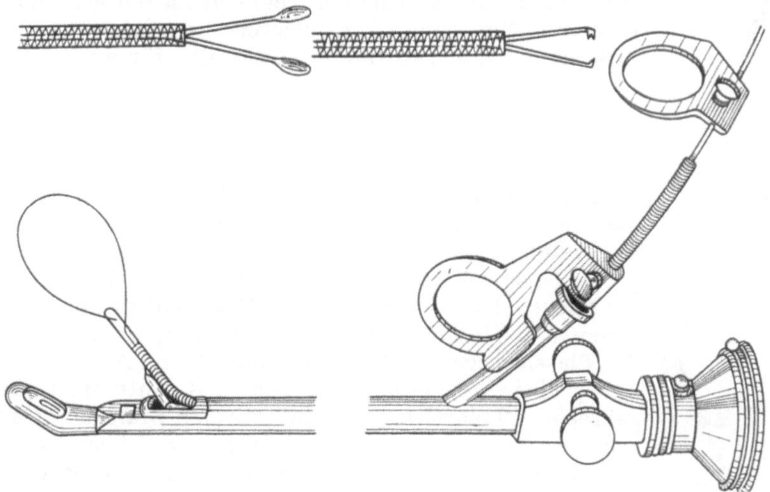

Abb. 260. Operationskystoskop nach Blum. Schlingenträger, Löffel- und Greifpinzette.

nach 8 bis 14 Tagen an der Stelle, wo der Stiel der Geschwulst gesessen hat, ein kreisförmiges, mit nekrotischem Belage bedecktes Geschwür. Nach dieser Zeit fällt der Schorf spontan ab, was bisweilen mit geringgradiger Blutung einhergeht. Für besonders schwierige Fälle bedient sich Blum folgenden Kunstgriffes: Er verwendet ein doppelläufiges Ureterenkystoskop, durch dessen einen Kanal man die schlingentragende Spirale, durch dessen anderen Kanal man eine Greifpinzette einführt. Mit dem so armierten Kystoskop legt man über den größten Umfang der Geschwulst die Schlinge weit aus, greift dann mittels der Hakenzange im Zentrum des Schlingenkreises die Geschwulstbasis an und zieht die Geschwulst möglichst tief in die Schlinge hinein, um das Papillom mittels der aufgerichteten Schlinge abzuschnüren.

Ähnlich ist Casper mit seinem neuen Operationskystoskop gelegentlich vorgegangen.

Blum empfiehlt die operative Behandlung mit der Schlinge auch für die Fälle, welche sich nicht in einer Sitzung abschnüren lassen, also nach der alten Art des Nitzeschen Vorgehens nur stückweise abgetragen werden können.

Ich glaube, daß dank der Thermokoagulation, deren überaus einfache Handhabung wir geschildert haben, das Vorgehen mit der Schlinge nur noch für Ausnahmefälle in Betracht kommt, da bei denjenigen Tumoren, welche die

Schlinge in einem Akt beseitigt, auch die Thermokoagulationssonde sehr oft den Stiel in einem Zuge durchtrennen kann. Wo diese Möglichkeit für die Thermokoagulationssonde nicht gegeben ist, aber für einen geschickten Schlingenoperateur besteht, ist das Verfahren mit der Schlinge vorzuziehen. Dagegen ist die Thermokoagulationssonde der Schlinge, wenn beide nur Teilerfolge und Teilexstirpation leisten können, unbedingt dadurch überlegen, daß sie blutleer und übersichtlich arbeitet, was man von dem Schlingenverfahren nicht behaupten kann, sobald es sich um Teilexstirpationen großer Geschwülste handelt.

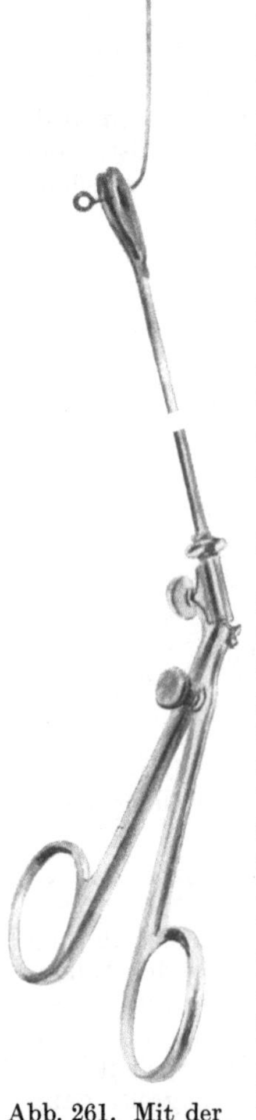

Abb. 261. Mit der Fremdkörperzange unter Leitung des Kystoskops in der weiblichen Blase gefaßte Platinöse.

Als unangenehme Komplikation hat man nach der intravesikalen Behandlung, sowohl mit der Schlinge wie mit der Thermokoagulationssonde, wiederholt heftige Blutungen gesehen. Sie waren meistens nicht so stark, daß sie durch Anwendung der üblichen Mittel nicht hätten gestillt werden können. Nur ganz ausnahmsweise wurde die Anämie so bedrohlich, daß man durch Sectio alta für exakte Blutstillung sorgen mußte.

Über die Oppenheimersche Behandlung der Blasenpapillome mittels Elektrolyse fehlt mir die Erfahrung. Auch von anderer Seite liegen noch nicht ausreichende Berichte über die Behandlung nach Oppenheimer vor, so daß ich das Verfahren hier nur erwähne, aber nicht schildere.

Umfang und Anlaß zu anderweitigen intravesikalen, nicht gegen Geschwülste gerichteten Operationen ist gering.

Nächst der Behandlung der Geschwülste spielt das Erfassen und Herausziehen von Fremdkörpern unter Leitung des Blasenspiegels wohl die größte Rolle. Auch hier lassen sich gröbere und größere Körper, z. B. Katheterstücke, abgebrochene Lefortbougies, blind mit den Branchen des Steinzertrümmerers fassen und herausziehen. Kleinere Gegenstände müssen unter Leitung des Auges entfernt werden, weil sie ungesichtet nicht zwischen die Branchen der Faßzange geraten. Hierzu läßt sich bei Männern die S. 213 abgebildete, am Ureterkatheter angebrachte kleine Zange benutzen. Leider hat man mit ihr nicht immer Erfolg, weil sie zu schwach gebaut ist. Bei langen, starren Gegenständen ist es notwendig, den Fremdkörper an einem der Enden zu fassen, da er, in der Mitte gefaßt, sich nicht durch die Harnröhre durchziehen läßt, weil er infolge seiner Unnachgiebigkeit sich nicht zusammenbiegt. Kräftiger wirkt der von Nitze oder Schwenk konstruierte kystoskopische Lithotriptor, jedoch ist das Erfassen mit dem Lithotripter bedeutend schwieriger als mit der viel beweglicheren Fremdkörperzange. Dafür hält der Lithotripter, wenn er einmal unter Leitung des Kystoskops gut gefaßt hat den eingeklemmten Gegenstand zuverlässig fest. Sehr viel leichter ist das Herausziehen von Fremdkörpern bei Frauen, bei denen man neben dem Kystoskop und unabhängig von ihm eine Faßzange einführen kann. Dadurch hat die Zange viel mehr Spielraum als ihr am Kystoskop selbst angebrachtes Schwesterinstrument, welches bei Männern ausschließlich anwendbar ist. Während die linke Hand das Kystoskop lenkt und den Fremdkörper möglichst groß einstellt, arbeitet die rechte Hand mit der kleinen Faßzange, deren Branchen eine froschmaulähnliche Gestalt haben.

Aufgabe des Operateurs ist es, Fremdkörper und Branchenenden in einem Gesichtsfeld möglichst groß einzustellen. Auch hier kommt es darauf an, bei größeren Fremdkörpern den Gegenstand an einem der Enden zu erfassen. So stand ich kürzlich vor der Aufgabe, eine Platinöse, welche einem Untersucher in der weiblichen Harnröhre von dem Glasstab abgeglitten und in die Blase gelangt war, mit dem Kystoskop herauszuziehen. Beim ersten Versuch faßte ich in dem Glauben, daß die dünne Platinöse nachgeben würde, den Fremdkörper in der Mitte. Da die Öse aber aus Ersatzmetall, aus ziemlich dickem Eisendraht bestand, so gab sie beim Herausziehen nicht nach, spießte sich in der Nähe des Blasenausgangs in die Schleimhaut und glitt aus der Zange heraus. Bei einem zweiten Versuch am nächsten Tage gelang es mir, die Öse am Ende zu packen. Diesmal bog sie sich bajonettförmig um und konnte auf diese Weise herausgezogen werden.

Andere Fremdkörper lassen sich auf einfachere Art entfernen. Z. B. habe ich einen Wattetupfer, welcher einem Kollegen bei der Urethroskopie vom Tupferträger sich abgestreift hatte und in die Blase geglitten war, nachdem ich ihn in der Blase mit dem Kystoskop gesichtet hatte, durch einfache Aspiration mittels des Lithotriptorgebläses entfernt, welches ich an das Kystoskoprohr nach Herausziehen der Optik angeschlossen hatte. Von anderen Fremdkörpern ist es bekannt, wie z. B. Wachskerzen, daß sie sich auflösen lassen und daß nach Auflösung des Stearinmantels mit Benzin der Docht von selbst abtreibt oder erfaßt und herausgezogen werden kann. Ich habe diese Methode bereits bei dem auf S. 89 abgebildeten, in der Blase gesichteten Stück Niveacreme erwähnt.

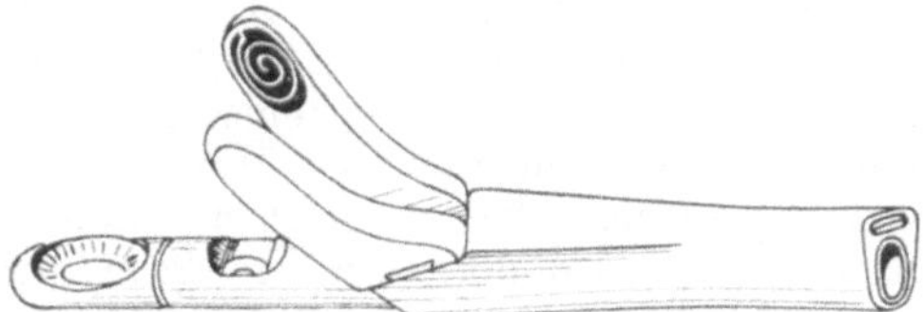

Abb. 262. Marions Pince cautère.

Der kürzlich verstorbene Kollege Schwenk hat mit vielem Eifer die Lithotripsie unter Leitung des Kystoskops empfohlen und für diesen Zweck ein besonderes Lithotriptorkystoskop konstruiert. Viel Anklang hat die Methode nicht gefunden. Sie kommt wohl nur für diejenigen Steine in Frage, welche man mit der gewöhnlichen blinden Gefühlslithotripsie nicht erreichen kann und welche andererseits nicht klein genug sind, um unter der Wirkung der Aspiration das Katheterauge zu passieren; z. B. für kleinere Steine, welche, hinter dem Prostatawulst gelagert, nicht veranlaßt werden können, trotz Änderung der Körperlage, aus ihrer für Lithotripsie ungünstigen Stellung in einen für das Fassen mit den Branchen des Steinzertrümmerers geeigneteren Platz umzuwechseln. Es ist jedoch keineswegs leicht, einen kleinen Stein mit den kurzen Branchen des kystoskopischen Lithotripters nach Schwenk richtig zu fassen.

Eher lassen sich diese und ähnliche Instrumente zum Abreißen von Tumorstückchen zwecks mikroskopischer Untersuchung benutzen. Bisweilen ist das herausgerissene Tumorstück für die Untersuchung zu dürftig. Man bedient sich deshalb in dieser Absicht besser eines sogenannten Rongeurs, einer breitgefensterten Faßzange, welche sich propellerartig zu beiden Seiten der Optik öffnet. Zu demselben Zweck ist eine kystoskopische Zange verwendbar, die in Marions Buch als Pince cautère bezeichnet wird, weil sie in ihrem Innern eine elektrische Brennvorrichtung trägt, mit welcher der erfaßte Tumoranteil abgebrannt wird. Sie stellt also einen zangenförmigen Doppelkauter dar. Als kalte Zange läßt sie sich auch zur Probeexzision verwenden.

Eine Unzahl Instrumente sind konstruiert worden in der Absicht, im Harnleiter steckende Steine nach der Blase zu zu befördern. Am bekanntesten ist der Nitzesche Okklusivkatheter, durch welchen man den Harnleiter unterhalb des Steines aufblähen und für die Passage des Steines erweitern will. Nitzes Katheter, ursprünglich dazu bestimmt, den gesamten Urin einer Niere durch wasserdichten Abschluß des Harnleiterkatheters im Harnleiterrohr aufzufangen, trägt hinter der Katheterspitze einen aufblasbaren Gummiballon, welcher ähnlich wie ein Kolpeurynter mit Luft gefüllt, den Harnleiter rings um den Ureterkatheter abschließt. Dieselbe Erweiterung des Harnleiters hat man durch ein hantelförmiges Spreizinstrument zu erzielen gesucht. Andere Instrumente sind für den Fall gebaut, daß der Katheter noch an dem Stein vorbeigleitet und man ihn von oben her in die Blase nach abwärts herabdrücken kann. Ich habe selbst durch die Firma Wolf einen Ureterkatheter konstruieren lassen, welcher sich nach Art eines Eisenbahnsignals mit seiner Spitze querstellen läßt. Sowohl mein Instrument, wie die übrigen, welche ich sämtlich durchprobiert habe, versagen in wirklich schwierigen Fällen, in denen der rauhe Stein, fest eingeklemmt, keine spontane Neigung zur Abwanderung zeigt. Der Operationsbefund erklärt leicht das Versagen aller dieser Instrumente. Der Stein ist mit seinen scharfen Fortsätzen so fest in die Schleimhaut eingegraben, daß man ihn nach Eröffnung des Harnleiters durch Schnitt mit einiger Gewalt erst herausheben muß. Aus demselben Grunde versagen häufig die so beliebten Öleinspritzungen mittels des Harnleiterkatheters. Ich finde, daß man mit diesen Versuchen oft nur kostbare Zeit verliert und die Patienten den Gefahren einer hydronephrotischen Entartung der Niere aussetzt, welche sich in manchen Fällen bereits durch das Pyelogramm nachweisen läßt. In mehreren Fällen mußte das ausgehöhlte, eiternde Organ sekundär einige Zeit nach der Steinoperation exstirpiert werden. Mehr Sinn hat es schon, das vesikale Ureterende, in welchem sich dicht vor dem Eintritt in die Blase als dem engsten Teil des Harnleiterrohres der Stein verfangen hat, unter Leitung des kystoskopischen Auges zu spalten und damit dem Stein die Tür in die Blase zu öffnen. Die Spaltung erfolgt am besten mittels der Thermokoagulationssonde. Auf dieselbe Weise läßt sich auch der Ureterprolaps oder, wie er vielfach genannt wird, die zystische Dilatation des unteren Ureterendes durch Einbrennen eines breiten Fensters in den Schleimhautsack beseitigen, was um so angenehmer ist, da das Leiden sich nicht selten doppelseitig abspielt.

Sachverzeichnis.

Die Praxis der Nierenkrankheiten. Von Professor Dr. **L. Lichtwitz**, ärztl. Direktor am Städt. Krankenhaus Altona. Mit 2 Textabbildungen und 34 Kurven. (Fachbücher für Ärzte, Band VIII.) 1921. Gebunden GZ. 5,8

Studien zur Anatomie und Klinik der Prostatahypertrophie. Von **Julius Tandler**, o. ö. Professor, Vorstand des Anat. Institutes an der Universität Wien, und **Otto Zuckerkandl** †, a. o. Professor der Chirurgie an der Universität Wien. Mit 121 zum Teil farbigen Abbildungen. 1922. GZ. 12; gebunden GZ. 15

Die latenten und maskierten Nierenbeckenerkrankungen. Von Dr. **Th. Hausmann.** (Sonderabdruck aus der Zeitschr. f. klin. Medizin. 79. Bd.) 1914. GZ. 2

Jahresbericht über die gesamte Urologie und ihre Grenzgebiete. Zugleich bibliographisches Jahresregister der Zeitschrift für urologische Chirurgie und Fortsetzung des urologischen Jahresberichtes. Herausgegeben und redigiert von Professor Dr. **A. von Lichtenberg.** Erster Band. Bericht über das Jahr 1921. 1922. GZ. 35

H. Kümmell zu seinem 70. Geburtstag gewidmete Festschrift der Zeitschrift für urologische Chirurgie. (Zehnter Band.) Redigiert von **A. v. Lichtenberg** und **F. Voelcker.** Mit 136 Textabbildungen. 1922. GZ. 36

Die Erkrankungen der Milz, der Leber, der Gallenwege und des Pankreas. Bearbeitet von **H. Eppinger, O. Groß, N. Guleke, H. Hirschfeld, E. Ranzi. — Die Erkrankungen der Milz.** Von Privatdozent Dr. med. **Hans Hirschfeld**, Berlin. Mit 16 zum größten Teil farbigen Textabbildungen. — **Die hepato-lienalen Erkrankungen.** (Pathologie der Wechselbeziehungen zwischen Milz, Leber und Knochenmark.) Von Professor Dr. **Hans Eppinger**, Wien. Mit einem Beitrag: **Die Operationen an der Milz bei den hepato-lienalen Erkrankungen.** Von Prof. Dr. **Egon Ranzi**, Wien. Mit 90 zum größten Teil farbigen Textabbildungen. (Aus: Enzyklopädie der klinischen Medizin. Spezieller Teil.) 1920. GZ. 23,5

Die operative Behandlung des Prolapses mittelst Interposition und Suspension des Uterus. Von Professor Dr. **E. Wertheim**, Vorstand der II. Universitäts-Frauenklinik in Wien. Mit 62 Textabbildungen. 1919. GZ. 9

Der Harn sowie die übrigen Ausscheidungen und Körperflüssigkeiten von Mensch und Tier. Ihre Untersuchung und Zusammensetzung in normalem und pathologischem Zustande. Ein Handbuch für Ärzte, Chemiker und Pharmazeuten sowie zum Gebrauche an landwirtschaftlichen Versuchsstationen. Von Universitätsprofessor Dr. **C. Neuberg**, Berlin. Unter Mitarbeit zahlreicher Fachgelehrter. 2 Teile. Mit zahlreichen Textfiguren und Tabellen. 1911. GZ. 58

Die Grundzahlen (GZ.) entsprechen den ungefähren Vorkriegspreisen und ergeben mit dem jeweiligen Entwertungsfaktor (Umrechnungsschlüssel) vervielfacht den Verkaufspreis. Über den zur Zeit geltenden Umrechnungsschlüssel geben alle Buchhandlungen sowie der Verlag bereitwilligst Auskunft.

Die innere Sekretion. Eine Einführung für Studierende und Ärzte. Von Dr. **Arthur Weil**, ehem. Privatdozent der Physiologie an der Universität Halle, Arzt am Institut für Sexualwissenschaft, Berlin. Zweite, verbesserte Auflage. Mit 45 Textfiguren. 1922. Gebunden GZ. 7

Das Sputum. Von Professor Dr. **Heinrich v. Hoeßlin** in Berlin. Mit 66 größtenteils farbigen Textfiguren. 1921. GZ. 15

Mikroskopie und Chemie am Krankenbett. Begründet von **Hermann Lenhartz**, fortgesetzt und umgearbeitet von Prof. Dr. **Erich Meyer**, Direktor der Medizinischen Klinik in Göttingen. Zehnte, vermehrte und verbesserte Auflage. Mit 196 Textabbildungen und einer Tafel. 1922. Gebunden GZ. 12

Lehrbuch der Differentialdiagnose innerer Krankheiten. Von Geh. Med.-Rat Professor Dr. **M. Matthes**, Direktor der Medizinischen Universitätsklinik in Königsberg i. Pr. Vierte, verbesserte Auflage. Mit etwa 110 Textabbildungen. Erscheint im Frühjahr 1923

Differentialdiagnose, anhand von 385 genau besprochenen Krankheitsfällen lehrbuchmäßig dargestellt. Von Dr. **Richard C. Cabot**, Professor der klinischen Medizin an der Medizinischen Klinik der Havard-Universität, Boston. Zweite, umgearbeitete und vermehrte Auflage nach der zwölften Auflage des Originals von Dr. H. Ziesché, leitender Arzt der Inneren Abteilung des Josef-Krankenhauses zu Breslau. Erster Band. Mit 199 Textabbildungen. 1922. GZ. 16,7; gebunden GZ. 20

Lehrbuch der Physiologie des Menschen. Von Dr. med. **Rudolf Höber**, o. ö. Professor der Physiologie und Direktor des Physiologischen Instituts der Universität Kiel. Dritte, neu bearbeitete Auflage. Mit 256 Textabbildungen. 1922. Gebunden GZ. 18

Vorlesungen über Physiologie. Von Dr. **M. von Frey**, Professor der Physiologie und Vorstand des Physiologischen Instituts an der Universität Würzburg. Dritte, neu bearbeitete Auflage. Mit 142 Textabbildungen. 1920. GZ. 10,5; gebunden GZ. 13,1

Kurzes Lehrbuch der physiologischen Chemie. Von Dr. **Paul Hári**, a. ö. Professor der physiologischen und pathologischen Chemie an der Universität Budapest. Zweite, verbesserte Auflage. Mit 6 Textabbildungen. 1922. Gebunden GZ. 11

Die Grundzahlen (GZ.) entsprechen den ungefähren Vorkriegspreisen und ergeben mit dem jeweiligen Entwertungsfaktor (Umrechnungsschlüssel) vervielfacht den Verkaufspreis. Über den zur Zeit geltenden Umrechnungsschlüssel geben alle Buchhandlungen sowie der Verlag bereitwilligst Auskunft.